学用伤寒一本通

——走进中医经典，走进健康生活

主编　李赛美

编者　袁颢瑜　陈羽娜　刘　洋

北京科学技术出版社

图书在版编目（CIP）数据

学用伤寒一本通：走进中医经典，走进健康生活 /
李赛美主编 . — 北京：北京科学技术出版社，2023.9
ISBN 978-7-5714-2991-1

Ⅰ . ①学… Ⅱ . ①李… Ⅲ . ①《伤寒论》—研究
Ⅳ . ① R222.29

中国国家版本馆 CIP 数据核字 (2023) 第 059814 号

策划编辑：刘　立
责任编辑：白世敬
责任印制：李　茗
封面设计：蒋宏工作室
出 版 人：曾庆宇
出版发行：北京科学技术出版社
社　　址：北京西直门南大街 16 号
邮政编码：100035
电　　话：0086-10-66135495（总编室）
　　　　　0086-10-66113227（发行部）
网　　址：www.bkydw.cn
印　　刷：三河市国新印装有限公司
开　　本：710 mm × 1 000 mm　1/16
字　　数：285 千字
印　　张：18.25
版　　次：2023 年 9 月第 1 版
印　　次：2023 年 9 月第 1 次印刷
ISBN 978-7-5714-2991-1

定　　价：75.00 元

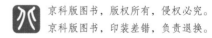

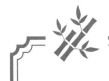

前　言

　　中医植根于人民大众之中，数千年来口授心传，像煲汤、太极、推拿、按摩等，普通百姓一般都会几招。将中医基本知识系统地推向广大的中医药爱好者，甚至是普通大众，是一件利国、利民、利中医的大好事。作为中医专业的执业者、授业者，本人理当为其尽一份力。

　　中医经典著作《伤寒论》作为中医精粹，文字艰涩，医理深奥，学术性强，属中医学习之"高山"，攀爬有难度。本人从事中医经典教学与临床多年，并担任过国家规划教材《伤寒论》本科版、研究生版的主编，如今从"学究型"转向"大众型"，可能有人觉得这是"由难转易"，其实不然，若写出来的东西太深奥，中医药爱好者看不懂，难以实现编写者的初衷。这与做一场学术报告和讲一堂养生保健课还真不是一回事！多年来习惯了使用专业术语，要将之口语化、通俗化还真不容易，几乎可称得上是一场挑战了。

　　我就是怀着这样的忐忑心情，开始了本书稿的撰写。

　　《伤寒论》作者张仲景，生于汉代，约公元150年，至今已有1873年了。张仲景约50岁开始撰写《伤寒论》，故《伤寒论》成书距今已超过1800年。全书共10卷22篇，近5万字，载113方、92味中药，其中最重要的内容有398条（现今高校中医教材《伤寒论》必选）。历来研究《伤寒论》者众多，有医家逾700人，产生专著1700多部，发表论文逾3万篇。对《伤寒论》从源到流、从本到末、从内涵到外延的研究，一直是中医学术界研究的重点，并已成为中医界研究、学习的范本。我曾说"世界中国热，中国中医热，中医经典热，经典《伤寒》更热！"

　　为何《伤寒论》一直"高热不减"呢？

首先，《伤寒论》是我国现存最早的理论联系实际的临床医学经典。它创立了六经辨证体系，奠定了中医辨证论治的原则与方法的基础，保留和创制了大量疗效卓著的方药，被称为"万法之宗，群方之祖"。张仲景被尊为"医圣"，仲景之方被奉为"经方"。自唐朝以来，《伤寒论》一直是医生必考科目，也是当今中医高校必修课程，还是中国走向世界的"形象大使"，对日本、朝鲜、韩国等国的医学产生了重要影响，使中医在东南亚，乃至全世界得到广泛流传和运用。中医是中国原创的，被誉为"世界第五大发明"，最具民族性，也最具世界性！

其次，在中医发展的历史长河中，有五个里程碑式的标志：《黄帝内经》的诞生代表着中医理论体系的完成；《伤寒论》标志中医由医理到医治的飞跃；"金元四大家"的出现，带来了中医学术大争鸣，使中医进入发展辉煌时期；明清时代温病学的崛起，标志着中医外感病辨证体系的建立；今日，中医学又迎来了崭新的发展机遇。

中医是中华民族的瑰宝，历史久远，积淀深厚，为中华民族的繁荣昌盛做出了巨大贡献。中医以天人合一、心身合一、以人为本、注重体质的理念以及个性化治疗和融养生、预防、治疗、康复于一体的整体观、动态观，用药不良反应较少等特色与优势越来越受到人们的青睐。尤其在当今后工业化时代，城镇化、全球化、信息化给人类生存与发展带来了巨大压力和挑战：高速发展、信息爆炸，躯体越来越懒惰，头脑越来越亢奋，整天处在封闭的环境中，缺乏运动，缺乏阳光，缺乏面对面的交流，昼夜颠倒……

在人类与社会发展进程中，人类自身也在不断寻找应对、改变当今困境的方法。人与自然、人与社会，宜"和谐""有度"。有学者调侃：人类最合适的生存环境可能要回到"石器时代"。此言虽有些偏颇，但值得深思。当人类生存与发展面临困境时，有人转向传统、转向中医寻找答案。

沉淀的是历史，传承的是经典。不错，中医宝藏就在经典里！中医经典不但保留了前人的智慧，还在不断实践运用中，进一步弘扬和提升了前人的智慧。中医经典是中华民族几千年文明与智慧的结晶，是宝贵的物质与精神财富。如果不去学习、分享，我们岂不变成了大傻瓜？！

为使《伤寒论》能为普通大众所理解，我们尝试着讲故事，和大家分享

《伤寒论》本体概貌、要旨、精华、亮点，对《伤寒论》理论进行抽丝剥茧、穿针引线的梳理，并通过临床案例（主要是我本人的），突出《伤寒论》临床运用的思路与方法，展示《伤寒论》对当今临床的指导价值。尽管《伤寒论》成书年代离我们很遥远，但古人的记载、经验确实可以在当今再现和应验。《伤寒论》"活"在当代！"活"在我们心中！

　　一书在手，从学到用，愿大家早日步入仲景之门，让中医引领自己的健康生活！感谢仲景，中医不朽！

李赛美

2023 年 6 月撰于广州

目　录

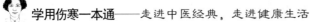

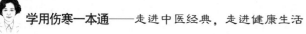

第一讲
古中医是这样给人看病的

第一节 中医看病分类很简单，只有六大类，每一类就像进行一次旅行的停靠点

大家都知道《伤寒论》是张仲景先生记录自己临床病案的书，可古人到底是怎么看病的呢？在张先生那个时代，人们不知道什么是上呼吸道感染，不知道什么是肝炎，不知道什么是肺结核，也不知道什么是肿瘤，那他们怎么分辨、治疗疾病呢？没有抽血化验，没有 X 线检查，没有 CT、MRI，他们如何判断病人生了这些病呢？

先说说疾病，张先生用三个字便巧妙地解决了疾病分类问题：六经病。初看这三个字会一头雾水，我们将在接下来详细讲解。在详解之前，得说说"六经"，也就是太阳经、阳明经、少阳经、太阴经、少阴经和厥阴经，明白了"经"的问题才能深入理解"病"的含义。

大家常说"四书五经"，"五经"加上失传的《乐经》便成为"六经"，指孔老夫子整理而后传授的六部先秦古籍，这个"六经"是中国儒家经典，与中医的"六经"截然不同。我们讲的"六经"，其实不是张先生的原创，最早提到"六经"的是中医的另一本经典——《黄帝内经》。《黄帝内经》云："六经为川，肠胃为海""六经不通，四肢节痛，腰脊乃强"，形容人体的经络系统，类似于武侠小说里的奇经八脉、任督二脉。那"六经"放在《伤寒论》中具体指的是什么呢？张先生虽然借用了先人的词汇，但在尊重词汇原义的基础上又不断深化和发展，融入了自己的新思想，使之成了新的概念。这个概念高度抽象，抓不着、看不见，或许让人觉得像雾般虚无缥缈，但用在治病上却非常

确切。具体地说，"六经"是人体所属脏腑经络、阴阳气血的生理结构、功能、相互关系及人体与自然相应关系的高度概括，即脏腑、经络和气化的综合。值得注意的是，这里的"经"和经络的"经"的意思是不一样的。柯韵伯就认为："仲景六经，是经界之经，而非经络之经。"意思就是，六经之"经"是指"面"，而经络之"经"指的是"线"。人的正常生存生活有赖于人体生理结构和功能的正常，"六经"便表示了人正常状态下的综合。"六经"是如何向下划分的呢？举个不太贴切的例子，就像一户人家，生了三个儿子、三个女儿，儿子们按年龄大小分别叫大宝、二宝和小宝，女儿们分别叫千兰、百兰和小兰。在"六经"这个大系统中，存在三个阳经、三个阴经，分别按结构、功能和关系的不同叫太阳经、阳明经和少阳经，太阴经、少阴经和厥阴经。六者既是独立的个体，又互相存在联系。

那人的身体的非正常状态（也就是病理状态）的综合是什么呢？答案就是"六经病"。简单地理解，"六经病"就是"六经"生病了。"六经"为什么会生病？中医认为这是"内外合邪"所导致的。"内"指人体本身正气亏虚，就像大家经常说自己抵抗力差、身体虚，这都是自身的"保护罩"不够强大的表现。如果练就刀枪不入的话，就可以兵来将挡、水来土掩，无生病之忧。"外"指外界导致人体生病的因素，比如受风、着凉、淋雨、中暑等，西医说的细菌、病毒之类。"内外合邪"便是两者联合起来损害人体。试想，守卫一座城池，粮草不充足，军疲马倦，人心涣散，假如敌人兵强马壮进行一场强攻，即使将士奋力抵抗，也容易失守。人在与"内外合邪"的斗争中失守，就会生病。

对应"六经"的分属概念，"六经病"也可以划分为太阳病、阳明病、少阳病、太阴病、少阴病和厥阴病。"六经病"既是六种基本类型的症状的归纳，又可以表示疾病进展的六个不同阶段；它们互为关联，又各具特征，联系起来可以看到生病的动态发展变化的过程。这个过程被称为"传变"，可以分为几种不同的形式，就像进行一次旅途，从 A 点出发，沿途分别有太阳病、阳明病、少阳病、太阴病、少阴病、厥阴病六个停靠点。如果从 A 点坐火车一个个点停靠，最后到达厥阴病点，就是"循经传"；如果从 A 点坐火车先停太阳病点，然后觉得中间没意思，而直接到了太阴病点，就是"越经传"；如果火车从太阳病点过去，刚好停在与阳明病点范围交界处，两者都沾边，就是"合病"；如果从 A 点坐飞机不停靠阳经各点直接到达少阴病点、厥阴病点等，这是"直中"。

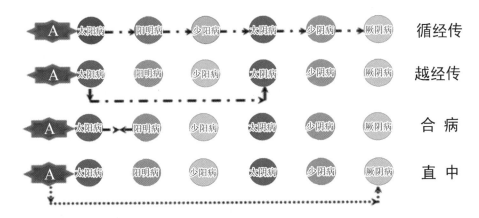

下面我们就看看"火车"在每个"停靠点"停留时人体会出现什么样的情况。

一、第一站"太阳病"

我们先来认识一下"太阳"。这可不是指天上挂着的那个太阳，而是指手、足太阳二经及其所连属的膀胱、小肠二腑，属于中医学概念。在六经当中，太阳经的阳气最旺盛，最能在体表保护人体。因此，当病邪侵袭人体，正气奋起反抗时，先锋便是太阳，最容易受伤的也是太阳。

所谓"太阳病"，张先生开篇便介绍了："太阳之为病，脉浮，头项强痛而恶寒。"这句话的句式是《伤寒论》中的常用句式，或许也是当时流行的文体，就像我们现在的"凡客体""咆哮体"一样。翻译成现代语言：太阳病，就是出现脉浮、头项强痛和恶寒的病。这是一个非常简洁的诊断标准，遇见这三个症状就可以诊断为"太阳病"。这三个症状也被称为太阳病的提纲证。大家或许觉得很奇怪，它们到底有什么特别之处呢？

首先来聊聊"脉浮"。大家可以先双手掌心朝上交叉，左手在下，再伸出左手中指，找到右手腕外边（拇指侧）突出的骨头，往里摸着寻找脉搏，察觉到跳动感时，定住位置，然后分别在其上下位置放上食指和无名指，此时三个手指就能感受到右侧桡动脉的搏动，也就是"脉"。一般左右手的脉都需要诊察，诊左手脉的时候，反过来操作就可以了。在诊脉的过程中，有些人的脉手指轻轻往上一放就能感觉到了，用力重压后脉会稍微弱一点但还是很明显，像是摸到一块浮在水中的木头似的，这就是"脉浮"。有些人的脉手指放上去后感觉不到，一定要用力按才能感觉到，这就是"脉沉"。浮、沉是一组反义词，浮在外面，沉在里面，脉浮一般提示病在表，脉沉提示病在里。之前说过，太阳病是第一站，处于最外面的位置，所以太阳病常见到脉浮。

"头项强痛"，也就是头痛、项强，这里"强"字念"jiàng"。头痛很好理解，痛的部位可以在后脑勺，也可以在太阳穴；痛的性质可以是胀痛，也可以是重痛；总的来说头痛发作得比较快，常常是忽然间就开始痛，比较剧烈。项强是指什么呢？平常大家长时间低头看书，或者久坐电脑前工作学习，会觉得脖子酸痛，这种脖子酸痛跟"项强"是不太一样的，"项强"指颈项部肌肉僵硬，前俯后仰或者左右运动都不舒服，强调有紧紧的、硬硬的感觉，而且做颈部活动不能明显改善。之前提过太阳经，而颈项部正是太阳经流经的位置，所以太阳病时，会出现颈项部不舒服的病症。

"恶寒"，通俗点说叫怕冷，但却有一些特别。当天气变冷的时候，人会本能地怕冷，需要开暖气，多穿衣服，多盖被子，这属于正常现象。但如果夏天气温30℃多，人还是觉得冷，要穿很多衣服，便属于异常情况。大家或许有过这样的体会，发高热的时候，身体很热，却觉得特别冷，要钻进被窝且被子盖得严严实实的才能缓解。这就是"恶寒"，是不管外界、本身实际温度是高还是低，主观上怕冷，是当不慎着凉而感受外邪时，太阳的保护范围——肌表受到侵扰，不能正常地温暖周身所导致的。

不难发现，上述三个症状都与"太阳在体表保护人体"这一功能相关，反映了太阳病的共有症状和基本病机。但这三个症状是不是能够概括太阳病的所有内容呢？答案显然是否定的。在《伤寒论》中，太阳病占了全书大半的篇幅，目前我们谈的只是关于太阳病这一条线的共性问题，太阳病具体还可分为中风表虚证、伤寒表实证、表郁轻证和温病等。同时，太阳病还涉及很多复杂疑难的变证和看起来像太阳病的疑似证，这些内容将在"辨证篇"中详细讲解。请大家首先将"脉浮""头项强痛"和"恶寒"这三个关键点牢牢记住，以备后用。

二、第二站"阳明病"

沿着路线走，就来到了"阳明病"。

在远古时期曾经有这样的对话："阳明何谓也？""两阳合明也。"意思是两阳合在一起为阳明，其关键在于"怎么合"，是指两个太阳一起照耀更明亮吗？听起来好像很对，其实不然，两阳合明不是两个阳简单地叠加，而是两个阳聚合后的升华。之前提过，太阳是六经中阳气最旺盛的，而之所以说即使两阳加在一起的阳明也不能超越太阳，是因为阳明的阳气并不像太阳那样大面积分布，而是聚拢起来，力量增强，然后慢慢地沉淀下来。从中医学范畴讲，阳明指手、足阳明二经和其所连属的胃、大肠二腑，其特点为"多气多血"。

我们还是从提纲证开始学习。《伤寒论》说："阳明之为病，胃家实是也。"这句话有点儿生僻，没有提到症状，而是讲发病时人体的内在变化。"胃家"包括胃和大小肠，"实"指病邪实。这句话可以翻译为：阳明病是一种胃肠有实热之邪的疾病。什么是实？究竟实到什么程度呢？我们需要先了解一下中医六腑的特点，六腑指胃、大肠、小肠、胆、膀胱和三焦，"腑"有"府"的含义，是有出有入的仓库。平时我们吃了食物以后，食物到达胃，胃就实了；等到食物消化，慢慢往肠里面转移，肠就实了，而胃就空虚了，肠、胃配合默契。如果失去配合，肠里有东西堵住不让食物下移，或者胃有问题不让食物转移，那么胃就只能越来越实，就像仓库东西越堆越多，一旦超过承受范围，就会出现问题。阳明是阳气力量很强的部分，所以这种实特别容易化热，弥漫全身，表现出"四大症"：身大热、汗大出、口大渴和脉洪大，称为阳明病经证。像气温高的时候水蒸发得尤其快，实热也容易伤害人体津液水分，让粪便干燥成硬结的屎块（即"燥屎"），燥屎在肠里排泄不出去，会使邪气更加具体、更加固定，引起腹痛、腹满、腹胀等一系列腹部的症状，以及烦躁、谵语（即神志不清、胡言乱语）、潮热（即周期性发热），此即阳明病腑证。所以"胃家实"的关键在于"胃家"不通畅，转出转入不平衡。

既然有"实热"，那么相对地，阳明病也有"虚"和"寒"。当"实热"

把体内的津液水分蒸发得差不多或者本身津液水分就不多的时候，可以出现没有汗出，全身发痒，像是几百只虫子在皮肤爬的症状，这就是阳明病虚证。当本身阳明阳气不够，却喜欢喝冷饮或吹冷风受寒的时候，常常出现胃口减小或者不能进食、手脚不断出冷汗、大便先硬后烂、小便不通畅等，这就是阳明病寒证。本来阳明病寒证较少见，但在现代生活中，人们因为长期在空调房里工作学习，喜欢喝凉的，穿着追求风度而不顾及温度等不良生活方式，频频出现类似症状。

此外，阳明病还有一些相关变证，如发黄证（以面、目乃至全身发黄为主）、衄血证（鼻出血等）、下血证（便血、阴道出血等）和蓄血证（健忘、黑便等），变化多样，在此不再一一展开。

三、第三站"少阳病"

接着到达"少阳病"站。

之前说太阳阳气最旺盛，阳明阳气最有力量，那么少阳是什么呢？"少"字，四声，往往形容年纪小或低一层，像少女、少爷、少奶奶等，少阳中的"少"字也是取这个意思。少阳又称"小阳"，指手、足少阳二经及其所连属的胆、三焦二腑。在三阳中，少阳阳气最少，但生机蓬勃，不断生发。同时，从阳气分布的位置讲，太阳敷布阳气属表，阳明聚拢阳气属里，少阳刚好处于中间"半表半里"的位置，为转枢内外表里的枢纽，就像门的转轴控制开关门一样。当转轴失灵时，就想开门开不了，想关门关不上。同样地，当少阳周转不利时，人体内外表里的沟通出入就会出问题，也就是下面说的"少阳病"。

《伤寒论》记载："少阳之为病，口苦，咽干，目眩也。"这里提到三个不同的症状，涉及三个不同的部位，我们先尝试找一下它们的共同点。

口、咽、目，都是人体头面部的器官。我们吃饭和说话时需要不断地张口闭口，呼吸和吞咽时要有规律地开咽合咽，看东西时经常会不自主地眨眼，因此口、咽、目最大的共同点是它们发挥功能时具有开合性，而这正符合少阳"枢"的特点，所以特别提出来作为症状代表。

口苦，有病人曾经形容像是口里含着黄连一样，即使吃甜食味道也是苦的，这种情况在肝炎发作期，如乙肝大三阳转氨酶高的病人中特别明显。中医说苦的味道属于火，我们可以想象一下平时食物被大火烧焦后的味道，与苦是不是有点像呢？

咽干，是咽喉部干燥不舒服，有种缺水的感觉，喝水可以减轻一点。

目眩，有人解释成眼前发黑，看东西昏花迷乱。笔者认为，目眩更像是我们透过一堆火看东西的感觉。

口苦、咽干、目眩都是因为少阳转枢不正常，邪火内郁，正邪抗争的结果。除这三点外，少阳病还常出现往来寒热、胸胁苦满、嘿嘿不欲饮食、心烦喜呕、脉弦等症状，具体对应常见的什么疾病呢？当患有急慢性胃炎、脂肪肝、急慢性肝炎、肝硬化、胆囊炎、胆结石、消化性溃疡等病症时，常常出现胸胁心下胀满或疼痛、食欲减退、恶心想吐、口苦、脉弦等情况。当患有各类感冒、扁桃体炎、支气管炎、肺炎、哮喘等疾病时，可以见到发热、时热时冷、胸胁胀闷、咳喘等。当患有抑郁症、更年期综合征、顽固性失眠、偏头痛、遗精阳痿、甲亢（甲状腺功能亢进）、月经失调等疾病时，往往会情绪抑郁、神情淡漠、不想说话、不想吃东西、口苦等。我们要在不同疾病和症状中找到共同点，抓住"枢"运转的特性。

少阳位于半表半里，既是太阳、阳明的过渡，又是含"阳"的最后一站，处于阴阳的交界，一旦发生变化，一方面容易返回阳，出现太阳少阳合病、少阳阳明合病、三阳合病等，另一方面也容易进一步踏入阴的范围，变成下面我们要讲述的"三阴病"，即太阴病、少阴病和厥阴病。

四、第四站"太阴病"

从阳入阴，下面进入"太阴病"。

太阴病是三阴病的初级阶段，代表着人体正气逐渐不足，邪气逐渐深入，由六腑向五脏方向发展了。太阴指手、足太阴二经及其相关的肺、脾两脏，但《伤寒论》太阴病里面主要阐述了足太阴脾，而缺乏手太阴肺的内容。足太阴脾属湿土，居人体中位，是阴中之至阴，主要职能就是运化。而运化依赖于阳气推动，脾阳充盛，才能将水谷精微化生为精、气血、津液，以濡养五脏六腑、四肢百骸和筋肉皮毛等组织器官。如果脾阳虚衰，寒湿内盛，就会出现太阴病。

《伤寒论》说："太阴之为病，腹满而吐，食不下，自利益甚，时腹自痛。"这是什么样的病呢？肚子胀满，呕吐，吃不下东西，拉肚子，有时候还会肚子痛。看到这些症状，大家很容易联想到是消化的问题，而按中医的说法就是脾阳不足，健运失职，寒湿不化。脾失运化，水谷精微转动不足，堆积腹部，所以会"腹满"。脾喜欢升，胃喜欢降，脾胃配合，升降才和谐。当脾气升不上去的时候，胃气也降不下来，于是出现呕吐。而一直觉得肚子满满的，气又降不下去，就会不想吃东西。"自利"是什么？自己下利，意思是下利不是医生乱治引起的，也不是吃了泻药等外在因素引起的，而是自发性的。而且这个"利"还有一个特点——"益甚"。一般来说，解完大便后，腹部减空，应该不那么满才是，但太阴病的情况偏偏是越利腹满越厉害。说明之前说的"腹满"是虚满，而不是实满，与阳明病燥屎内结不一样，要注意鉴别。"时腹自痛"，就是肚子痛有时发作，有时停歇，而且往往是用手捂住或者拿热水袋敷的时候会减轻点儿，受凉的时候会严重些。遇到这种又吐又泻，肚子胀，有时还痛的病人，该怎么办呢？胀满疼痛用下法？刚才已经讲过，这是一个阴证、寒证、虚证，如果还用攻下法，不是让脾阳更加受伤吗？不是让寒湿更加不化、更加凝结吗？"若下之，必胸下结硬。"说明太阴病不能使用下法，得想想其他的办法。"自利不渴者，属太阴，以其脏有寒故也，当温之，宜服四逆辈。"这提示我们可以用温法，使用四逆辈来温中散寒、健脾燥湿。什么是四逆辈呢？理中丸、理中汤、四逆汤等之类的方剂。病情轻点儿的时候用理中汤、理中丸，病情重点儿的时候用四逆汤，可以根据具体的情况使用不同的方剂。

那么太阴病是不是只有寒、虚的一面呢？显然不是。除了最具代表的虚寒证，还有太阴中风，表现为脉浮、四肢烦痛等；还有脾本身气血失和，表现为腹满时痛；还有太阴外迫阳明，表现为肚子胀满，"大实痛"；还有太阴湿热证，表现为暴烦下利，要等到把肠里面腐秽的东西排干净后下利才能自己停止。

五、第五站"少阴病"

下面我们来谈谈"少阴病"。

少阴包括足少阴肾和手少阴心，其中肾属水，心属火，所以少阴集水火于一体，统人身之阴阳。常言道"水火不相容"。那么，少阴中水火如何和平共处呢？根据阴阳水火的升降理论，心位于上，心火必须下降于肾，使肾水不寒；肾位于下，肾水必须上济于心，使心火不亢。而肾水上济需要肾阳的鼓动，心火下降需要心阴的凉润，所以维持少阴心肾两脏的生理功能，有赖于心肾阴阳的互济协调。这正是中医理论的特色之处，既能对立制约，也能和平共处，各自发挥自己的作用。当然，水火不容危机四伏，一不小心就会成为少阴病。

《伤寒论》说："少阴之为病，脉微细，但欲寐也。"之前讲太阳病的时候讲过如何摸脉，太阳病之脉是"脉浮"，而现在的"脉微细"是什么样呢？微是脉的搏动轻微无力，细是脉的形态细小。脉微，轻轻搭上去就可以感受到，但是重按下去，脉就像要没有了一样；脉细，搭上去感觉脉就像一条细细的线。其实，脉可以看作是血液运行的通道，如果想要维持正常，既需要有足够的血液在里面流，也需要有强大的动力让血液流。一般来说，当阳气衰微，无力鼓动血行时，会出现脉微；当阴血虚少，无法充满脉道时，会出现脉细。而脉微细同时提出时，往往强调的是脉微。因为微脉的形状肯定是细的，毕竟动力不足，血液流不了多少嘛！但细脉不一定兼微，因为细水也可以长流不息！因此，脉微细本质上是心肾阳虚。"但欲寐"，想睡但不能睡，呈现出迷迷糊糊、似睡非睡的状态。相信很多人都有体会，工作太辛苦、学习太累的时候，常常会打哈欠，觉得非常疲倦，想睡觉，但这并不是少阴病讲的"但欲寐"，因为如果给一张床、一些时间，大家完全可以躺下去，沉沉入睡，睡得很香，醒来精神百倍。而我们说的"但欲寐"应该是想睡觉，但睡得不香、不沉。回想一下，家里的老人家，是不是很容易坐在沙发上打瞌睡？他们像睡着了，但周围有一点儿声音就醒了，看看如果没什么事的话，又接着闭目养神，相当于睡了还是想睡，睡了就像没睡。这种情况反映的也是心肾阳虚，阳气不振，阴寒内盛，神失所养，精气不足。所以如果碰到"脉微细，但欲寐"，就要联想到少阴心肾阳虚，选用温阳的方法治疗，这样才能避免病情进一步加重。

少阴是水火之脏，上面所讲的火不够的情况，称为"少阴寒化证"，根据阴阳平衡的理论，肯定也会有火太多的情况，也就是"少阴热化证"。少阴热化证"得之二三日以上，心中烦，不得卧"，同样会出现睡眠的问题，但这个是心烦到睡不着，同时有咽干口燥、舌红苔黄、脉沉细数等情况，可以与少阴寒化证相鉴别。

讲到少阴病，里面有一个别具特色的疾病——咽痛。现代人经常觉得咽喉不舒服，喉咙痛，自称有"慢性咽炎""慢性扁桃体炎"等。张仲景提供了一些简单的方法治之，比如说阴虚上火咽痛用猪肤、白蜜、白米粉混合熬制服用以滋肾润肺补脾；客热咽痛用生甘草，或者桔梗配甘草煮服以清热利咽；咽喉受伤、发不出声音，把半夏和醋放在去蛋黄的鸡蛋壳中煮沸后，一点点咽下，可以清热涤痰消肿。

六、第六站"厥阴病"

终于到达最后一站——"厥阴病"。

厥阴包括足厥阴肝和手厥阴心包，肝是风木之脏，上接心火，中能疏土参与运化，下连寒水。柯琴说："两阴交尽，名曰厥阴，又名阴之绝阳，是厥阴宜无热矣。"厥阴是阴盛发展的最后阶段，物极必反，重阴必阳，因此厥阴也是向阳变化的开始。少阴是本身有水火，所以少阴病时，火不够就寒，火太多就热。到了厥阴，便是充满了变化，寒太多可以变热，热太多可以变寒，出现阴阳两极转化、寒热错杂、或寒或热的情况。

厥阴病提纲证："厥阴之为病，消渴，气上撞心，心中疼热，饥而不欲食，食则吐蛔。""消渴"，就是口渴要喝水，但喝了以后不解渴，需要大量喝水，但厥阴病之消渴跟消渴病（糖尿病）的"多饮多尿"又不太一样，厥阴病之消渴是由肝胃之热耗伤津液，津液无法上承于口所致。"气上撞心"，指病人自己觉得有气向心胸部位冲逆。大家想象一下忽然被人撞到的感觉。这种冲逆强调力量足、有一定的速度。不但心胸部位有气撞上来，稍微低一点的胃脘部还会觉得疼痛，伴有灼热感，相当于整个心胸胃都处于不安的状态，这是厥阴风木相火上冲，肝气横逆导致的。如果只看这三个症状，很容易归纳为热证，用苦寒攻下的方法，但仲景说此时"下之利不止"，为什么呢？大家注意后面还有两句："饥而不欲食，食则吐蛔"，肚子饿却不想吃东西，一吃进去就会吐，甚至吐出蛔虫，提示有中焦脾胃虚寒的情况。肝木乘脾，脾失健运，无法转化水谷精微，因此肚子饿。但脾虚肠寒，即使吃东西也没办法腐熟消化，反而会胃气上逆导致呕吐。若体内有蛔虫寄生，蛔虫喜温避寒，会感受到食物气味而随着食物上窜被吐出。因此，寒热错杂的厥阴病，治疗上不能单纯地用寒、用热，而应该寒温并用，其中最有代表性的方药是乌梅丸。如果碰到蛔虫症，可以尝试吃乌梅丸来安蛔，甚至杀蛔。但是乌梅丸之效用并不局限在安蛔，只要符合厥阴病阴阳失调、寒热错杂的病机，就都可以应用乌梅丸。

厥阴病的重点病机就是两极转化，或寒或热，而重点辨识症状就是厥。什么是厥呢？阴阳气不相顺接导致的手足厥冷。包括蛔虫内扰的蛔厥，少腹满痛的寒凝下焦之厥，肚子软、脉象虚弱的亡血之厥，"热深厥亦深"的热厥，脉细欲绝的血虚寒厥，大汗出后腹部拘急疼痛、四肢关节疼痛的寒厥，脉紧而心下满烦、饥而不欲食的痰厥，心下悸的水厥，喉咽不利、唾脓血、腹泻不止的上热下寒之厥等。另外，厥可以和热（发热等热象）一起作为厥阴病的观察指标，判断在人体和邪气斗争过程中，阴阳消长、邪正进退的情况。如果先厥后热、厥热相等，那么病情好转；厥少热多，病情向愈发展，但热停留太久可能会产生变证；厥多热少，病情仍然往坏的方向进展，需要及时调整治疗方案。总之，还是要回到中医辨证论治的总纲中，根据不同的证而选用不同的治疗方法。

《伤寒论》里面除了六经病外，还有一些特殊的病。比如霍乱病，"呕吐而利，此名霍乱。"这里的霍乱病和西医学讲的由霍乱弧菌引起的霍乱病不太一样，范围更宽泛，还包括多种急性胃肠疾病，像食物中毒、急性胃肠炎、胃肠型感冒等。再比如说阴阳易，"其人身体重，少气，少腹里急，或引阴中拘挛，热上冲胸，头重不欲举，眼中生花，膝胫拘急。"乍一听这个病名，只觉生僻难解，让人摸不着头脑。其实，这是得了伤寒后，病刚刚好，却不知道节制，触犯房事而导致病情发生了染易。如果是男病易到女方身上，就叫阳易；如果是女病易到男方身上，就叫阴易；如果是男女之间病情相互染易，就叫阴阳易。阴阳易之疾也提示大家新病初愈的时候，一定要注意调护。

第二节　同一经病，表现注注不同，可以分为不同的证

通过上面的学习，我们对《伤寒论》的"病"有了基本的了解，下面介绍"辨证"方面的内容。

一、《伤寒论》中每一证基本都有相应的治疗代表方

（一）太阳中风证、太阳伤寒证与温病

《伤寒论》原文记载："太阳病，发热，汗出，恶风，脉缓者，名为中风。""太阳病，或已发热，或未发热，必恶寒，体痛，呕逆，脉阴阳俱紧者，名为伤寒。""太阳病，发热而渴，不恶寒者，为温病。"这是张仲景先生在太阳病提纲下面，分别列出的太阳中风证、太阳伤寒证、温病三证，也是太阳病的主要分类，属于广义伤寒的范畴。

1. 病机　太阳中风证是卫阳不固，营阴外泄；太阳伤寒证是卫阳被遏，营阴郁滞。两者都属于风寒袭表，营卫失调。而温病主要是由温热之邪侵犯肺卫导致，与前两者迥然不同。

2. 主证　三者都可以出现发热和恶寒（风）的情况。但太阳中风证的病人，往往出现头痛、汗出、干呕和脉浮缓；太阳伤寒证的病人，经常头痛、身痛、腰痛、骨节疼痛、无汗而喘、脉浮紧；温病的病人会出现口渴，而且恶寒一般很短暂，之后就不恶寒。这里需要特别注意的是，太阳中风证的"汗出"和"脉浮缓"，太阳伤寒证的"痛""无汗而喘"和"脉浮紧"，温病的"口渴"。

3. 治则　三者都属于表证，所以治则里面都有解表。但是太阳中风证是解肌祛风、发汗解表，太阳伤寒证是发汗解表、宣肺平喘，二者都属于辛温解表；而温病是辛凉解表。

4. 方药　太阳中风证的代表方是桂枝汤。桂枝汤药组成是桂枝、芍药、甘草、生姜和大枣。太阳伤寒证的代表方是麻黄汤。麻黄汤的药物组成是麻黄、桂枝、杏仁和甘草。至于温病，仲景并没有明确讲具体的方药，后世温病学家对其进行了深入阐发。

（二）桂枝加葛根汤证与葛根汤证

《伤寒论》原文记载："太阳病，项背强几几，反汗出恶风者，桂枝加葛根汤主之。""太阳病，项背强几几，无汗恶风，葛根汤主之。"这两条原文都是针对"太阳病""项背强几几"的，看起来有很多相似的地方，却选用两个不同的方子，为什么呢？

1. 病机　太阳病出现项背强、恶风的症状，都是邪气进入太阳经，经气不利导致，但有虚、实的区别。虚者，卫阳不固，营阴外泄，有汗出，属于太阳中风证；实者，卫阳被遏，营阴郁滞，没有汗出，属于太阳伤寒证。

2. 主证　刚才提到的两个汤证都有"太阳病""项背强"，但其主证除了项背部肌肉僵硬不舒服外，还应该有恶寒、发热、脉浮、头痛等。而两个汤证最大的鉴别点是，桂枝加葛根汤证的病人会自汗出，而葛根汤证的病人没有汗出。

3. 治则　既然核心症状是"项背强"，那么治则就应围绕升津舒经，让项背经气通利，不再僵硬。但桂枝加葛根汤证偏于解肌祛风，而葛根汤证重在发汗解表。

4. 方药　这里分别选用的是桂枝加葛根汤和葛根汤。或许大家会奇怪，按照之前的讲述，太阳中风证用桂枝汤，所以兼项背强的时候用桂枝加葛根汤，而太阳伤寒证本用麻黄汤，兼项背强的时候为什么不用麻黄加葛根汤呢？因为麻黄汤发汗力很强，再加上葛根升阳发表的话，恐怕会出汗太多而导致津液受损，使太阳经脉更加失养，项背更加僵硬不适。而选用由桂枝汤加麻黄、葛根组成的葛根汤，既可以达到发汗解表的目的，又不至于出太多的汗，两全其美。患有颈椎病的人，如果有汗出的可以尝试用桂枝加葛根汤加减，没有汗出的可以尝试用葛根汤加减治疗，一般颈椎病都会有一定程度的改善。

（三）大青龙汤证与小青龙汤证

大青龙汤证和小青龙汤证都属于"青龙汤证"家族，看起来只有一字之差，而实际上差别很大。差别有多大呢？还是按照四点进行展开。

1. 病机　这两个汤证都是表里同病，表面都是外感风寒，但大青龙汤证是内有郁热，小青龙汤证是水饮内停。

2. 主证　《伤寒论》记载："太阳中风，脉浮紧，发热恶寒，身疼痛，不汗出而烦躁者，大青龙汤主之。""伤寒表不解，心下有水气，干呕发热而咳，或渴，或利，或噎，或小便不利，少腹满，或喘者，小青龙汤主之。"对比一下，不难发现两者主证都有发热、恶寒，而大青龙汤证以脉浮紧、身疼痛、不汗出而烦躁等表证为主，小青龙汤证以心下有水气、干呕、咳喘、利、噎等里证为主。比如支气管哮喘发作的病人，咳喘气促，痰黄黏稠，烦躁不安，无汗发热，舌红苔黄，脉滑数，就属于大青龙汤证；再比如胸膜炎、胸腔积液的病人，咳喘痰多，质稀色白，胸胁疼痛，躺下来就气短，舌苔白略滑，脉细滑，就属于小青龙汤证。

3. 治则　表面外感风寒，就需要外散风寒以解表。里面怎么治呢？很简单，内有郁热便清热，水饮内停便化水饮。

4. 方药　大青龙汤和小青龙汤。大、小青龙汤其实都是在麻黄汤的基础上进行加减。大青龙汤需要把表打开，让郁热清出来，所以偏于解表，重用麻黄，加了石膏；小青龙汤重心在化水饮，于是增加了里药，用了芍药、干姜、五味子、半夏和细辛。

（四）小柴胡汤证和大柴胡汤证

小柴胡汤证和大柴胡汤证都属于"柴胡汤证"家族，它们有什么样的不同呢？

1. 病机　"柴胡汤证"家族的核心定位就是少阳，胆气内郁，三焦失枢，其中小柴胡汤证本在胃虚，大柴胡汤偏于阳明里实。相当于一个是虚实夹杂，一个是纯实证。

2. 主证　《伤寒论》记载："伤寒五六日中风，往来寒热，胸胁苦满，嘿嘿不欲饮食，心烦喜呕，或胸中烦而不呕，或渴，或腹中痛，或胁下痞硬，或心下悸，小便不利，或不渴，身有微热，或咳者，小柴胡汤主之。""太阳病，过经十余日，反二三下之，后四五日，柴胡证仍在者，先与小柴胡。呕不止，心下急，郁郁微烦者，为未解也，与大柴胡汤，下之则愈。"两者都具有少阳病的基本症状，如口苦、咽干、目眩、往来寒热、胸胁苦满、嘿嘿不欲饮食、脉弦等，但小柴胡汤证有心烦喜呕，大柴胡汤证有郁郁微烦、呕不止、心下急、心中痞硬、腹满痛、不大便或下利等。现在常见的肝炎、胆囊炎、胰腺炎、胃肠炎、胆道蛔虫、结石症等疾病，如果处于急性期，出现腹痛剧烈，或呕，或大便秘结，舌红苔黄，脉弦数等，则偏向大柴胡汤证；如果处于慢性期，主要是腹部痞满、食欲减退、口苦脉弦等，则偏向小柴胡汤证。

3. 治则　面对虚实夹杂的病机，小柴胡汤证主在和解少阳，兼顾益胃，攻补兼施；大柴胡汤在和解少阳之余，重在表里双解，以祛邪为主，通下里实。

4. 方药　大、小柴胡汤证分别选用大、小柴胡汤。二方里面都有柴胡、黄芩、半夏、生姜、大枣，但小柴胡汤加人参、甘草益气和中；大柴胡汤加少量大黄、枳实轻下实热，白芍缓急止痛。

（五）半夏泻心汤证、生姜泻心汤证和甘草泻心汤证

半夏泻心汤证、生姜泻心汤证和甘草泻心汤证都属于"泻心汤证"家族，但是各自的偏重点有所不同。

1. 病机　这三个泻心汤证的特色标记是痞证，属于寒热错杂，就是有热（邪热内陷）也有寒（正气轻微受损、脾胃不和）。其中，半夏泻心汤证重在胃气上逆，生姜泻心汤证重在胃虚不化，甘草泻心汤证重在脾虚肠寒。

2. 主证　《伤寒论》记载："伤寒五六日……但满而不痛者，此为痞，柴胡不中与之，宜半夏泻心汤。""伤寒，汗出解之后，胃中不和，心下痞硬，干噫食臭，胁下有水气，腹中雷鸣下利者，生姜泻心汤主之。""伤寒中风，医反下之，其人下利日数十行，谷不化，腹中雷鸣，心下痞硬而满，干呕，心烦不得安。医见心下痞，谓病不尽，复下之，其痞益甚。此非结热，但以胃中虚，客气上逆，故使硬也。甘草泻心汤主之。"三个泻心汤证都可以出现心下痞硬、呕逆、腹中雷鸣下利。现在很多胃炎（急性胃炎、浅表性胃炎、萎缩性胃炎、糜烂性胃炎、胆汁反流性胃炎等）、十二指肠炎、消化道溃疡（胃溃疡、胃十二指肠溃疡、胃窦部溃疡等）、贲门痉挛、急性肠炎、慢性结肠炎、肝炎、泄泻等疾病的病人，总觉得胃（腹）部痞闷、恶心、呕吐、嗳气等，如果呕逆特别明显，那么属于半夏泻心汤证；如果上面嗳气，伴有消化不良的食臭味，中间胁肋部有点儿疼痛，下面肚子咕噜咕噜响，属于生姜泻心汤证；如果拉稀次数很频繁，拉的都是不消化的食物，而且心烦不安宁，甚至有时候出现口腔溃疡、肛门溃烂等，属于甘草泻心汤证。

3. 治则　总体来说，这三个泻心汤证的治则都是和胃消痞，但是半夏泻心汤证偏于降逆止呕，生姜泻心汤证偏于散水消滞，甘草泻心汤证偏于补中

止利。

4. 方药　三个泻心汤证选方都符合"辛开苦降"的原则，以半夏泻心汤为底方，半夏泻心汤药物组成为黄芩、黄连、半夏、干姜、人参、大枣和甘草。其中生姜泻心汤，顾名思义，是在半夏泻心汤的基础上加了生姜，同时减量干姜，加强散水的功能；甘草泻心汤，在半夏泻心汤的基础上加重了甘草的用量，让补的作用更强。从上面三个方来看，只是单味药改变，或者药量的改变，都可以改变方的整体作用，这也是张仲景用方的特色之一。

（六）调胃承气汤证、小承气汤证和大承气汤证

下面介绍的是"承气汤证"家族的成员：调胃承气汤证、小承气汤证和大承气汤证。

1. 病机　"承气汤证"又叫阳明腑实证，属于燥热内结、腑气不通。三个承气汤证在《伤寒论》中涉及的内容比较多，它们分别代表了不同的病情程度：燥热之微甚、内实之轻重和证情之缓急。从调胃承气汤证到小承气汤证，再到大承气汤证，邪热内结越来越重，而邪热向外的表现越来越轻。调胃承气汤偏于热结于胃，肠燥便秘；小承气汤偏于热结于肠，腑气壅滞；大承气汤偏于实热深伏，燥结亡阴。

2. 主证　《伤寒论》记载："阳明病，不吐不下，心烦者，可与调胃承气汤。""阳明病，脉迟，虽汗出不恶寒者，其身必重，短气，腹满而喘，有潮热者，此外欲解，可攻里也。手足濈然汗出者，此大便已硬也，大承气汤主之……若腹大满不通者，可与小承气汤，微和胃气，勿令至大泄下。""阳明病，潮热，大便微硬者，可与大承气汤。不硬者，不可与之。若不大便六七日，恐有燥屎，欲知之法，少与小承气汤，汤入腹中，转矢气者，此有燥屎也，乃可攻之。"三者都可以出现发热汗出、不恶寒反倒恶热、腹满、便秘、心烦、舌红苔黄、脉大等症状，但具体却有所不同。比如说同样是发热，调胃承气汤证是蒸蒸发热，就是感觉好像有热从内向外不断蒸发一样；小承气汤证和大承气汤证是潮热，就是像潮水涨落一样定时发热，其中大承气汤证更强调日晡潮热，即下午三点到五点发热。再比如说腹满，调胃承气汤证最轻——常满不痛，而小承气汤证为腹大满痛，大承气汤证为绕脐胀痛。再比如说汗出，调胃承气汤证全身汗出，而大承气汤证主要是手足汗出多。

3. 治则 根据病情程度不同，治疗时，调胃承气汤证以泻热和胃、润肠通便为主，小承气汤证以泻热通便、行气破滞为主，大承气汤证是峻下实热、荡除燥结。

4. 方药 在方药方面，调胃承气汤、小承气汤和大承气汤三方泻热行气、通下的作用逐渐增强。其中大承气汤用大黄、枳实、芒硝和厚朴，力量威猛，被称为"峻下剂"；小承气汤用大黄、枳实和厚朴，力量稍微小一些，被称为"缓下剂"；调胃承气汤用大黄、芒硝和甘草，力量最轻缓，被称为"轻下剂"。

（七）茵陈蒿汤证、栀子柏皮汤证和麻黄连翘赤小豆汤证

茵陈蒿汤证、栀子柏皮汤证和麻黄连翘赤小豆汤证都是仲景记载的湿热发黄证，都可以用于黄疸的辨证。

1. 病机 三者都是湿热郁蒸、肝胆失疏、胆汁外溢导致的发黄，但是湿和热的程度不一。茵陈蒿汤证为湿热并重，里有结滞；栀子柏皮汤证为热重于湿；麻黄连翘赤小豆汤证为湿热兼表证。

2. 主证 《伤寒论》记载："伤寒七八日，身黄如橘子色，小便不利，腹微满者，茵陈蒿汤主之。""伤寒，身黄发热，栀子柏皮汤主之。""伤寒，瘀热在里，身必黄，麻黄连翘赤小豆汤主之。"三者都有身黄发热，还有目黄、小便黄、小便不利等症状。茵陈蒿汤证往往见腹满便秘，想喝水；栀子柏皮汤证见心中烦闷不适；麻黄连翘赤小豆汤证见恶寒、无汗、身痒、脉浮等表证。比如急性黄疸型肝炎的病人，身、目和小便黄，如果出现肝区疼痛、乏力、胃口差、腹部痞满、便秘或者大便陶土色、尿少等症状，可以考虑是茵陈蒿汤证；如果出现手心发热、脚底心发热、心烦气躁，那么就可以考虑是栀子柏皮汤证；如果一边发黄，一边水肿、浑身痒、尿短赤，就考虑是麻黄连翘赤小豆汤证。

3. 治则 仲景治湿热发黄，重在清热利湿，同时有三大绝招作辅助：一个汗法，一个下法，一个清法。茵陈蒿汤证用下法，偏于导滞；栀子柏皮汤证用清法，清心火，泻相火；麻黄连翘赤小豆汤证用汗法，解表散邪。

4. 方药 这三证选用的药物截然不同。茵陈蒿汤选用茵陈、栀子，清热利湿作用较强，加用大黄攻下实热，消导里实。栀子柏皮汤用栀子、黄柏清热利

湿，偏于清热，用甘草缓解药性的苦寒。麻黄连翘赤小豆汤取连翘、赤小豆和生梓白皮清热利水除湿，再用麻黄、杏仁、生姜宣肺解表发汗。

（八）五苓散证和猪苓汤证

《伤寒论》记载："若脉浮，发热，渴欲饮水，小便不利者，猪苓汤主之。""若脉浮，小便不利，微热消渴者，五苓散主之。"两个证都有脉浮、发热、小便不利和渴，但是选用的方却不同，为什么呢？

1. 病机 虽然这两证的病位都在下焦，都出现了膀胱气化不利，但病因却不一样。五苓散证是表邪入腑，水蓄下焦，实际上是表证没有治好进一步往下传所致，总体偏寒。猪苓汤证是阴虚水热互结于下焦，存在阴虚的一面，总体偏热。

2. 主证 上面提到了主证的相似之处，但我们更需要挖掘它们的不同之处。当遇到一个病人发热、小便不利时，如果他非常渴，想喝水，但水一喝下去就吐出来了，而且还有恶寒、头痛、乏力等症状，属于五苓散证；如果他口干喝水较多，心烦，手脚心热，面色潮红，腰酸痛，甚至尿血，属于猪苓汤证。比如说女性常发的慢性尿路感染，出现尿频、尿急、尿痛、少腹坠痛、腰酸乏力、低热等，可以考虑为五苓散证。再比如说常见的泌尿系结石（肾结石、尿路结石等），出现突然剧烈腰痛、尿血，或排尿困难，或尿流中断，可以考虑为猪苓汤证。

3. 治则 虽然都是利水，但由于致病原因不同，具体治疗方法也不同。五苓散证重在化气兼解表，而猪苓汤证偏于育阴清热。

4. 方药 看上去两个证选用的方名不同，但实际上里面利水的核心药物是一致的，都是猪苓、茯苓和泽泻。但五苓散中加入桂枝、白术通阳化气解表；猪苓汤里用阿胶、滑石来育阴清热。另外，两个方的剂型不一样，五苓散要打成散剂，用米汤调匀送服，而且要配合多喝暖水。

（九）四逆汤证、通脉四逆汤证、通脉四逆加猪胆汁汤证、白通汤证、白通加猪胆汁汤证

四逆汤证、通脉四逆汤证、通脉四逆加猪胆汁汤证、白通汤证、白通加猪胆汁汤证都属于"四逆汤证"家族，看起来队伍比较庞大，但仔细看名字就可以发现，其实里面有两对"近亲"，只差猪胆汁而已，所以抓住关键点，学习

起来并不会太复杂。

1. 病机　此五证的基本病机都是阳气虚衰，阴寒内盛，但程度不一样。四逆汤证最基础，病情最轻；通脉四逆汤证加重到虚阳外越；白通汤证加重到虚阳上浮；而通脉四逆加猪胆汁汤证、白通加猪胆汁汤证是疾病进一步发展，到了阳亡阴竭的危急阶段。如果用"阳虚"作为关键词将五证连起来的话，四逆汤证是"最老实"的阳虚，通脉四逆汤证和白通汤证是"不安分"的阳虚，不自量力地分别往外、外上乱窜；而通脉四逆加猪胆汁汤证、白通加猪胆汁汤证是窜累了，更虚了，快要灰飞烟灭了。

2. 主证　《伤寒论》记载："吐利汗出，发热恶寒，四肢拘急，手足厥冷者，四逆汤主之。""少阴病，下利清谷，里寒外热，手足厥逆，脉微欲绝，身反不恶寒，其人面色赤，或腹痛，或干呕，或咽痛，或利止脉不出者，通脉四逆汤主之。""吐已下断，汗出而厥，四肢拘急不解，脉微欲绝者，通脉四逆加猪胆汤主之。""少阴病，下利，脉微者，与白通汤。利不止，厥逆无脉，干呕烦者，白通加猪胆汁汤主之。"若病人恶寒蜷卧，四肢发冷，呕吐，下利，如果只是单纯的脉沉微，那么处于四逆汤证阶段；如果脉微欲绝，反倒不恶寒，面色赤红色，那么属于通脉四逆汤证；如果下利突然停止了，大汗淋漓，四肢拘急，考虑通脉四逆加猪胆汁汤证；如果上面面色红，下面下利明显，属于白通汤证；如果在白通汤证的基础上，下利不止，甚至出现摸不到脉、烦躁等，考虑为白通加猪胆汁汤证。

3. 治则　这五证的治则中心都是温阳祛寒，但根据不同的病机治疗偏向不同。四逆汤证重在回阳救逆；通脉四逆汤证和白通汤证都重在破阴回阳，但前一个主通达内外，后一个主宣通上下；通脉四逆加猪胆汁汤证和白通加猪胆汁汤证重在回阳救逆，益阴和阳。

4. 方药　治疗这五证的核心药物都是干姜、附子，温阳祛寒能力强。其中四逆汤和通脉四逆汤组成一致，都加了甘草，但剂量有所不同，所以功效强弱也不一样。通脉四逆加猪胆汁汤，简洁明了，是在通脉四逆汤的基础上加了猪胆汁。白通汤不用甘草，而改用葱白，通阳的作用更强。白通加猪胆汁汤，除了是白通汤加猪胆汁外，还用了人尿，增强引阳药入阴之力。

二、同一症状，伴随的症状、体征不同，对应的治疗方也不同

（一）发热

发热，俗称"发烧"，是生活中特别常见的症状。很多人都问发热了怎么办，或者问吃什么中药可以退热，下面我们一起看一看《伤寒论》里讲的发热。

发热是指病理性的体温升高。仲景把发热分成表热和里热两类：表热和太阳关系密切，常常和恶寒一起出现；里热和阳明、少阳、少阴、厥阴等相关，常常不恶寒。当病人发热时，我们要根据他的伴随症状、体征等具体情况进行具体分析。

如果病人发热的同时，出现恶寒，头痛，身痛腰痛，骨节疼痛，无汗、呕逆，喘，脉浮紧等，那么属于之前讲的太阳伤寒证，应该用麻黄汤治疗。如果病人出现的是汗出恶风，头痛，鼻鸣干呕，脉浮缓，那么是太阳中风证，可以用桂枝汤治疗。如果胸胁疼痛，咳而微喘，干呕，要用小青龙汤治疗。如果身大热，汗大出，不恶寒反倒恶热，口干鼻燥，烦渴，属于邪入阳明，燥热亢盛，考虑用白虎汤。如果总是下午三点到五点发热，谵语，五六天甚至十多天不大便，属于燥热内结，腑气不通，可以用大承气汤。如果发热和恶寒交替出现，同时口苦、咽干、头晕、食欲减退，是邪入少阳，正邪交争，要用小柴胡汤。如果发热明显，非常虚弱，总是想睡又睡不好，脉很沉，那么属于少阴阳虚，外邪入里，正邪交争，考虑用麻黄附子细辛汤。如果体温升高，面色赤红，但四肢发凉，出冷汗，下利不止，是阴盛于内，虚阳外浮，就要用四逆汤。所以不要问吃什么中药可以退热，因为不同的病人，需要用不同的方药治疗才能起效。

（二）头痛

引起头痛的原因很多，比如工作不顺利，面对一大堆烦心事，头就可能会痛起来。仲景在《伤寒论》里为我们介绍了一些治疗头痛的妙方。

如果是感冒引起的头痛，痛处以太阳穴为主，出现发热、恶寒、连及脖子一起痛等情况，考虑太阳经气不利，选择桂枝汤、葛根汤。如果常常肚子胀，

几天不大便以后头痛更加明显，而且以前额部为主，那么属于阳明腑实，浊热上攻，可以看情况选用"承气汤"家族。如果头痛以巅顶为主，还有干呕、吐涎沫等，这是肝寒犯胃，浊阴上逆，可以用吴茱萸汤。如果以偏头痛为主，出现口苦、食欲减退、乳房或胸胁胀痛，考虑是邪犯少阳，胆火上扰，用小柴胡汤。如果不仅头痛，还有胃脘部痞满，转侧动身或咳嗽、呼吸、说话时牵引胸胁疼痛，那么不排除饮停胸胁、上扰清阳的可能，建议去拍 X 线胸片，判断有没有胸腔积液。如果头痛，上吐下泻，浑身疼痛，怕冷，那么可能是霍乱兼表，经脉不利，热象明显的用五苓散治疗以外疏内利、表里两解；寒明显的用理中丸温中散寒、健脾燥湿。

（三）咳嗽

咳嗽是一个常见症状，在不同的情况下能听到不同的咳嗽声。咳是有声音而没有东西出来，嗽是有东西出来而没有声音，咳和嗽经常一起出现。咳嗽看起来是很简单的病症，但实际上，咳嗽有多种病因并牵涉多个脏腑。如果是感冒导致的咳嗽，或许吃几剂药就能治愈，但如果不小心失治或者误治，那么情况就糟了，治疗起来非常棘手。古人说"诸病易治，咳嗽难医"，可见不能小看咳嗽。

如果出现咳嗽，干呕，发热，小便不利，甚至咳喘，那么属于外寒束表，饮邪上犯，肺气不降，可以用小青龙汤外散表寒、内化水饮。如果咳嗽，往来寒热，胸胁苦满，心烦喜呕，脉弦，考虑为邪在半表半里，导致三焦通调失职，水道不利而犯肺，可以用小柴胡汤去人参、大枣和生姜，加五味子和干姜。如果咳嗽喘促，甚至不能平卧，四肢沉重疼痛，下利，小便不利，辨证为阴寒内盛，水饮内停，上逆犯肺，可以用真武汤加五味子、干姜和细辛。如果咳嗽，心烦，睡不着，口干，呕吐，考虑是阴虚水停，水热互结而上迫于肺，用猪苓汤。如果咳声高亢，四肢轻微发凉，肚子痛，考虑肝气郁结，三焦失畅而肺气上逆，选用四逆散加五味子、干姜。总之，治疗咳嗽必须要分清表里、寒热、虚实，并且明确病位，紧扣病因，注意脏腑的不同。

（四）呕吐

"呕吐"这个症状大家都很熟悉。比如说晕车的时候可能呕吐，吃错东西可能呕吐，怀孕的时候可能呕吐等。虽然病机总是离不开胃气上逆，但是引起胃气上逆的因素很多，部位有表、里、半表半里之分，性质有热实、虚寒及寒热错杂的差别。

如果感冒的时候出现呕吐，同时有恶寒、发热、头痛、脉浮等症状，考虑在解表的基础上和胃降逆止呕，用桂枝汤或麻黄汤。如果经常呕吐，心烦，胸胁部不适，口苦咽干，考虑邪在少阳，气机失畅，胆热犯胃，用小柴胡汤。如果上面干呕，下面腹泻不消化的食物，中间肚子咕噜咕噜响，考虑寒热错杂，虚实夹杂，用甘草泻心汤。如果干呕，吐涎沫，下利，手足冰冷，头痛，烦躁得像要死了一样，考虑是胃气虚寒，浊阴不降，用吴茱萸汤。如果是早上吃的东西一到晚上就吐出来，吃不下东西，有时候腹痛，那么考虑是寒湿犯胃，用理中汤。如果吃了东西以后马上吐出来，同时腹泻，考虑是上热下寒，用干姜黄芩黄连人参汤。如果不仅呕吐，而且吐出来蛔虫的话，考虑是蛔虫症，上热下寒，用乌梅丸。如果是妊娠呕吐，可以考虑用小剂量的桂枝汤。

（五）腹痛

腹痛其实是一个很宽泛的概念，包括腹中痛、绕脐痛、心下痛、少腹痛等。其中有寒有热，有虚有实，有缓有急，有轻有重。

有些腹痛，伴有腹部胀满、呕吐、吃不下、下利等，属于太阴病提纲证，是脾失健运、寒湿停滞所致。有些腹痛，伴有心悸、心烦、脉涩等，考虑是中气不足、气虚血少，属于小建中汤证。有些腹痛，同时出现小便不利、下利、四肢沉重疼痛，考虑是少阴阳衰，寒水泛滥，属于真武汤证。还有一些腹痛，集中在肚脐部，同时大便不出来，时有发热，烦躁，甚至谵语，考虑是实热深伏，燥结亡阴，属于大承气汤证。还有一些少腹疼痛明显，像被东西扯住似的，一直痛到腹股沟的位置，考虑是寒客厥阴，凝滞不通，属于脏结证。还有一些心下痛，轻的时候正在心下，一按就痛，属于小陷胸汤证；严重的时候累及少腹，属于大陷胸汤证。如果腹部痉挛性疼痛明显，大便没有明显的异常，可以考虑用白芍缓急止痛。

（六）不得眠

不得眠，简单地说，就是失眠，包括彻夜难眠，或难以入睡，或睡着后容易醒，醒后不能再入睡等情况。现代人工作节奏快，压力大，作息时间紊乱，容易出现不得眠的情况。

如果是感冒后期，恶寒、发热等症状缓解了，但是烦躁，睡不着觉，口渴想喝水，考虑为大汗后津伤，属于胃中干燥证。如果是心中特别烦躁，在床上翻来覆去睡不着，心窝子烧灼嘈杂，考虑为热郁胸膈，属于栀子豉汤证。如果遇到病人大出血，却用了发汗的方法，导致睡不着觉，太阳穴的位置动脉急紧弦劲，眼睛直视不能转动，考虑出血的病人本来就阴血亏虚，出了大汗以后，阴血更虚而生内热，导致心神不宁。如果病人心烦难以入睡，喉咙干，舌红少苔，脉细数，考虑为阴虚阳亢，属于黄连阿胶汤证。如果病人失眠，下利，小便不利，口渴，可以考虑是阴虚水热互结，属于猪苓汤证。还有一些病人，白天的时候非常烦躁，睡不下，晚上反倒很安静，似睡非睡，考虑是阴虚阳盛，虚阳外越，属于干姜附子汤证。

第二讲
《伤寒论》八大治法、用方与用药

经方能历经千年而不衰的主要原因，就是它经得起临床实践的检验。《伤寒论》中理、法、方、药一脉相承，一线贯穿。在这一讲中，我们将给大家介绍《伤寒论》中的治法、用方与用药。

第一节　八大治法

八法，即汗、吐、下、和、温、清、消、补，起源于《黄帝内经》。《素问·阴阳应象大论》中云："其高者，因而越之；其下者，引而竭之；中满者，泻之以内；其有邪者，渍形以为汗；其在皮者，汗而发之；其慓悍者，按而收之。"这即是对八法的最早论述。《伤寒论》一书继《黄帝内经》，熔理、法、方、药于一炉，开辨证论治之先河，虽未提及"八法"之名，但有八法之实，《伤寒论》的治法中，不离乎"发汗、催吐、攻下、和解、温热、清凉、滋补、消导"等治疗的方法的运用，而到了清代，程钟龄系统论述了"八法"。

"八法"是《伤寒论》中理、法、方、药的重要组成部分，张仲景在六经辨证的前提下，以八法概八纲，以八纲贯六经，来体现《伤寒论》表寒、表热、表虚、表实、里寒、里热、里虚、里实等的证治。下面将《伤寒论》"八法"进行系统论述和归纳，并分别叙述如下。

一、汗法

汗法，是通过发汗解表来祛除外邪的方法。在《素问·阴阳应象大论》云："其有邪者，渍形以为汗。其在皮者，汗而发之。"在《伤寒论》里面，汗法运用得最多的是在太阳病篇。《伤寒论》开篇第一句是"太阳之为病，脉浮，头项强痛而恶寒"，从这一条我们可以看出，太阳病是风寒邪气侵袭人体，正邪交争于肌表，导致营卫功能失调而发生的疾病。既然邪在肌表，我们就可以通过发汗的方法，祛除外邪，使得病邪不至于进一步深入。汗法，是我们在平时生活中经常使用的一种治法，如有时候我们着凉了，流鼻涕，就知道喝杯姜水出出汗就好了。

在《伤寒论》里面，最能体现汗法的两个方剂是麻黄汤和桂枝汤。不同的是，麻黄汤用于治疗太阳伤寒证，而桂枝汤用于治疗太阳中风证。《伤寒论》第 35 条曰："太阳病，头痛发热，身疼腰痛，骨节疼痛，恶风无汗而喘者，麻黄汤主之。"太阳伤寒证，是由肌表被寒邪所伤，卫闭营郁、正邪剧烈交争于表所致，所以在治疗上就要发汗解表。麻黄汤有着非常强的发汗力量，《本经疏证》说麻黄"能彻上彻下，彻内彻外……在表则使骨节肌肉毛窍不闭"，麻黄与桂枝相配，能打开毛窍，发汗祛邪。所以，麻黄汤堪称发汗剂里面的峻剂。相比而言，桂枝汤的发汗力量就较弱了，《伤寒论》第 12 条曰："太阳中风，阳浮而阴弱，阳浮者，热自发，阴弱者，汗自出，啬啬恶寒，淅淅恶风，翕翕发热，鼻鸣干呕者，桂枝汤主之。"太阳中风是由风邪在表，卫气不固，营阴内虚所致，这时就要用桂枝汤祛风散邪，调和营卫。由于太阳中风证本来就已经有汗出了，营气已虚，所以我们不可能再用麻黄汤这样的发汗力很强的药了，只能缓缓地发汗以驱逐风邪并敛阴和营，所以我们常把桂枝汤称为发汗法里面的缓剂。

值得注意的是，并不是只有感冒才可以用发汗的方法。只要邪在肌表，就都可以根据具体的症状选用麻黄汤或者桂枝汤治疗。如李赛美教授曾治疗一个腰背疼痛 3 个月的病人。这个病人是一个 60 多岁的阿姨，她是被家人搀扶着过来的，说腰背疼痛得厉害，并且疼痛还会向大腿放射，活动都不方便，已经3 个多月了。李教授问她怕不怕冷，她说怕，稍微吹点风就觉得疼痛会更加严重。问她有无汗出，她说没有，感觉全身都像被绳子捆住一样，很想解脱。李教授一把脉，发现她的脉浮而有力。李教授分析：病人身疼腰疼，恶寒，无汗，脉浮紧，不正是太阳病吗？运用方证相应的辨证思想，处方葛根汤加味为之治疗。葛根汤是仲景用来治疗"太阳病，项背强几几，无汗恶风"的方子，其实是在桂枝汤的基础上加麻黄和葛根，葛根能生津舒筋，对缓解腰背疼痛有很好的效果。服了3剂药后，病人复诊说吃了药之后出了一身汗，身痛和腰痛明显好转，束缚她许久的绳子忽然被解开了，觉得全身舒畅。

要想发汗后脉静身凉，疗效圆满，除了方剂运用得当，发汗的具体方法也非常的重要。具体说来有以下几个方面。

1. 温覆　仲景说，喝完发汗的汤药后，就要适当地盖被子，即温覆，如服用桂枝汤需要"温覆令一时许"，而服药麻黄汤则要"覆取微似汗"，温覆的目的就是让机体更好地出汗，同时，因为出汗的时候，毛孔是大开的，故温覆也可以帮助病人避风寒，避免病人在出汗的过程中不慎再次感邪。

2. 汗量　仲景对发汗量的多少也非常讲究，如果过汗，则容易出现"遂漏不止"或"筋惕肉瞤"，这是因为"阳加于阴谓之汗"，汗出过多容易伤津亡阳，使病情恶化。仲景强调要微似有汗，《伤寒论·辨可发汗病脉证并治》中道："凡发汗，欲令手足俱周，时出似漐漐然，一时间许益佳，不可令如水流离。"

3. 啜热粥　对于桂枝汤，仲景还强调，喝完桂枝汤后要喝热稀粥以助药力。这是因为《素问·评热病论》云："人所以汗出者，皆生于谷，谷生于精。"太阳中风证，营阴内弱，而营卫之气由脾胃所运化吸收的水谷精微化生而来，故为了能使汗出邪退，要在服用桂枝汤的基础上，加上喝热稀粥来补充谷气，借谷气来补充汗源。而对于麻黄汤，因为它发汗的力量非常猛，再加上太阳伤寒证没有营阴内弱的问题，所以服用后不需要喝热粥。

4. 饮食禁忌　仲景强调，服用发汗药后，有些食物是不能吃的，这些食物包括"生冷、黏滑、肉面、五辛、酒酪、臭恶"等。这是因为服发汗药后人体内的正气会在发汗药的带动下走表以抗邪，如果饮食不妥当，就还要消耗人体的正气来帮助消化食物，病就不容易好了。

二、吐法

吐法，就是运用催吐的药物促使病人呕吐的方法。一般当病情比较急，必须迅速吐出胃内容物以排除有害的异物时，我们都会考虑用吐法。如不小心吃了有毒的食物，就可以考虑用催吐的方法把食物吐出来，以免毒物伤害身体。

《素问·阴阳应象大论》曰:"其高者,因而越之",也就是说,只有当异物还在胸膈以上,且病有上趋之势,才可以借用药物的作用催吐。在《伤寒论》里面,具有催吐作用的方剂是瓜蒂散。"病如桂枝证,头不痛,项不强,寸脉微浮,胸中痞硬,气上冲咽喉,不得息者,此为胸有寒也,当吐之,宜瓜蒂散。"即痰涎堵在胸膈,导致胸中痞满不舒,且痰涎还随着气逆上冲咽喉,导致呼吸困难,就用瓜蒂散涌吐。瓜蒂散由瓜蒂和赤小豆、豆豉三味药物组成,其中瓜蒂味极苦,有极强的催吐作用。瓜蒂散是《伤寒论》里面极具代表性的催吐剂。

三、下 法

下法主要体现在《伤寒论》阳明病篇。所谓下法,就是运用有攻下作用的方剂,攻逐胃肠积滞、泻下燥屎的方法。在健康的情况下,胃肠具有受纳、消化、传导的作用,故大多数人每天早上都会大便。但是当消化功能不正常,热邪积滞于体内,并且伴随出现数天不大便,腹部胀满,甚至潮热、烦躁等症状时,我们就要考虑运用下法去治疗了。下法,其实是为肠胃中的实热开一条下出之路,使得和宿食、燥屎相结的热邪通过泻下的方法排出体外。在《伤寒论》里面,下法最具代表性的三个方剂是大承气汤、小承气汤和调胃承气汤。这三个承气汤是仲景根据里热和里实的轻重程度不同而设的。

先说调胃承气汤,它适用于里热甚,但里实不甚的病人。病人主要表现为"蒸蒸发热",心里面特烦,甚至可能由于热扰心神而出现乱说话的现象,但大便通常不会很坚硬。所谓蒸蒸发热,就是说病人觉得体内有股热气从内向外散发,感觉自己就像蒸笼里面的包子,热气腾腾,24小时发热。所以调胃承气汤由大黄、芒硝、甘草组成,主要是为了通下热邪。而小承气汤呢,它适用于里实较甚,但里热不甚的病人。病人主要表现为腹部的胀满不通,但热象不会很严重,所以小承气汤主要是通便行气除满,在组成上去掉了泻热的芒硝而加上行气的厚朴、枳实。大承气汤则是三个承气汤里面最厉害的方子。它由大黄、芒硝、厚朴、枳实四味药组成。大承气汤不但能泻下热邪,还能通下腑实。病人表现为"日晡所发潮热",也就是说平常不觉得发热,而每天下午3—5点就发热,这是因为热邪已经完全与肠道内的粪便结在一起了,而下午

3—5点正好是阳明经气最旺的时候，这时候就会有能量和结聚到肠道内的邪热抗争，于是身体就开始发热了。同时，对于大承气汤证，由于肠道的热势非常甚，还会逼迫体内的津液外出，而导致病人手足汗出，并表现出烦躁异常，"独语如见鬼状，若剧者，发则不识人，循衣摸床，惕而不安"，腹部也疼痛得厉害，绕脐疼痛，腹部还会胀满硬。一般用到大承气汤的病人，他们的里热和里实的症状都非常严重。

李赛美教授的门诊上来过一位一周未解大便的病人，该病人自觉胃脘及腹部痞满堵塞，神志不清，胡言乱语，甚至会打骂亲人，小便黄，舌质红，舌苔黄腻，脉弦滑有力。当时李教授给他用了大承气汤、桃核承气汤以及礞石滚痰丸，服用后家人说他泻下大便无数，臭秽异常，之后病人就变得很安静，并且感觉自己突然变轻了很多。

礞石滚痰丸是后世的一首方子，善于逐痰降火。而桃核承气汤，则是《伤寒论》里的一首名方。如果我们在调胃承气汤的基础上加上桂枝、桃仁，那就组成了桃核承气汤。这首方子是用来治疗太阳蓄血证的，太阳蓄血证是太阳病的变证，由太阳表邪不解，邪气随经入腑化热，热与血互结于下焦少腹部位导致，表现为少腹急结，神智异常。

说起桃核承气汤，就不得不提广州中医药大学的熊曼琪教授。早在20世纪80年代，熊曼琪教授就观察到有很多2型糖尿病病人之疾以气阴两虚、瘀热互结为病机，于是在桃核承气汤的基础上加上麦冬、玄参、生地黄、黄芪等药，变成加味桃核承气汤治疗，并且研制出了降糖三黄片。对于很多初发的2型糖尿病病人，李教授都主张用纯中药治疗，且疗效显著，而其必用的中成药就是降糖三黄片。

除了这几张承气汤的方子外，《伤寒论》里面还有两首非常有代表性的通下的方子，分别是麻子仁丸和蜜煎导方。

很多老年人长期大便干结，排便异常困难，生活质量受到严重影响。这是因为人到老年，容易体弱，气血津液都会相对不足，胃肠道津液不足，就会导致肠道异常干燥。这时候我们就不能直接用承气汤来通下，而是应该在通下大便的同时，加一些可以滋润肠道的药物，于是仲景创制了麻子仁丸。麻子仁丸是《伤寒论》里面一首润肠通便的方子，在小承气汤的基础上，又加入了麻子仁、杏仁、芍药，并且还加用蜂蜜将其做成丸。麻子仁、杏仁都富含油脂，有很好的润肠效果，而芍药、蜂蜜又可以很好地滋养阴液，再加上小承气汤的通下功能，这些药互相配合，就有很好的润下通便的效果。

对于这种由津液不足、肠道干结导致的便秘，除口服药物之外，还可以把药做成肛门栓剂。或许很多人脑海中都有个印象，就是小时候便秘的时候会被塞开塞露。其实开塞露的原创者是张仲景。在《伤寒论》里面，有一个蜜煎导，就是把蜂蜜做成栓剂，塞入肛门，从而滋润肠道，软化粪便，帮助大便顺利排出。那蜜煎导怎么做呢？"食蜜七合，上一味，于铜器内，微火煎，当须凝如饴状，搅之勿令焦著，欲可丸，并手捻作挺，令头锐，大如指，长二寸许。当热时急作，冷则硬。以内谷道中，以手急抱，欲大便时乃去之。"也就是说，先取一勺黄澄澄的蜂蜜放进铜碗，用微火煎熬，并不断地用竹筷搅动，渐渐地把蜂蜜熬成黏稠的团块。待其稍冷，将其捏成一头稍尖的细条，然后将尖头朝前轻轻地塞进病人的肛门。长期用开塞露会使肠道的津液更加亏损，导致以后不用就很可能不排便；与开塞露不同的是，蜜煎导方由于其中的蜂蜜有很好的滋润肠道的功能，能补充津液，用上几次后，就可以不再使用了。所以以后需要用开塞露的时候，不如换成蜜煎导一试。

四、和法

和法，与汗、吐、下法的攻邪不同，是通过和解与调和方法，使表里寒热虚实夹杂的证候的偏盛的脏腑气血得到调整，从而达到祛除病邪的目的。

程钟龄说："伤寒在表者可汗，在里者可下，其在半表半里者，惟有和之一法焉！仲景用小柴胡汤加减是已。"这里提到的小柴胡汤，是《伤寒论》里少阳病篇的主方。当邪犯少阳时，病位在半表半里，邪正相争，表现出"往来寒热，胸胁苦满，嘿嘿不欲饮食，心烦喜呕"。邪不在太阳，故不能用汗法；邪不在阳明，也不能用下法。对于这种情况，仲景别出心裁，以小柴胡汤和解之。

和法的运用范围非常广，小柴胡汤亦因此受到众多医家的青睐。他们看到了和法能调理表里寒热虚实阴阳的特质，以小柴胡汤加减治疗许多疾病，甚至因此形成了柴胡派。

李赛美教授亦善用和法。无论是糖尿病还是甲亢，只要其症状是由邪聚少阳、气血阴阳不协调而引起的，李赛美教授都以小柴胡汤为底方加减治疗。如，某日李赛美教授诊治的一个糖尿病病人诉说："最近血糖很高，似乎以前吃的降糖药都失灵了，而且还口干、口苦，有点头晕，总感觉身上一阵阵的发热，最近胃口还不好。"查看其舌质淡红，舌苔白厚，脉弦。李赛美教授并没有给病人加大降糖药的用量，而是认为其血糖升高并非因为原来的降糖药失灵了，而是因为身体的阴阳不和谐了，身体阴阳不和，则机能紊乱，不循常道，故血糖升高了。而身体阴阳不和的原因是什么呢？病人口苦、口干、头晕、一阵阵发热、胃口不好、脉弦等一组症状，正合《伤寒论》第263条"少阳之为病，口苦，咽干，目眩也"，以及《伤寒论》第96条"往来寒热，胸胁苦满，嘿嘿不欲饮食，心烦喜呕"，故李赛美教授判断此时有邪结于少阳，当以和解为法，用小柴胡汤加减治疗。服用5剂后，病人的这些症状消失，仍服用原来的降糖药，血糖控制良好。事实证明，之前血糖升高，绝非降糖药失灵之过。

《伤寒论》中的和法，除了和调少阳的小柴胡汤及其类方外，还有用于脾胃中寒热不和、气机壅滞的半夏泻心汤，上热下寒的干姜黄芩黄连人参汤等，后世更把但凡寒热并用、补泻合方、表里双解、调和气血、调和肝脾等法，都纳入和法的范畴。但值得注意的是，和法并不是万能的，如程钟龄认为，"不当和而和者，如病邪在表，未入少阳，误用柴胡，谓之引贼入门"，必须当和方和，若用之过泛，亦会贻误病情。

五、温法

温法主要出现在《伤寒论》少阴病篇，是专门用来治疗寒证的方法。代表方是附子理中汤、四逆汤等，具有温运、祛寒和补阳的作用。清末名医郑钦安先生就因为擅用附子，善用温法来治疗各种疾病，被视为火神派代表。

附子理中丸是市面上常见的一种中成药。《伤寒论》太阴病篇第277条云："自利不渴者，属太阴，以其脏有寒故也，当温之，宜服四逆辈。"这里说的四逆辈就是指理中汤、附子理中汤一类的方子。如果饮食不注意，喜欢吃雪糕、冷饮之类，很容易造成脾胃阳虚，甚者致脾肾阳虚，表现为腹泻、呕吐、不想吃东西、肚子胀痛、舌质淡淡的，这时候我们就要用理中汤或者附子理中汤温补脾阳、肾阳。而如果出现了全身性的虚寒征象，出现无热恶寒、脉微细、但欲寐、四肢厥冷、下利清谷等症状，这时候就变成少阴病了，要急温阳气，方用四逆汤。

不要以为四逆汤只能在病情危重的病人身上才可以用。其实在现代社会，阳虚的病人非常多。生活压力巨大、饮食不注意，都容易损伤身体的阳气。在门诊中，经常听到很多人说觉得很累，白天经常觉得很困，老想睡觉，脉很沉很细，其实这就已经是少阴病了。少阴病的提纲证是："少阴之为病，脉微细，但欲寐也。"遇到这种病人，李赛美教授都会在处方里面添加上四逆汤，但由于病人的病情不很重，所以用量都特别小，经常用附子 3 g、干姜 3 g、炙甘草 3 g，就是为了起到"少火生气"的作用。

生命之所以为生命，主要是靠阳气运化、推动。温法在《伤寒论》里面的运用范围非常广，除了三阴病篇外，三阳病篇也多有温法的运用。如在太阳病篇，由于发汗过多，导致表阳不固时，仲景用桂枝汤加附子治疗。在阳明病篇，也有治疗"胃中虚冷"的吴茱萸汤（吴茱萸善于温阳散寒）。在少阳病篇，对于胆有热而脾有寒导致的症状，仲景就用柴胡桂枝干姜汤治疗，疏解少阳胆火，兼温运脾阳。

六、清法

所谓清法，就是用具有寒凉之性的方药清热泻火，治疗热邪为病的一种方法。说到清法，我们就很容易想起《伤寒论》里面的白虎汤，这是一首清阳明胃热的方子。中医认为"白虎"为西方金神，对应秋天凉爽干燥之气。以白虎命名，体现本方的解热作用迅速，就像秋季凉爽干燥的气息降临大地一样，一扫炎暑湿热之气。"伤寒脉浮滑……白虎汤主之。"脉浮滑，表述的是由于阳明胃热壅盛，而出现的身热、口渴、汗出等症状，所以用石膏、知母、粳米、炙甘草以清热生津。由于大汗容易伤津耗气，所以如果病人渴得非常厉害，还觉得气不足，仲景就会在白虎汤的基础上加人参以益气生津。

白虎汤有非常好的清热泻火作用。1954 年暑天，石家庄地区久晴无雨，当地出现了流行性乙型脑炎。流行性乙型脑炎是乙型脑炎病毒引起的中枢神经系统急性传染病，由蚊子传播，多发生于 10 岁以下儿童，流行于夏秋季节。临床上急性发病，有高热、意识障碍、惊厥、强直性痉挛和脑膜刺激征等表现。当时病人数量众多，用西药治疗均不奏效。后经中医辨证，用白虎汤治疗，取得了很好的疗效。此后，在北京、南京、沈阳、天津、上海等地均有大量的相关报道，用白虎汤治疗流行性乙型脑炎的疗效得到了进一步肯定。白虎汤将流行性乙型脑炎的病死率控制在了 10% 左右，被传为佳话。

李赛美教授在治疗甲亢的时候经常用白虎汤加味。甲亢是现代社会一种常见病、多发病，俗称"大脖子病"，比较难治，而且很容易反复。李赛美教授注意到甲亢会表现出汗出、身热、心烦、口渴、容易饥饿等症状，而这正符合《伤寒论》白虎汤证的特点，故常选用白虎汤加味治疗，能够很好地改善病人的症状。不过应注意的是，症状变了，方药就要跟着变化，要时刻记住仲景"观其脉证，知犯何逆，随证治之"之旨。

七、消法

消法，是指运用消导破积药以消除食滞或因气血瘀滞而产生的痞积的治法。任应秋说："就其实而言，凡病邪之有所结、有所滞、有所停留、有所淤郁，无论其为在脏、在腑、在气、在经络、在膜原，用种种方法使之消散于无形，皆为消法。"

《伤寒论》里面的厚朴生姜半夏甘草人参汤、小陷胸汤、半夏泻心汤等都能体现消法的特点。这些方子的共同特点是都能消痞除满，不过造成痞满的原因的不同，仲景选用了不同的方药。厚朴生姜半夏甘草人参汤能治疗脾气受伤、运转失常所引起的腹胀满，所以用药上除了用厚朴来行气除满外，还加了人参、甘草来补脾气。小陷胸汤则能治疗痰热互结导致的胸脘痞闷（特点是按之则痛），它的药物组成是黄连、瓜蒌、枳壳，一方面除痰热，另一方面行气消满。半夏泻心汤则是寒热并用，它的主证特点是心下痞满、按之不痛，广泛应用于中焦寒热错杂、升降失调导致的诸多症状，如胃脘痞闷、恶心、腹泻等。

虽然消法不像下法一样药效猛烈，但是消法毕竟还是属于攻伐一派，所以在运用消法的时候，要注意病人的体质，注意不要伤及病人的正气，特别是面对有实邪又正气不足的病人，可以先消后补，或者先补后消，或者边补边消，有的放矢，恰到好处。

八、补法

《黄帝内经》说："虚则补之。"顾名思义，就是当人体的气血阴阳不足时，通过补益的方法使机体虚弱的状况得到改善。在《伤寒论》论里面，补法很少单独使用，通常是和温法互相配合，形成温补法。如前面提到的四逆汤、附子理中汤都是属于温补之剂。

值得一提的是《伤寒论》里面的小建中汤。小建中汤是由《伤寒论》第一方——桂枝汤加倍芍药的用量并加上饴糖变化而成，看似是一个简单的方子，却具有很好的补虚建中的作用。在《金匮要略》里面，在小建中汤的基础上加上黄芪组成的方子称黄芪建中汤，仲景说其可以补"虚劳里急诸不足"。药虽七味，也没有什么名贵的药材，但是却有补诸不足的效果，真可谓物美价廉，实在让我们惊叹。中医学认为，脾胃为后天之本，气血生化之源，所以如果脾胃虚弱，必然会影响气血的生化，进而导致全身阴阳不足。小建中汤可以建立中气，补脾胃的气血，气血生则阴阳调和，黄芪又有补中益气的功效，与小建中汤配合，自然全身的诸不足皆能补了。

《伤寒论》中八法的运用，为后世治疗方法奠定了基础，对中医的临床实践也有着很好的指导作用。掌握了《伤寒论》的八法，有助于我们更深入地学习和运用后世诸方。

第二节 《伤寒论》组方特色

《伤寒论》全书113方，组方严谨，用药精密，被称为"群方之祖"。朱丹溪更是说："仲景诸方，实万世医门之规矩准绳。"时至今日，经方在临床仍应用广泛。石寿棠在《医原·论张仲景伤寒论》中说："汉张太守著《伤寒》一书，立一百一十三方，三百九十七法，随病之变迁用之，千变万化，灵妙无穷，万病皆当仿之为法，不可仅作伤寒书读也。"下面我们对《伤寒论》方的组方特色做一个简单的介绍。

一、方证相应如同一把钥匙开一把锁

方证相应，是仲景组方的一大特点，其原则是"观其脉证，知犯何逆，随证治之"。仲景要求医生在处方时，必须先望、闻、问、切，搜集相应的脉证，然后再根据脉证，确定组方原则。具体地说，方证相应，强调的是某方，或是说某汤与证的对应性，如小柴胡汤对应着"柴胡八证"——"口苦，咽干，目眩，往来寒热，胸胁苦满，嘿嘿不欲饮食，心烦喜呕，脉弦细"。关于方证对应，黄煌教授有一个很形象的比喻——"一个萝卜一个坑"；方证对应又如钥匙与门锁对应，一把钥匙只能开一把锁，不可假借，不可替代。仲景指出："病皆与方相应者，乃服之。"病证是我们组方的标准与依据。

李赛美教授门诊上曾经来过一个年仅8个月的男婴，因为2个月前不慎感冒发热，其父母带其到西医院住院治疗，花了上千元，但是症状一直未见好转，于是求诊于李赛美教授。来到门诊的时候，小男婴的母亲说他现在还偶尔会有点低热，身上长红疹，咳嗽，喉中痰声很重，还有点喘，汗很多，流清涕，打喷嚏，不想吃东西，睡觉不好，大便稀烂，一日2~3次，小便黄。李赛美教授查看了一下患儿的舌及指纹：舌尖红，苔白腻。8个月小儿，除了切诊不把脉而是看指纹之外，辨证方法与成人无异。李赛美教授抓住患儿咳嗽、痰多的主证，认为符合《伤寒论》第40条"伤寒表不解，心下有水气，干呕发热而咳，或渴，或利，或噎，或小便不利，少腹满，或喘者，小青龙汤主之"的表述。此病缘于外感风寒，而小儿有脾常不足的特性，特别容易聚湿生痰，表寒引动内饮，就会出现咳嗽痰多，于是李赛美教授处以小青龙汤原方温肺化饮，又因患儿胃纳欠佳，加上党参、白术、茯苓、鸡内金、藿香健脾益气化湿，同时取补土生金之意。处方如下：麻黄1g，桂枝3g，白芍3g，炙甘草3g，干姜2g，细辛1g，五味子3g，法半夏3g，熟党参5g，茯苓5g，白术5g，广藿香2g，鸡内金3g。时隔3日，家人来门诊，开心地说，那个方只吃了1剂，患儿就不咳嗽了，现在全部症状都消失了，精神也很好，就像没病过一样。在医院花了上千元都治不好，结果被李教授用不到10元的药就治好了。在这个病案中，李赛美教授根据"方证相应"的治疗原则，先抓住主证确定主方，后根据具体症状的不同随症加减用药，是仲景"方证相应"组方原

则的最好体现。

在方证相应的辨证过程中，我们强调的是"有是证，用是方"。什么意思呢？举个例子吧。如我们见到一个病人发热、汗出、恶风、头痛、脉浮，我们就可以从这组症状推断出是桂枝汤证，自然就想到用桂枝汤治疗。我们不用理会这个病究竟是一个普通的感冒，还是什么流感，又或是更年期综合征等。某日门诊，一个病人因为手臂皮肤起湿疹，求治于李赛美教授，因其汗出、怕风、脉浮，李教授处以桂枝汤加地肤子、白鲜皮给他治疗。我们一般认为感冒才用桂枝汤，而这虽是湿疹，然而病人汗出、恶风、脉浮，是一个典型的桂枝汤证，所以就用桂枝汤治疗。这就是"有是证，用是方"。在方证相应的原则下，每一个病证与每一个汤方直接对应，互为约束。有12字真言很好地概括了方证相应的关系，即"证以方名，方为证立，方随证转"。

但在临床上，症状变化多端，方证之间一一相应是很少见的，所以仲景又提出"但见一证便是，不必悉具"，意思就是我们要知道每一个方剂的本质特征，然后，在收集脉证时，只要抓住其中最具有特征性的几个症状，便可以确定主方，选用相应的方药去治疗了。刘渡舟老把这种方法叫作"抓主证"。如同是感冒，我们只要见到恶风、汗出就可以考虑桂枝汤了，如果见到恶风、无汗则自然想到麻黄汤，这就是抓主证。

在此基础上，如果症状和主方之间未能一一对应，则用药也随之变化。就拿小柴胡汤来说吧，在原文第96条小柴胡汤方后有一段方药的加减法，如"胸中烦而不呕者，去半夏、人参，加瓜蒌实一枚……如咳者，去人参、大枣、生姜，加五味子半升，干姜二两"。又如桂枝汤，如果合并项背强痛，就加葛根，成为桂枝加葛根汤；如果出汗过多，恶寒严重，就加附子，成为桂枝加附子汤等。只要在原方证基础上有了新的症状变化，那么用药就要相应调整。

二、谨守病机，一方多用

是不是一个方，或者一组方药只能治疗一组症状呢？显然不是的。在《伤寒论》里面我们经常可以看见一方多证的现象。就拿五苓散来说，《伤寒论》第71条："若脉浮，小便不利，微热消渴者，五苓散主之。"第74条："中风发热，六七日不解而烦，有表里证，渴欲饮水，水入则吐者，名曰水逆，五苓散主之。"第156条："本以下之，故心下痞，与泻心汤，痞不解，其人渴而口燥烦，小便不利者，五苓散主之。"第386条："霍乱，头痛发热，身疼痛，热多欲饮水者，五苓散主之。"《金匮要略》第31条："假令瘦人脐下有悸，吐涎沫而癫眩，此水也，五苓散主之。"五苓散药虽仅仅五味，可是它所治疗的病证就包括了蓄水证、水逆呕吐证、霍乱及眩晕等。

仲景在强调方证对应的同时，还进一步指出，症状只是表象，这些症状看上去不一样，但是实质是一样的，也就是说导致这些症状产生的机制是一样的，《类经》云："机者，要也，变也，病变所由出也。"一个人得了病之后会表现出多种症状，但是我们却能"执简驭繁""透过现象看本质"，推论出得病的原因，发病的机制（我们称之为"病机"）。那么，病机相同时，就可以用同样的方药来治疗，就是所谓的"理明法彰，方出药随"。就如上面所说的五苓散证，虽然乍一看这些病证表现各异，但究其病机都是水气不化、水饮内停，所以都可以用温阳化气利水的五苓散治疗，从而形成了五苓散一方多证的特点。

为了让各位读者更进一步了解一方多证的内涵，我们可以看看李赛美教授的两个病案，这两个病案中，病人的症状不同，可是病机相同，所以运用的主方也一样。

病案1　首先来讲一个小男孩。他主要是因尿频来就诊的，他说他一天要小便很多次，可是每次的量都不多，小便后不一会儿就又想小便，总是觉得尿急，而且容易口干，总想喝水。李教授察看了一下他的舌脉：舌质淡红，苔薄白而略腻，脉略浮滑。李教授认为这就是典型的五苓散证，由于气化功能失常，气不化则水不出，因而小便不利；同时由于气化不利，水饮内停，不能化气升津，所以口渴。以五苓散为主方治疗。

病案2　再来讲一个甲亢突眼的女性病人。她是因上眼皮肿痛来就诊的，感觉眼睛肿胀，尤其是上眼皮浮肿，很疼，流眼泪，视力下降，其他感觉尚可。舌质淡，苔薄白，脉细滑。李教授认为，上眼皮这个地方在中医看来属脾，脾主运化水湿，所以她眼睛的肿胀难耐是由脾失健运，气化不利，水饮内停，上犯于眼胞导致的，所以也用五苓散为主方治疗。

这两个病案，一个是尿频，一个是眼睛肿，看似风马牛不相及，但病机都是水饮内停，气化不利，病机相同，所以均用五苓散治疗，均获良效。

三、组方用药注重七情和合

一般而言，一个方子由若干味药物组合而成，在《伤寒论》中，每个方子的药味不多，但每味药均有严格的适应证，每张方也有特定的药物组合，有是证则用是药，无是证则不用是药，加药或减药，根据临床见证的变化而变化，决不随意加减。清代徐灵胎评价说："非此药不能成此方，精微深妙，不可思议。"我想这是对《伤寒论》用药严谨的最好概述。

经方中的药物的使用起源于远古的神农时代。生活于神农时代的祖先们，通过对白天、黑夜、春夏秋冬、寒热温凉的感知，逐渐体悟到了"春生、夏长、秋收、冬藏，是气之常也，人亦应之"的高深哲理。《神农本草经》中首先创建了药物的四气五味理论和七情和合的用药原则。所谓四气，是指寒、热、温、凉四种属性，如石膏寒，附子热，白术温，葛根凉，而"五味"指酸、苦、甘、辛、咸，如山茱萸酸，黄连苦，大枣甘，桂枝辛，芒硝咸。而七情，则包括单行、相须、相使、相畏、相恶、相反、相杀。《神农本草经》云："药有阴阳配合，子母兄弟，根茎花实，苗皮骨肉。有单行者，有相须者，有相使者，有相畏者，有相恶者，有相反者，有相杀者。凡此七情，合和视之。当用相须相使者良，不用相恶相反者。若有毒宜制，可用相畏相杀。"当人体患病以后，根据表现出的寒、热、虚、实、表、里、阴、阳的症状，结合"七情和合"的原则，应用相应性味的药来配伍治疗，最终使五脏六腑的功能恢复正常，这就是经方用药基础理论的起源。接下来，我们略举几例以初窥仲景组方的精妙。

1. 相须配对 相须配对是指两种性味相似的药物互相配合，可以明显增强原有药物的疗效。如麻黄汤由麻黄、桂枝、杏仁、炙甘草组成，方中麻黄和桂枝都有辛温解表的作用，麻黄与桂枝相须为用，就可以增强发汗解表力量。

2. 相使配对 相使配对是指一种药物可以辅助另外一种药物提高疗效。如大承气汤由大黄、芒硝、厚朴、枳实组成，其主药大黄具有清热泻火通便的作用，而芒硝则能软坚以泻下，两药相配，芒硝就能增强大黄峻下热结、排除燥屎的作用。

3. 相畏配对 相畏配对是指药物之间互相抑制，一种药物的毒性或副作用能被另一种药物消减。《伤寒论》里面有一首很猛的方剂，叫十枣汤，用于治疗有形的水饮结聚胸膈，走窜上下，充斥内外，导致"心下痞硬满，引胁下痛，干呕短气"。十枣汤里面的甘遂、大戟、芫花的药性都非常峻猛，善于攻逐水饮，但是毒副作用也很强，很容易损伤正气，怎么办呢？仲景于是叮嘱病人用十枚肥大的枣煎汤送服，抑制三味药的毒性的同时顾护胃气，使得邪去而正不伤。

另外，仲景还常把性味相反或效用相悖的药物配对使用，如寒热相配、补泻相配等。《伤寒论》第155条："心下痞，而复恶寒汗出者，附子泻心汤主之。"病人因无形邪热扰于中焦，导致气机痞塞不通，而感觉胃脘部痞满不舒，同时又因卫阳不足，不能很好地温煦肌表而恶寒汗出。面对寒热错杂的情况，仲景用药时即寒热并用，一方面用大黄、黄连、黄芩清泻热邪，另一方面又用附子来温阳固表。

而针对虚实并存的病情，仲景用药时即补泻兼施。如《伤寒论》第104条："伤寒十三日不解，胸胁满而呕，日晡所发潮热，已而微利，此本柴胡证，下之以不得利，今反利者，知医以丸药下之，此非其治也。潮热者，实也，先宜服小柴胡汤以解外，后以柴胡加芒消汤主之。"这一条即是说，由于邪犯少阳，枢机不利，表现出胸胁苦满等少阳病的特征性症状，可同时又因误下，不仅未能荡涤胃肠的燥屎，而且伤了正气，导致大便燥结难下，这时候既要和解少阳，又要泻热去实，仲景提出用小柴胡加芒硝汤来治疗。小柴胡汤里面有人参，可以补益正气，正足则邪自去；芒硝又能软坚通便，邪去而正自安。对于虚实夹杂的病情，补泻同施，泻不伤正，补不留邪，是仲景用药配伍的又一大特色。

四、加减灵活，功效卓著

经方无论是药味的加减还是药量的加减都灵活多变，可谓奥妙无穷，往往只是稍微改变一味药的药量，或者增减某一味药，方剂的作用就完全变了。唐容川说："仲景用药之法，全凭乎证，添一证则添一药，易一证亦易一药。"

就拿桂枝汤来说。桂枝汤是用来解肌发表、调和营卫的。《伤寒论》原文中桂枝汤的组成是：桂枝三两（去皮），芍药三两，甘草二两（炙），生姜三两（切），大枣十二枚（擘）。如果原方药量不变，加葛根四两，则变成桂枝加葛根汤，用于治疗太阳中风兼经气不利之证，即在太阳中风的症状基础上，添"项背强几几"之症，也就是说病人感觉从颈项部到腰背部都紧紧的，拘急不舒服，而葛根善于生津液、舒筋脉，与桂枝汤配合，一能助桂枝汤发表解肌，二可宣通经气，解经脉气血之郁滞，三则生津液，起阴气，以缓解经脉之拘急。

如果桂枝汤加附子一枚，则变成桂枝加附子汤了，其所主症状为"发汗，遂漏不止，其人恶风，小便难，四肢微急，难以屈伸者"。其证之病机为太阳病过汗伤阳，阳虚则腠理不固，汗漏不止，同时阳损及阴，导致体内阴津也不足，故而小便难，四肢难以屈伸。附子能温经复阳，固表止汗。桂枝汤与附子相配合，共起扶阳解表之效。

以上是增加药物的例子，那如果是减药呢？在桂枝汤原方减去芍药，则变成桂枝去芍药汤。桂枝去芍药汤是太阳病误下以后，胸阳不振导致，表现为"脉促胸满"。既然胸阳不振，那么治疗上当然要宣通胸阳，而芍药性阴柔，有碍宣通阳气，所以仲景在原方基础上去了芍药。

如果桂枝汤的药量发生变化呢？把桂枝多加二两，变为桂枝五两，是桂枝加桂汤，用于治疗奔豚证。奔豚证是由心阳虚致下焦水寒之气上冲而导致的，《金匮要略》记载"奔豚病，从少腹起，上冲咽喉，发作欲死，复还止"，即气从少腹上冲胸咽，烦闷欲死，片刻冲逆平息而复常，桂枝加桂汤重用桂枝是因其可以通心阳而平冲逆。如果桂枝汤中其他药不变，把芍药变为六两，则是桂枝加芍药汤。太阳病误下以后伤脾，邪陷太阴，脾伤运化失职，气机壅滞则腹满；血脉不和，经络不通则腹痛。而加大芍药的用量，能起到很好的缓急止痛的作用。

类似的加减变化在《伤寒论》中还有很多，无怪徐灵胎大赞《伤寒论》经方道："其分两轻重，皆有法度……非此方不能治此病，非此药不能成此方，精微深妙，不可思议。药味不过五六品，而功用无不周。此乃天地之化机，圣人之妙用，与天地同，不朽者也。"

第三节 《伤寒论》用药特色

《伤寒论》因其理、法、方、药一以贯之，四大要素环环相扣，形成了独特的理论与临床体系。"法随证立，方从法出，方以药成"，这12个字是对《伤寒论》理、法、方、药之间的严谨的逻辑关系的最好概括，而中药作为理、法、方、药完整体系的最终载体，在《伤寒论》中有着不可忽视的地位。张元素说："仲景药为万事法。"近代著名中医大家恽铁樵说："凡研究药物，当从《伤寒论》方药入手，其次《金匮》《千金》。不由此道，纵记忆千万验方，徒增魔障。"这些话可能有夸张的成分，但是仲景留下的丰富的用药经验，是我们临床用药的圭臬。

有人说，在《伤寒论》的113方、98味药里，仲景对中药四气五味及七情和合的巧妙运用，已经到了无人能及的境界，清代徐灵胎评价仲景方说"非此药不能成此方，精微深妙，不可思议"，绝不为过。然而，《伤寒论》里面并未对每味药的性味、功效、适应证等做专门论述，而将之皆隐含在条文中，这给我们认识每味药带来了困难。著名伤寒大家陈瑞春先生说，要了解《伤寒论》的用药，首先要了解六经的主药。所谓主药，一是指药物在方中起主导作用，一是指药物针对病机起主治作用。他说："论中共计98味药，其中可称主药者，按六经病证的主方来分，如太阳病的麻黄、桂枝，阳明病的石膏、知母、大黄、芒硝，少阳病的柴胡、黄芩，太阴病的人参、白术，少阴病的附子、干姜，厥阴病的吴茱萸、当归（按：厥阴病的主药是从肝寒的病机而论）等，即是各经的主药，主药统领诸药，直达病所。"

下面，我们就结合仲景书中的有关条文，带大家共同领略《伤寒论》中各经主药的性味功能，初探仲景用药的特点。

一、太阳经主药特色

（一）桂枝

《伤寒论》一书，是从桂枝汤说起的，所以我们很有必要先认识一下桂枝。

在《伤寒论》里面，仲景把桂枝用得出神入化，113个方里面，居然有43

个方用了桂枝，而且药量还变动不居。因为药量与配伍不同，《伤寒论》中的桂枝，有的用于解肌和营，有的用于平冲降逆，有的用于温中补虚，有的用于通络止痛，其精其妙，实在让吾辈惊叹不已。

首先，桂枝能发汗解肌，调和营卫。桂枝辛温，善于解表散寒。无论是太阳伤寒，还是太阳中风，皆可用之。它有着一颗善良且善解人意的心，是许多药物的好搭档。当伤寒无汗时，它和麻黄合作，可收发汗解表之功，如麻黄汤；而当中风自汗出时，它与白芍等量配合，则有和营止汗之用，如桂枝汤；而当把桂枝应用于半表半里证时，如柴胡桂枝汤证，则桂枝又像一列动车，带着小柴胡汤这一后援部队，向前飞驰，起引邪外出的作用。胡希恕先生在论述半表半里证时曾说："表证可汗，里证可吐、可清、可下而解，半表半里邪无出路，只能借道而祛邪外出。"桂枝用于柴胡剂中，无疑能助我们借道而行。

其次，桂枝善于平冲降逆。在《伤寒论》里面，除了说"太阳病，头痛发热，汗出恶风，桂枝汤主之"，还说"其气上冲者，可与桂枝汤"。由此，我们不难联想到，桂枝除了解肌发表，还能降冲逆之气。如有一种奇怪的病，每当发作之时，病人都会觉得有气从小肚子上冲到喉咙，仲景把这个病叫作奔豚病。所谓一物降一物，对于这种奇怪的病，仲景并没有用什么奇兵怪将，而是淡定地继续派桂枝汤出场，只不过桂枝的用量由原来的三两激增为五两，由桂枝汤一变而为桂枝加桂汤，定要和这股上冲之气拼个高低。

再次，桂枝还能温中补虚、通络止痛。桂枝温中补虚的作用，在《神农本草经》中被称为"补中益气"，《伤寒论》里面的小建中汤即是桂枝温中补虚作用的最好见证。小建中汤是由桂枝汤加倍芍药加饴糖而成，凡是腹中拘急疼痛，喜温喜按，神疲乏力，虚怯少气之人皆可用之。

桂枝善解人意，除了具有上面三种常见的作用外，还有非常多的作用，可谓属义精妙，而功广博。如和炙甘草等量同用，则能温通心阳；配附子则固表止汗，或通络止痛；配当归、桃仁则能温经散寒和血；与利水之品配伍，则能助气化，蠲痰饮。

我们还发现一个很有趣的现象，仲景凡用桂枝，都要求桂枝去皮。桂枝去皮是什么意思呢？现代的中药书上说桂枝是樟科常绿乔木肉桂的干燥嫩枝，而肉桂则是樟科植物肉桂的干皮或粗枝皮。我们现在都知道桂枝和肉桂一个善于解肌散寒，一个则偏重于补火助阳。可是，据很多医家考证，在仲景生活的年代，桂枝和肉桂是不分的，采药的时候自然也不会去分这是粗枝，这是嫩枝，都混在一起使用。估计仲景当时已意识到了粗枝皮和嫩枝功效的差异，所以，为了不影响桂枝药性的发挥，要求用桂枝的时候要去掉粗皮。梁代陶弘景在《本草经集注》序录中对桂枝去皮的真实含义有着更明确的论述。其说："凡用桂心、厚朴、杜仲、秦皮、木兰之辈，皆削去上虚软甲错处，取里有味者秤之。"意思就是，在用桂枝的时候去皮，即去除皮部的"虚软甲错处"。这样做的目的之一是有利于药物有效成分的煎出，目的之二是去除非药用部分，使药物的定量更加准确。

（二）麻黄

麻黄与桂枝虽然同是辛温之药，但麻黄可不像桂枝那样好相处，它更像一位将军，勇猛威严。《本经疏证》里说，麻黄"能彻上彻下，彻内彻外，故在里则使精血津液流通，在表则使骨节肌肉毛窍不闭，在上则咳逆头痛皆除，在下则癥坚积聚悉破也"。

《伤寒论》中，含麻黄的方剂共14首，麻黄最典型的作用就是发汗解表，并能治因表不解而引起的喘逆上气。仲景不但把麻黄用于解太阳之表，还与诸方药合用，治疗太阳阳明合病、太阳少阴合病等。可惜的是，由于麻黄有较强的发汗作用，后世很多医家对麻黄有着深深的恐惧。如章次公说："近世畏麻黄不啻猛虎。"而中医界又不知道从何处传出"夏日不可用麻黄"的警训，实乃委屈了麻黄。

先说麻黄汤。麻黄汤证是一点儿汗也不出的。当寒邪入侵，人体的第一道屏障——皮毛不幸被攻陷，皮毛上的毛孔就会被紧紧关闭，而此时人体正气还不弱，受到了侵袭，就立马组织部队要抗邪外出，可是毛孔却被强大的寒邪紧闭了，所以当下最紧迫的任务就是想办法把毛孔打开，这时候就要派麻黄出场了。《本草崇原》言："植麻黄之地，冬不积雪。"那么，这点寒邪对麻黄而言算什么呀，麻黄这位猛将一到，就能迅速把毛孔打开，并与桂枝、杏仁、大枣配合，把入侵体表的寒邪驱赶出去，风寒自然汗出而解。

如果麻黄来得不及时，抗战的"士兵"可能会等得焦躁不安，或者寒邪太过强大，"士兵"烦躁不已，病人体内就会产生郁热，而表现出表有寒、内有郁热的太阳阳明合病的重证。那怎么办呢？这时候，张仲景一方面派麻黄开毛孔，另一方面派石膏来清郁热，安抚"士兵"的情绪，如大青龙汤，外邪得驱，郁热得去，病自然向愈。

如果人体体表被寒邪所袭，同时此人原本阳气虚弱，无力抗邪，此时脉沉，但又发热，病证不但有太阳之表，且还涉及少阴之里，该怎么办呢？麻黄虽能驱逐体表之寒邪，但也需要后援部队给它保驾护航，正如打仗不能光凭匹夫之勇，此时，仲景就派少阴病的主药——附子出场，将麻黄和附子合用，组成麻黄附子甘草汤、麻黄附子细辛汤等，附子能温阳强壮祛寒温少阴之里，而麻黄能发汗解表解太阳之表，两药合用妙不可言。

通过以上论述，或许大家能领略到麻黄的好，而消除对它的误解了吧。不过，由于麻黄发汗之力较强，当麻黄用量过大，或者误用，还是很容易出现心悸动、汗出过多，甚至虚脱等不良反应的。因此，我们用麻黄的时候，要注意脉证并参，以求万无一失。

二、阳明经主药特色

（一）石膏

刚才还在说辛温的桂枝与麻黄，突然间说到寒凉的石膏，让我感觉从温暖明媚的春天一下子穿越到了寒冷的冬天。

石膏的功效生猛至极，在古代被誉为"白虎"。为什么叫"白虎"呢？在我国古代文化中，西为白虎，东为青龙，北为玄武，南为朱雀。西方在五行中属金，当秋凉一来，夏天的暑热就必然离去，而石膏正如秋凉，善于清润解热，对于热证的治疗有良好的效果，所以我们就把石膏称为白虎。

在《伤寒论》里面，仲景把石膏和知母、炙甘草、粳米配合，形成了著名的方剂——白虎汤。白虎汤是治疗阳明病热证的方子，当阳明病胃热弥漫，邪热充斥内外，表里俱热，在症状上表现出"身热、汗自出、不恶寒反恶热、心烦、舌干、口渴"等时，我们就要用白虎汤辛寒以清热。以白虎命名，意喻它的解热作用迅速，就像秋季凉爽干燥的气息降临大地一样，一扫炎暑湿热之气。方中的知母能辅助石膏大清胃热，生津液而解烦渴，而仲景又虑寒凉容易伤胃，故又加上粳米、炙甘草补中健胃以防寒凉太过。这样一来，既能寒凉解热，又能防止寒凉过甚，历代中医奉它为解热退热的经典名方。

白虎汤是辛寒清热的重剂。关于白虎汤有一个故事。清代苏州名医叶天士，因医术精湛、医风严谨、医效卓著而声名远扬。有一次，叶天士 80 岁高龄的母亲患病，虽然他精心诊治，但仍未能治愈。叶天士想用白虎汤治疗，但又害怕母亲年迈，难胜药力，故忧虑不安。后经旁人点拨，知道自己由于身为人子，犹豫不决会贻误用药，他立刻配药煎好让母亲服，叶母服药后很快就康复了。于是，"若是他人母，定用白虎汤"这一句民间谚语，也流传至今。

在《伤寒论》里面，石膏除了与知母配伍用于阳明热证之外，还常与麻黄等辛温药物相配以清内热，如大青龙汤。大青龙汤证主要表现为"发热恶寒，身疼痛，不汗出而烦躁"，是太阳伤寒证卫阳被遏日久郁而生热导致的。此时既有表寒，又有里热，故在麻黄汤的基础上加上石膏、生姜、大枣，一方面发汗解表，一方面清解内热，寒温并用，表里双解。

（二）知母

在《伤寒论》里面，知母出现在白虎汤中，和石膏相配，以清胃热、生津液而解烦渴。

在《金匮要略》里面，知母与百合相配而为百合知母汤，治疗百合病由于阴虚内热，而表现出的"欲卧不能卧，欲行不能行"等心烦意乱之状。

在酸枣仁汤里面，知母与酸枣仁、川芎、茯苓、甘草相配，治疗肝血不足，虚热内扰导致的汗出、虚劳虚烦不得眠等症状。酸枣仁汤也是现今常用来治疗更年期妇女由于肝血不足、内心烦乱而失眠的一首很好的方剂。

在桂枝芍药知母汤里面，知母与桂枝、芍药、甘草、麻黄、白术、防风、附子、生姜相配，治疗历节病。历节病之病机为风寒湿侵入筋骨关节，营卫不利，气血凝涩，并化热，主要表现为"诸肢节疼痛，身体魁赢，脚肿如脱，头眩短气，温温欲吐"。

在以上的方证中，知母与不同的药物配伍，可以治疗不同的病证，但是，知母在这些方剂中起到的作用却是一致的，都是清热泻火、生津润燥。无论是实热还是虚热，只要配伍得当，用知母治疗都有很好的效果。

（三）大黄

在中药里面，大黄有"将军"之称。有人说它是无坚不摧的"乱世良将"，面对疾病，它药力迅猛，作用直截了当。

我们来看看它在《伤寒论》中是如何斩将夺关、除暴安良的。首先是阳明病篇的三个承气汤，包括大、小承气汤及调胃承气汤。这三个承气汤是仲景根据里热和里实结聚于肠道的轻重程度的不同而设的，利用大黄为肠胃中的实热开一条下出之路，以攻下燥屎，泻热通便。在本讲中关于下法的论述中已经细说了三个承气汤的组成及适应证，在这里就不再重复了。

另外，大黄还出现在太阳病篇的太阳蓄血证和结胸证中。太阳蓄血证是太阳表邪不解，随经入腑化热，热与血互结于下焦少腹部位所形成的病证，主要表现为小便自利、其人如狂或发狂、少腹硬满等。治疗太阳蓄血证时，大黄与桃仁相配，以泻下逐瘀。而结胸证是由于邪热内陷，与有形的水邪结于胸腹所形成的病证，主要表现为心下硬满，甚则从心下至少腹部硬满疼痛，不可触按。治疗结胸证时，大黄与甘遂、芒硝配合，使水热从大便而出。

大黄就是这样，无论病邪多么强悍都丝毫不惧，均能够把这些病邪驱逐出体外，以保护身体的安宁，真不愧"将军"的美称。

（四）芒硝

芒硝有很好的泻热通便、润燥软坚的作用。在《伤寒论》里面，芒硝常与大黄配合使用，以泻热通便。特别对于大承气汤证，"腹中有燥屎五六枚"，如果单用大黄攻下，必定难以外排。而芒硝的软坚作用就像一把刀子一样，可以把结聚在肠中的燥屎弄烂，并且可以润滑大肠，从而起到很好的峻下燥屎的作用。

三、少阳经主药特色

（一）柴胡

在《神农本草经》中，记载的有推陈致新作用的药有三味，分别是大黄、芒硝、柴胡，它们的作用方式却不甚相同。柴胡的推陈致新作用类似于竹笋，能够破土而出，推去沉积的泥土。而大黄、芒硝则是把留饮宿食顺着胃肠往下面推，把它们推出体外。

柴胡是少阳病的主药。少阳处于半表半里之间，在《伤寒论》里面，三阳为表，三阴为里，半表半里就是在三阳与三阴之间，这是一个很关键的位置。

一般认为，病在阳就容易痊愈，病在阴则较为难治，所以病邪在少阳时，如果处理得好，病就向三阳发展，稍有不慎，病就极有可能转向三阴。《黄帝内经》里说少阳是枢机，枢是门轴的意思。我们知道，门轴的转动控制着门的开和闭，当受到邪气干扰，门轴的转动就会失灵，开关不定，状况百出。同样的，少阳病表现出来的症状也非常的多，《伤寒论》原文第96条："往来寒热，胸胁苦满，嘿嘿不欲饮食，心烦喜呕，或胸中烦而不呕，或渴，或腹中痛，或胁下痞硬，或心下悸，小便不利，或不渴，身有微热，或咳者，小柴胡汤主之。"你看，那么多的症状，真的不知道先治疗哪个好。不过这些症状的根源都是因为"门轴"的失灵，而柴胡呢，它可以很好地调整这个"门轴"，它的推陈致新作用，可以轻易地把在人体内乱搞的邪气识别出来，并直截了当地推出去，恢复"门轴"的正常功能，让身体重新恢复平衡。就像春笋破土而出一样，让人体重获生机。

（二）黄芩

小柴胡汤里面，除柴胡之外，还有另外一味很重要的药，就是黄芩。少阳病有一个很重要的症状，即口苦，口苦是由少阳气郁化火所导致的。人体的健康有赖于阳气的正常输布和流动，而阳气一旦受到邪气的干扰就不能很好地伸展，从而导致阳气郁结。阳气郁在太阳就会发热，郁在阳明就会烦热、口渴，而郁在少阳，就表现为口苦。黄芩多在春季至夏初采收，因而具有升发之性，是一味偏动的药，它善于与柴胡配合，把少阳的郁结之气打开，从而使柴胡很好地起到调整少阳枢机的作用。

除了小柴胡汤，仲景还经常把黄芩与黄连相配合，治疗"心下痞"，如大黄黄连泻心汤、半夏泻心汤、生姜泻心汤、附子泻心汤等。痞证是因无形的热邪阻滞在中焦导致的脾胃气机壅滞不通。感觉胃脘部痞闷不舒服，但是按一下又不痛，这时候就可以考虑用这几种泻心汤治疗了。气机痞塞不通，正是黄芩的用武之地，而黄连又能把热邪清除，故黄芩、黄连合用，自然能药到病除。

四、太阴经主药特色

人参与白术

人参与白术是一对非常常用的药物。人参善于补气，而白术善于健脾化湿，想必大家对此已经耳熟能详了。

注意顾护脾胃的功能，也是仲景处方的一大特点。

脾胃位居中焦，为人体气机升降之枢纽，维持正常的新陈代谢功能。如果脾胃的升降功能失常，就会产生很多的症状，最典型的就是太阴病。脾胃阳虚，运化失常，可引起腹满、腹痛、呕吐、食欲不振、腹泻等症状，而要恢复脾胃的功能，不但要给脾胃运转的动力，还要把本来停留在体内的水湿之气排出体外。给脾胃动力就要靠人参，而祛除水湿则要靠白术，同时再加上干姜来补充脾阳，配上炙甘草调和诸药，就成了理中汤。理中汤是我们用来调理中焦的一个常用的方子，彭子益先生说它有转运中轴的作用。我们可以看看自行车的轮子，想要轮子转动得顺畅无阻，关键是要轮轴能转动正常，而我们身体就像转动的轮子，脾胃中焦就是轮轴，通过理中汤来转运中轴，即可使我们的身体恢复健康。

但是，仲景并不总是把人参和白术共同使用。因为人参主要用于提供动力，补充元气，而白术则用于健脾益气，助脾胃运转。就像小柴胡汤，仲景只用了人参扶植正气，而没有用白术。病至少阳，邪气已经步步深入，打破了人体一道又一道的防线，进到了半表半里之间，人体的正气已经越来越疲惫，没有力量去抗邪了，再不扶植正气，病邪就会更进一步深入，所以仲景就在小柴胡汤里面加上人参，以帮助柴胡、黄芩祛除病邪。而五苓散中，仲景则只用了白术，没有用人参，因为在五苓散证中，病人正气并不虚，且治疗的主要目的是运化水饮，故只用白术健脾利水。

五、少阴经主药特色

附子与干姜

《伤寒论》中温法的代表方四逆汤由附子、干姜、炙甘草三味药组成。会用到四逆汤，是因为此时人体阳气非常不足，阴邪弥漫，表现出脉微细、老想睡觉、怕冷严重、腹泻等一派阴寒的症状。遇到这种情况，当然要补充阳气，而附子、干姜都有很强的温阳散寒的作用，自然也就成了少阴病的主药。

虽然附子与干姜都能培补阳气，但是它们还是有着很多区别。首先从作用部位来说，附子善于补肾阳，而干姜善于补脾阳。中医认为，脾为后天，肾为先天。在肾中潜藏着命门真火，生命全靠这命门之火维持，命门之火一旦熄灭，人也就死亡了。如果命门之火健旺，就可以温暖脾阳，温暖全身，就像火之于水壶一样，如果说人体的正常状态就是水烧开时的状态，那么要想把水壶里的水烧开，就要把水壶放在火上加热，如果火力够大，水很快就能烧开，如果火力不够，水可能要很久才能烧开，甚或一直都是冷水。

太阴病只是脾阳不足，所以理中汤里只用干姜来温脾阳。也就是说火力是足够大的，只不过水还没开，要想水快点开，把水壶里面的冷水换成温水，水就能开得快些，加干姜就相当于让冷水换成温水，作用就是减轻命门之火的负担，使后天的阳气尽快恢复。

少阴病是不管是脾阳还是肾阳都不足了。这时候就要附子、干姜一起上了，一方面加大火力，另一方面把原来的冷水换成温水，上下夹攻，急补脾肾阳气，驱逐阴寒，回阳救逆。

需要注意的是，附子有毒，所以我们在使用附子的时候，要记得先煎一小时以上，以减轻附子的毒性。

六、厥阴经主药特色

（一）吴茱萸

在《伤寒论》里面，关于吴茱萸的应用，主要以吴茱萸汤为代表。吴茱萸汤由四味药组成：吴茱萸、人参、大枣、生姜。而要了解吴茱萸汤的应用，我们可以从原文中找到答案。《伤寒论》第243条："食谷欲呕，属阳明也，吴茱萸汤主之。"第309条："少阳病，吐利，手足逆冷，烦躁欲死者，吴茱萸汤主之。"第378条："干呕，吐涎沫，头痛者，吴茱萸汤主之。"从这些条文中，我们可以看到与吴茱萸有关的症状主要是：呕、手足逆冷、头痛。

新鲜的吴茱萸是青绿色的，在中医里面，青绿色属于肝，很明显，吴茱萸具有疏通肝木的特点。一棵树苗要想长得好，第一要有足够的营养，第二要有良好的环境，有足够的空间去生长，而吴茱萸的作用就是给树苗提供良好的环境。就像一棵树苗没被放在大自然的土壤里，而是被放了一个小花盆里，生长因此很受限制，吴茱萸的作用就相当于把这个花盆打碎，让树苗重回到大自然的土壤中。于身体而言，就是寒湿阴邪壅滞在体内，浊阴占据了清阳之位，导致清阳不能生化。浊阴客于胃脘，导致胃气上逆而呕，清阳不能外达于四肢，所以手足逆冷，阴邪还会循着肝经上行到头部颠顶处而导致头痛。而吴茱萸呢，正好可以疏肝木，驱逐阴邪，使清阳顺利生化，达到温胃、暖肝、散寒、降浊的目的。

值得注意的是，吴茱萸的味道比较不好闻，而且很苦。所以仲景强调在用吴茱萸的时候要先洗一下，这样口感就会好一点，喝起来也就不会那么难以下咽了。

（二）当归

说起当归，大家都知道它是补血之品。实际上，当归的应用范围非常广，民间有句老话说"十个先生九当归"，这话的意思是 10 个中医看病开方子，有 9 个中医开出的药方子里都含有当归这味药。

在《伤寒论》里面，含有当归的代表方是当归四逆汤。当归四逆汤所治疗的病证最大的特点就是手足冰冷。《伤寒论》第 351 条："手足厥寒，脉细欲绝者，当归四逆汤主之。"在冬天，很多人手脚冰冷，脉细细的，像一条丝线一样，就可以考虑用当归四逆汤治疗。这种人呢，本来体内阳气就不足，血也不足，到了冬天，外界寒冷，就更容易耗伤体内的阳气，阳虚则寒，本来已经不足的血运行就更加不流利，气血运行不畅，就不能达到四肢末端去温养手脚，就会表现出手脚冰冷了。

当归有很好的养血补血的功效，还有升发肝木的作用。当阳气在血分中的运行受到阻碍的时候，当归还可以通过疏肝木，祛除障碍，把阳气从这些障碍物的羁绊中解救出来。《本经疏证》说当归可以治"阳气蹶于血分"也就是这个意思。当了解了当归的特性之后，再来看当归四逆汤为何以当归为主药，就很清晰了。当归四逆汤证，一方面血不足，另一方面血的运行受到障碍，要一次解决这两个问题，首选便是当归。当然，当归四逆汤里面还有桂枝、细辛、芍药、甘草、通草、大枣等药与当归配合以养血通脉、温经散寒。

在这一讲里面，我们简要介绍了《伤寒论》的治法、用方、用药。《伤寒论》中值得品味的东西实在太多，越品越有味道。明代张纶在《林泉随笔》中说："一耳目之管窥蠡测，又焉得遍观而尽识也？"希望我们的管窥之见，能为大家的学习提供一些参考。

第三讲
《伤寒论》用方注意事项与调护

第一节 《伤寒论》的用方注意事项

煎煮药物、服药后需特别注意一些相关事项，这是辨证论治、处方用药的最后一道环节，不可忽略。

整部《伤寒论》的特点是理、法、方、药一脉贯通。除讨论疾病的诊断、辨证、治法、用方、药物组成、炮制外，还特别交代了药物的煎煮方法与调护措施，以使方药与病证相应，获得最佳疗效。下面，我们通过对《伤寒论》里调护方法比较特殊的几个方子的讲解，来了解仲景对调养方法的要求。

一、桂枝汤用方注意事项

桂枝汤是治疗太阳中风表虚证的有名的"经方"。在《伤寒论》里，仲景对桂枝汤的主治病证、药物组成、方中药物的炮制方法，以及桂枝汤方的煎服法、调护方法有着详细的论述。

《伤寒论》原文对桂枝汤主治病证是这样描述的："太阳中风，阳浮而阴弱，阳浮者，热自发，阴弱者，汗自出，啬啬恶寒，淅淅恶风，翕翕发热，鼻鸣干呕者，桂枝汤主之。"也就是说，凡是得了太阳中风表虚证的人，经常会出现头痛、怕冷、发热、汗出、或身体痛、或鼻塞打喷嚏、流清涕、干呕、不想进食等症状，但口不渴，大小便正常。部分病人做血液检查，还会发现白细胞偏低。这类比较容易患太阳中风表虚证的人，往往是体虚之人，很容易感冒，张仲景把这些人称为"风家"。

关于桂枝汤方组成、炮制与煎法："桂枝三两（去皮），芍药三两，甘草二两（炙），生姜三两（切），大枣十二枚（擘）。上五味，吹咀三味，以水七升，微火煮取三升，去滓。"仲景说，先把桂枝、白芍、炙甘草这三味药捣碎，把生姜切片，然后把大枣掰开。经方的药量，用的是汉代的度量衡制，汉代的一斤相当于现代的 250 g，约等于汉代的 16 两；汉代的一两约相当于现代的 15 g；汉代的一升，约等于现代的 200 ml。把桂枝汤换算成现代的剂量，大约为桂枝 45 g，芍药 45 g，生姜 45 g，炙甘草 30 g，大枣 40 g。然后，用水 1400 ml，小火熬成 600 ml，去除药渣。怎么服药呢？服药之后的调护方法又如何？仲景说分为如下五个步骤。

一是"适寒温，服一升。服已须臾，啜热稀粥一升余，以助药力"。即待药液不冷不热时服用，先服三分之一，也就是先服 200 ml，大约就是一个小饭碗的量。服药一会儿后，进食热稀粥一碗，以协助药力。或许有人会有疑问，太阳中风证的病人本来就已经出汗了，为什么还要发汗？再出汗的话，病情不就变重了？病人不就更虚弱了吗？这是因为中医治病祛邪，必须要靠汗、吐、下三法。虽然太阳中风证本来已经有汗出，但是这些汗量根本达不到祛除风邪的目的。为了能够帮助身体出汗祛邪，仲景就创制了桂枝汤来解肌祛风。《黄帝内经》说："人所以汗出者，皆生于谷，谷生于精。"桂枝汤里面有大量的甘温药物，能够鼓舞胃气，同时，服药后还要喝热稀粥来补充谷气，借谷气来补充汗源，使汗出邪退。

二是"温覆令一时许，遍身漐漐微似有汗者益佳，不可令如水流漓，病必不除"。即喝完药以后盖被子 2 小时，让全身微微汗出，不能只是鼻尖见到一点儿汗或心口窝见到一点儿汗就算出汗了，这都达不到汗出热退的效果。《伤寒论·辨可发汗病脉证并治》中提到，凡是用发汗的方法，"欲令手足俱周"，即要使手脚都见到汗。不能大汗淋漓，像流水一样，这样不但不能祛邪，反而损伤正气而致病邪不除。

三是"若一服汗出病差，停后服，不必尽剂"。意思是，若服用一次后汗出病愈，余下的药液就不用喝了。

四是"若不汗，更服依前法。又不汗，后服小促其间。半日许，令三服尽。若病重者，一日一夜服，周时观之。服一剂尽，病证犹在者，更作服。若汗不出，乃服至二三剂"。意思是，若经上述处理，仍不出汗，则照原方案继续服药。还不汗出的，继续给药，并缩短给药的间隔时间。约半天时间，将煮出的三碗药水全部喝完。如果病情更重的，白天、晚上均需给药，24小时密切观察。1剂药喝完后，病症还未消除的，继续服药。若汗仍不出的，可以服2~3剂药。

当大家看到仲景这里的医嘱时，有没有觉得很佩服仲景对病人细心的照顾？仲景的给药方法与现代的给药方法非常不一样。一般的医生处方3剂药，交代每剂药早晚分服之后，就会接着看下一个病人，不会很有耐心地告诉病人药后喝粥和盖被子等调护方面的事情。反观仲景，他嘱咐病人，喝药和吃粥后要盖被子保温两个小时，不出汗便接着喝药、吃粥。若再不出汗就干脆不要等了，缩短两次吃药间隔的时间，重复喝药、吃粥，半天内要服三次药。1剂药不能使病情痊愈的话，就一鼓作气，反复地服药，一直到汗出热退、脉静身凉为止。在那个写字主要靠刻竹简的年代，仲景却用了那么长的篇幅细说养护的方法，这真的值得让人思考。现在的服药方法是否有利于改善病人的病情呢？这种习惯性的服药方法需要改变吗？是否需要加强对病人饮食调护的指导？从辨证的角度来看，医生应当按照病人的实际情况来调整给药方法，不需要非得按照早一次、晚一次的方法服药。如果病人病情较重，服药就得频密一点。病重发热的，可以一日服三四次药，甚至一日喝二三剂药，病情轻的，或只是预防调理的，可以两日一剂药，或者三日一剂药。就桂枝汤而言，因为桂枝汤的发汗力较弱，遇到病重的病人，应该连续给药，同时应该特别强调饮食与护理，方能奏效。

五是"禁生冷、黏滑、肉面、五辛、酒酪、臭恶等物"。老百姓都知道生病了要忌口，那么具体不能吃什么呢？仲景提出了要求：一切不易消化，或会影响胃肠功能的饮食均不宜吃。为什么要忌口？因为吃了这些不易消化的食物，不仅会增加胃肠负担，同时也会降低机体抗御外邪的能力。

在临床上，医生常运用桂枝汤治疗感冒，但若忽略向病人交代相关调护法，则不一定能取得疗效。可见服用中药是特别讲究严谨、规范的，尤其对于病重发热的病人，中药的服法和调护更显重要。所谓"三分治，七分养"，调养比治疗重要很多！医生需要做到的是给病人开一个方子，而服用汤药后病人能不能与医生配合，按照医生教导的方法去养护，对疾病的预后更为重要。有一次，李赛美教授查房结束后，一位研究生跑过来向李教授询问，他说自己感冒了，然后抓了几剂桂枝汤来喝，可是喝桂枝汤已经好几天了，感冒仍然没有好。李教授就问他，喝了桂枝汤之后，是否按照《伤寒论》上嘱咐的喝热粥、捂被子？他回答说，未注意这些细节。下班后，这位研究生再次服用桂枝汤，并喝了一碗精心熬制的热粥，然后捂被子出了一点汗，随后全身顿爽，诸多不适症状一下子全没了。这位研究生感叹道："老祖宗留下的宝贵经验真不假！"平时老百姓都会说，患感冒期间宜清淡饮食，看来都是有充分依据的。《黄帝内经》也提到，遇上发热性病证，"食肉则复，多食则遗"，其道理也是一样的，这充分体现了古人重视脾胃的治疗理念。

调护方法的严谨、规范程度决定着治疗的疗效。而对于同一个方，调护方法不同，治疗方向就可能不同。就拿桂枝汤来说，桂枝汤既可以发汗治疗感冒，又可以治疗多汗症。如《伤寒论》原文所描述的"病人脏无他病，时发热自汗出而不愈者，此卫气不和也。先其时发汗则愈，宜桂枝汤"及"病常自汗出者，此为荣气和，荣气和者，外不谐，以卫气不共荣气谐和故尔。以荣行脉中，卫行脉外，复发其汗，荣卫和则愈，宜桂枝汤"。从方药分析，桂枝汤的药物组成、剂量均未发生改变，而功效却截然不同，似乎很难理解，太玄了！真的是太玄了吗？这其中的道理是什么呢？其实一点儿都不玄，其中的奥妙就在于调护法不同。

若用桂枝汤来发汗以治疗感冒，那么喝完桂枝汤之后就必须喝热稀粥，同时要捂被子，既滋胃阴，又助胃阳，协助发汗祛邪；若用桂枝汤来止汗，就没有这些要求了。仲景说自汗出是由于"卫气不和"，那么我们通过桂枝汤调和营卫，使卫气归于本位，表气也就固守了，营阴也就不随意外跑了，汗也就止住了，中医理论称此为营卫调和。《黄帝内经》中把这叫作"阴在内，阳之守也；阳在外，阴之使也"。也就是说，卫气与营气，相互协调，分工合作，共同维持我们身体的健康。由此可见，调护法对于方药功效的取向是多么的重要。

二、大青龙汤用方注意事项

大青龙汤是治疗"寒包火"的重感冒的常用方。如高热、怕冷、不出汗、身体疼痛，同时心烦、口渴、咽喉痛，或牙龈肿痛、口臭等。如《伤寒论》原文所言："太阳中风，脉浮紧，发热恶寒，身疼痛，不汗出而烦躁者，大青龙汤主之。"

大青龙汤的方药组成与炮制如何呢？原文是这样描述的："麻黄六两（去节），桂枝二两（去皮），甘草二两（炙），杏仁四十枚（去皮尖），生姜三两（切），大枣十枚（擘），石膏如鸡子大（碎）。"

对于煎煮与调护方法，原文说"上七味，以水九升，先煮麻黄，减二升，去上沫，内诸药，煮取三升，去滓，温服一升，取微似汗。汗出多者，温粉粉之。一服汗者，停后服。若复服，汗多亡阳遂虚，恶风烦躁，不得眠也"。这段话告诉我们，煮大青龙汤的具体操作步骤是：用 1800 ml 水，先煮麻黄，当药水减少 400 ml 时，去除水面上的泡沫，再将其他药全部放入，当药液剩下 600 ml 时，去除药渣。先服用 200 ml，身体微微出汗，即达到治疗效果。为什么要先煮麻黄并且去掉水面上的泡沫呢？陶弘景认为，麻黄气轻清上浮，能引动胃气上逆而致呕吐，去其沫则可免除呕吐之弊。张锡纯《医学衷中参西录》云："古方中有麻黄，皆先将麻黄煮数沸吹去浮沫，然后纳他药，盖以其所浮之沫发性过烈，去之所以使其性归平和也。"所以最好把它去掉。因为大青龙汤是一首发汗之力比较强的方剂，所以仲景强调，"取微似汗"就足够了。如果我们服用大青龙汤之后，出现发汗过多的情况，可以将米粉炒热，外扑周身以止汗。服一次汗出后，剩下的药液便不必再服了。如果继续服用，可能会由于汗出太多而导致阴阳俱伤。当阳气外亡，还会出现烦躁不宁，甚至会有生命危险！

由于大青龙汤发汗力特强，张仲景反复强调，特别告诫，用药不可过量，中病即止，并告诉我们误汗后的急救方法。"是药三分毒"，太过与不及均达不到治疗效果，并且还会带来不良后果。李赛美教授曾治疗一位 70 多岁的老年病人，该病人既往有糖尿病、冠心病、高血压。因患重感冒，怕冷、发热、头痛、身体疼痛、心烦、口渴，不汗出，大便 3 天未解，小便偏黄。李教授给她开了 3 剂大青龙汤，并嘱咐，若服药汗出，体温正常，剩下的药就不要再吃了。当夜，老人家喝药后，一身汗出，热退，身体一下子清爽了。家人认为此方药疗效如此神，不如将余下的两剂也服用了，进一步巩固疗效。随即半夜再给其第二剂药。不料，老人家服药后大汗淋漓，心慌气急，四肢发凉，血压下降，差点儿丢了命。好在家中有人参水，及时灌服后才转危为安。

三、附子泻心汤用方注意事项

下面，我们再以附子泻心汤为例，谈谈方药的煎煮法与功效的联系。

《伤寒论》原文说："心下痞，而复恶寒汗出者，附子泻心汤主之。"

附子泻心汤组成与煎煮方法："大黄二两，黄连一两，黄芩一两，附子一枚，炮，去皮，破，别煮取汁。""上四味，切三味，以麻沸汤二升渍之，须臾绞去滓，内附子汁，分温再服。"附子泻心汤是治疗"外寒内热""痞证"的有名方子。病人一方面怕冷、多汗，另一方面又胃脘部撑胀不适，有堵塞感，并有口臭、口干，或有牙龈肿痛、口舌长疮、心烦、难以入睡等症状。病情非常复杂，又寒又热，又虚又实，中医称之为"寒热错杂、虚实夹杂"。像这类病人，喝人参、红枣则口舌生疮，吃萝卜、白菜又易拉肚子，所以病人常常对医生说自己热的也吃不得，凉的也吃不得，并嘱咐医生用药既不能太凉，又不能太温。

附子泻心汤煎煮的特别之处是，大黄、黄连、黄芩用刚烧开的水泡一会儿，去除药渣，而附子则要单独熬好，然后两组药液混在一起再服用。中医称之为寒温并用、生熟并用、气味并用。复杂的病症，用复杂的方法治疗。大黄，是一位"将军"，由于攻下通腑的作用强大，常引起拉肚子，导致很多人看见它就畏惧。但在本方中，大黄是不用煮的，只需要用开水泡一会儿就可以了，因此并不会引起腹泻。在这里，我们只是取大黄的轻清之气，清解一下胃中的火热。

在中药里面，有气与味的区别，两者如影相随。但气较浅薄，味则较厚重。我们说"味厚则泻，气薄则发越"。煮的时间短，则偏重于气味中的"气"发挥作用，如果煎煮较久，则偏重于"味"发挥作用。对于病位浅表、病情较轻的病证，我们经常用到的药物是花、叶之类，如我们治疗感冒的时候，就经常用藿香叶、紫苏叶、枇杷叶、金银花、菊花等，它们气味芳香，因此，煎煮时间一般不宜太长，以取其辛散作用来开表发汗。若病情较久，或虚损得厉害，则需用滋补之剂，就要多用茎块、果实或膏滋之类，像附子、干姜、人参、枸杞子、桑椹子、菟丝子、阿胶、鹿角胶等，这些药物的煎煮时间要长一些，以取其"味"，进而发挥滋补作用。

说完气、味的关系，我们再说附子泻心汤。一般而言，服用附子泻心汤后是不会拉肚子的。可是有一次，李赛美教授在上课的时候介绍了自己运用附子泻心汤治疗痤疮的经验，一位女生一听说本方可以治疗痤疮，下课后立马跑去药店买了附子泻心汤服用。待下一次上《伤寒论》课时，这位女生就报告说自己服用附子泻心汤后腹泻了3次。当问及是如何煎煮的时，她介绍了一个她的煎煮方法：先把附子煮好，然后在早上上课前用保温杯将大黄、黄连、黄芩三味药泡好，等到中午下课后回寝室再倒出来服用。李教授又问该同学是否有注意到方后写浸渍后，需要"须臾绞去滓"，何谓须臾？从早上上课到中午下课足足4个小时，用保温杯泡药4小时，几乎相当于煮药了。这位同学听后恍然大悟，随后改变了方法，将中药用开水冲泡5分钟后即倒出，有空时再服用。再一次上课时该女生报告说更换煎煮方法后，再没有腹泻了。由此可见，煎药方法不同可直接影响药物的作用。

四、十枣汤用方注意事项

再讲一个例子，治疗悬饮的十枣汤。

原文对十枣汤所主病证的描述是："太阳中风，下利呕逆，表解者，乃可攻之。其人漐漐汗出，发作有时，头痛，心下痞硬满，引胁下痛，干呕短气，汗出不恶寒者，此表解里未和也，十枣汤主之。"十枣汤方由芫花、甘遂、大戟组成，剂量是各等分。

十枣汤的煎煮与调护方法是："上三味，等分，各别捣为散，以水一升半，先煮大枣肥者十枚，取八合，去滓，内药末，强人服一钱匕，羸人服半钱，温服之，平旦服。若下少，病不除者，明日更服，加半钱。得快下利后，糜粥自养。"

十枣汤，方名虽十分诱人，但全是毒药！芫花、甘遂、大戟，均是攻逐水饮的峻药，威力无比，多用于治疗现代的胸膜炎、胸腔积液。临床症状有头痛、胸胀闷并连及胁肋部位或胃脘部，同时还伴随干呕、呼吸不畅、汗出等。这些症状都是由于水饮停聚于胸胁，导致肺气不利所产生的。针对这种情况，张仲景用攻逐水饮的方法，使水饮从大便、小便而出。由于芫花、甘遂、大戟毒性大，张仲景想出了一个减毒护胃的方法，即用十颗大枣煎汤送服，既保护胃气又扶正祛邪。

本方的调护方法很值得分析。一是根据体型、体重的不同而区分对待，体型高大的，服用量稍大，约一钱，相当于现时的 3 g；体型瘦小的，则服用半钱，约 1.5 g。也就是原文所讲的"强人服一钱匕，羸人服半钱"，与现代医学根据人体体重或体表面积用药的原则不谋而合。二是热服，早上空腹服用，以使药力直达下焦，水饮之邪从二便排出。三是若泻下少，病未好转的，第二天可再服，并加药量半钱。说明毒性强的药物的给药量不能一步到位，需个性化，通过逐渐加量，摸索出最佳量，使其既能获效，又不损正。最后还要注意，泻下后用粥水来养胃以恢复正气。

五、三物白散用方注意事项

谈到毒性大的方药调护法，《伤寒论》三物白散也特别值得提及。

《伤寒论》原文讲："寒实结胸，无热证者，与三物小陷胸汤。白散亦可服。"

白散方组成与煎煮法："桔梗三分，巴豆一分（去皮心，熬黑研如脂），贝母三分。上三味，为散，内巴豆，更于臼中杵之，以白饮和服。"如何做到个性化治疗，并随时调节药物吸收呢？仲景有一个巧妙而十分科学的方法："强人半钱匕，羸者减之。病在膈上必吐，在膈下必利。不利，进热粥一杯；利过不止，进冷粥一杯。"即用药量根据病人体型、体重个性化调整，同时通过进粥温度，调节药物的吸收量。进热粥时，胃表面的血管扩张，药物吸收量增加；进冷粥时，胃表面的血管收缩，药物吸收量减少。

说起粥，《伤寒论》有多处记载，服桂枝汤治疗感冒时要喝粥；服五苓散、三物白散时需用米汤水送服。粥是生活中最易获取，也是最廉价的养胃之品，老少皆宜。在南方，喝粥是老百姓的至爱，除早茶外，各餐饮店或酒店均有粥食供应。除白粥外，可以加些药物或食材，制成不同功效、不同口味的粥，如白果腐皮粥、皮蛋瘦肉粥、菜干粥、鱼片粥……南方人喜食粥，与南方气候炎热，多胃阴虚体质有关，也是南方人善于养生的真实写照。

为什么五苓散、三物白散都要用"白饮和服"呢？用米汤送服药粉，一是因为粉剂难以咽下，故用汤液送服；二是米汤水也可以养胃气。对于五苓散来说，米汤水还可以协助药力发汗，让水饮之邪通过出汗的方式，从皮毛散出去。通过出汗散出水饮之邪的方法，中医称之为"开鬼门"。

第二节　预后与调护

关于预后与调护，《伤寒论》集中体现了三个特点。

一、重视阳气

中医特别重视阳气。《黄帝内经》强调"阳气者，若天与日，失其所则折寿而不彰，故天运当以日光明。是故阳因而上，卫外者也"。《黄帝内经》里将人身的阳气比作自然界的天与太阳，是生命所附，也是人的抵抗力所托。自然界的阳气，包括阳光、空气，以及人类生存所依托的环境，都是太阳赋予的。太阳赋予地球温度、能量、信息，乃至生命，"大海航行靠舵手，万物生长靠太阳"。由于《伤寒论》重点讨论的是寒邪伤阳所致病证的发生、发展变化规律，而寒邪最易伤阳气，故张仲景特别重视扶补阳气。如辛温发表有桂枝汤、麻黄汤，补心阳有桂枝甘草汤，补脾阳有理中汤，补肝阳有吴茱萸汤，补肾阳有四逆汤等。

（一）根据阳气变化，预测病情轻重

阳气，代表人体的正气，是正能量，也代表了人体抗邪的能力。《伤寒论》六经辨证，三阳病讲的是正气盛，正邪斗争激烈，病证属阳证、实证的居多，由于正气不衰，治疗重点在祛邪以安正；三阴病，正气不足，抗邪无力，临床多表现为虚证、寒证，由于正气不足，故需扶正以祛邪，治疗重在固本而扶正气。

怎样了解正与邪对峙力量的强弱？如何知晓矛盾双方的转化呢？《伤寒论》总结了一个标准："病有发热恶寒者，发于阳也；无热恶寒者，发于阴也。"即发热与否是判断阳证、阴证的金标准。疾病出现发热的，多是阳证、热证，如三阳病。太阳病临床表现为"恶寒发热"，如感冒病人常诉发热怕冷。少阳病是"往来寒热"，即冷一阵、热一阵，两者交替出现。阳明病是"但热不寒"，一般没有怕冷的症状。三阴病则多不发热，若发热，有三种情况：一是兼有新感，原有基础病、慢性病，也就是中医讲的"痼疾"，现时又得了感冒；二是正气恢复，"阴证转阳""脏病还腑"，是好现象；三是假热或虚热，"阳虚阳浮"或"阴虚阳亢"，有人将之喻为"水浅不养龙""水寒不藏龙"。真龙在天，龙也代表火，代表阳。中医认为阳气应该潜藏、涵养起来，所产生的火才能不亢不烈，阳气才能生生不息，也就是古人所讲的"少火生气，气食少火"。若阳气暴露无遗，预示着阳气外亡，生命无根，性命危殆。有位老太太，描述了她90岁的丈夫临终前的表现：面色红赤如扮妆，全身发热，头汗出如油状，并诉口渴欲饮水。因其丈夫有高血压，老太太以为是丈夫血压升高，连忙喂其一片降压药，随后就去了一趟洗手间。待她折返回房间时，发现丈夫已断了气。她丈夫的临终表现，就是中医所讲的"阴盛格阳证""阴盛戴阳证"或"亡阳"，预后多不良。

（二）根据阳气变化，预测病情进退

《伤寒论》认为，病由表入里，由阳转阴，代表病情加重；病由里出表，由阴转阳，表示病情向好的方向转化。前者的概念好理解，也是临床常见的疾病变化。但阴证如何转化为阳证呢？有一个案例可以分享。

我们的病房曾经住过两位患有"淤胆型肝炎"的病人，一老一少，均是男性。老人家68岁，其疾属中医"阴黄"，而小朋友则只有9岁，其疾属中医"阳黄"。阴黄病机是寒湿阻滞，阳黄病机则是湿热内蕴。寒与热性质不同，也反映了机体正气（阳气）的强弱不同。一般而言，湿热发黄多实证、热证；寒湿发黄多虚证、寒证。因此，小朋友恢复得较快，两周后即出院了，老人家则疗效不理想。一个月后，老人家提出请假回家过年。他是一位小老板，希望回家给员工发红包。不料，回家几天后，因洗澡受凉，突然出现怕冷发热，体温达39℃。老人家担心病情恶化，急忙向医生报告，随即又立马住院。老人家回忆说，活到60多岁，发热还是头一回。当时老人家的症状是，怕冷与发热交替出现，口干口苦，头晕眼花，侧头痛，耳鸣，胸胁胀痛，心烦想吐，胃口不好，大便不通畅，小便如浓茶样。舌质淡红，舌苔薄黄，脉浮弦数。中医辨证是少阳病、小柴胡汤证。李教授给他开了小柴胡汤。他第一天喝了两剂，第二天体温即恢复正常了，诸多症状也明显减轻。一周后复查肝功能，奇迹发生了，肝功能完全正常了，黄疸指数也一下子全部正常了，不但感冒好了，连久治未愈的黄疸也好了，老人家和他的家属都乐坏了。

负责管床的医生对此案感到有些诧异：为什么老人家之前治疗一个月都无效，而现在一个小柴胡汤就起效了？是否之前辨证错了？其实，古人对此类病证早有观察，并留下了宝贵的经验。《伤寒论》中厥阴病篇有"呕而发热者，小柴胡汤主之"。什么意思呢？厥阴病病位在肝，属中医的脏病，而"呕而发热"是少阳病，病位在胆，是腑病。肝与胆、少阳与厥阴是表里关系，可以相互转化。若由少阳病传至厥阴病，即阳证转阴，腑病及脏，预示病情加重；反之，若由厥阴病转为少阳病，由脏出腑，则预示病情向愈。"淤胆型肝炎"是西医病名，多见于病毒性肝炎，特点是黄疸色深，其他酶学指标轻度异常，常伴肝脏肿大。病人自觉症状也较轻。一般来讲，中医病位概念与西医病位概念是相通的，因为在古代，中医就有了关于人体解剖的记载，但中医脏腑除有形态因素外，还有功能的含义，因而中医关于脏腑的认识大于西医对脏腑概念的解读。如西医认为肝是一个解毒器官，同时又分泌胆汁，因此与脂肪消化有关；由于制造凝血酶原，也与人体凝血机制相关。而中医认为，肝藏血，其华在爪，开窍于目，主疏泄，分泌胆汁，帮助胃肠消化；肝又是将军之官，肝藏魄，调达情志；除与消化、造血系统相关外，还与人的精神意识思维活动相关，与人的睡眠也相关。老人家患"淤胆型肝炎"，原本病位在肝，现今由于感冒，感受寒邪，诱导病情变化，由厥阴转为少阳，阴证转阳，出现了典型的小柴胡汤证，故用小柴胡汤"解表和里"。究其原因，该病人的阴证转阳及治愈，是病人自身病情趋势的发展，也得益于方证相应的小柴胡汤的运用。有人问，一月余的中医治疗是否徒劳无功？答案是否定的。病人长期不发热，表明素体正气不足，机能低下，其疾以三阴证为主，偏虚、偏寒。前阶段医生根据病机，运用温阳健脾利湿的茵陈五苓散、茵陈术附汤加味治疗，使阳气慢慢蓄积，正气渐渐提升，达到一定程度时，由于某些诱因，激发了机体的反应，使得正气与邪气抗争，表现为发热、阳证、热证。所以前期的治疗是有功劳的，治疗慢性病是不可以一蹴而就、立马见效的。

另外，张仲景还告诉我们，临床可以根据发热、恶寒（包括肢体发凉）时间出现的长短，来推测预后转归。

《伤寒论》厥阴病篇的"厥热胜复"证，既是一种热型，也代表病情的发展趋势。如原文讲："伤寒病，厥五日，热亦五日，设六日当复厥，不厥者自愈。厥终不过五日，以热五日，故知自愈。""伤寒发热四日，厥反三日，复热四日，厥少热多者，其病当愈。四日至七日，热不除者，必便脓血。""伤寒厥四日，热反三日，复厥五日，其病为进。寒多热少，阳气退，故为进也。"简单地说，这一段原文提到了四种情形：一是"厥热相等"，即发热与四肢发凉时间相等，说明阴阳恢复协调了；二是"热多于厥"，即发热的时间多于肢凉的时间，表明阳气逐渐恢复；三是"厥多于热"，肢凉的时间多于发热的时间，阳气明显不足；四是"厥回热不止"，即虽然人不怕冷了，肢体也不凉了，但出现持续的发热，就是阳复太过了。前两种情形的预后是好的，而后两种情况就不容乐观了。

（三）根据昼夜阳气变化，预测疾病易愈时

中医认为，人与自然界是息息相通的。十二天干将一天24小时分成十二时辰。每一时辰包括2个小时。从23时到凌晨1时，为子时，即夜半。顺次为丑、寅、卯、辰、巳、午、未、申、酉、戌、亥。六经病可能在某一时间段减轻或借助于药物作用而获得痊愈，是有规律可循的，与六经病分别对应的一定的时段，称"六经病欲解时"。若在相关对应时段给药可事半功倍，获得更好的疗效。具体的六经病欲解时时间为："太阳病，欲解时，从巳至未上。""阳明病，欲解时，从申至戌上。""少阳病，欲解时，从寅至辰上。""太阴病，欲解时，从亥至丑上。""少阴病，欲解时，从子至寅上。""厥阴病，欲解时，从丑至卯上。"

天时阴阳各异，六经病欲解时也不同，机理各具特性，但总体精神不外乎是天人相应，人体正气得天时相助，有利病证解除。"太阳病，欲解时，从巳至未上"是指9至15时，此时为阳气渐盛之时，提示机体得阳气资助，有利于表邪外解；"阳明病，欲解时，从申至戌上"是指15至21时，此时阳气渐衰，有利于阳盛热实病邪的解除；"少阳病，欲解时，从寅至辰上"是指3至9时，为阳气生发之时，此时少阳火郁之邪易于向外发越；"太阴病，欲解时，从亥至丑上"是指21时至次日3时；"少阴病，欲解时，从子至寅上"是指23

时至次日5时；"厥阴病，欲解时，从丑至卯上"是指1时至7时。三阴病多属阳衰阴盛证，夜半至天明这段时间前后，是阳气生长之时，故有助于正气祛邪，因此分属三阴病欲解时。

知道三阴病和三阳病的欲解时，对于临床治疗非常有帮助。如治疗感冒，建议上午服药；治疗少阳病，少阳胆气失于调畅，生发不够，心情抑郁的，服小柴胡汤治疗时，也宜在早上服药；治疗高热病人，下午服药有利于重挫阳热之邪；治疗三阴病，则建议下午或晚上服药，因此时阳气渐衰，夜间阴寒大盛，需多次给药才能获效。如《伤寒论》中温补脾胃的理中丸服法是："以沸汤数合，和一丸，研碎，温服之，日三四，夜二服。腹中未热，益至三四丸。"

西医学也有时间治疗概念。研究发现，人体对药物的吸收与代谢不是均匀一致的，如激素类药物在晚上给药较合适。抗精神病药一般清晨给药效果较佳。抗肿瘤的化疗药每个人都有自己不同的代谢时间，依病人自身代谢规律提出的治疗方案，不但用量小，减少化疗药副作用，而且还能获得更好的疗效。可见古人提供的思路与方法，既科学又难能可贵。

二、顾护胃气

胃气，包括脾、胃之气，又称土气，为后天之本，气血生化之源，水谷之海，也是现代消化系统功能的总概括。中医十分重视胃气，因此还形成了补土派。脾胃学说中的"有胃气则生，无胃气则死"，为判断疾病预后的经典格言。因为古代没有输液手段，故机体创伤的修复与机能的恢复十分依赖消化吸收能力的强弱。在中医里面，与脾、胃之气相对应的是肾气，肾气又称先天之本。先天是从父母那里遗传来的，一般而言，先天是不可改变的。但是，后天可以养先天。通过调补脾胃，可以达到补充肾气的目的。在判断疾病预后方面，尤其在疾病的危重阶段，胃气存亡直接关乎生命安危。

如《伤寒论》原文中多处提到的"不能食""哕""下利不止"，均是胃气衰败的表现。"除中"是《伤寒论》中的专有名词，指病重者胃气垂绝，本不能食，反能食的反常现象，为危候，又称"回光返照"。下面与大家分享几个案例。

有位男性病人，60岁，刚退休即出现高热，而且一发不可收拾。先后在省城几家大医院检查，未发现明显异常。时间渐长，有些病诊断出来了，先后考虑为甲亢、风湿病等，并诊断为肺癌。这位病人在我们医院住院治疗了近一年，在中医药的系统治疗下，病人的病情也渐趋稳定。特别在近期，体重增加了，一餐还可以吃完一条一斤多的鱼，家里人既高兴又犯愁，为什么呢？一是家里买了新房子，老人家还未曾入住过；二是确诊为癌症后，尽管中医治疗效果不错，但尚未入住过西医院，有点儿遗憾。全家商量后，打算转西医院再看看。病人入院久了，医患相处十分融洽。第二天上午，大家都欢欢喜喜，全体医生特地在病房门口欢送他出院。不料，下午得到坏消息，病人在西医院突然去世了。病人上午还好好的，从中医院出院后还是自己走下楼的，怎么到了西医院那么快就死了呢？！家属十分后悔，自责不该如此决策。医生们也大惑不解。后大家仔细分析，发现了病人住院期间的一个细节。近一个月来，每次查房病人均诉呃逆不止，服过不少降逆止呕的中西药，但效果均不明显。其实《伤寒论》已告诉我们，当病久、病重时，病人出现呃逆是不祥征兆。哕者，为胃气衰败，预后不良。尽管病人能食，似乎病情好转，但其他相关指标并不尽如人意。看来，掌握中医"辨识胃气"方法，十分重要。

评估人的生命体征，除评估体温、脉搏、呼吸、血压、出入水量（包括进食，大、小便）之外，中医还有一个武器，就是"辨识胃气"。这也是前人通过无数次对临终前生命现象的观察，得出的宝贵经验。它不是量化的数据，而是对人体能量、信息、反应的一种综合判断，具有重要临床指导价值。

曾有一位老年男性病人，临床诊断为"肝硬化腹水，肝肾综合征"。病人腹水感染，发热，大便不通，小便量少，医院下了"病危通知书"。第二天，正值周末，病人家中子女、邻居前来探望，小小病房，里三层，外三层，挤得满满的。老人家十分兴奋，精神十足，记忆变得十分清晰，连原来不太见面的人都能叫出名字来，还能下床活动，胃口也大开。家里人非常高兴，连问医生：病人状况不错，为何还下病危通知？是否可以不留人陪了？医生早已有思考，并马上与家属沟通：尽管此时病人状态不错，但病情仍在进展之中，多项指标仍在恶化，不容乐观，要警惕"回光返照"。其家属表示理解，晚上继续留人看护，此病人确实在当晚半夜突然心跳、呼吸停止。由于已有心理准备，病人家属平静接受"现实"。

还有一位 84 岁阿姨，既往有高血压、青光眼病史。此次因突发头痛而收入眼科住院。两天后病人突然昏迷，随后转入内科。病人超高热，体温超过 40℃，呼吸急促，大汗淋漓，四肢发凉，烦躁不宁。心率每分钟 170 次，血压下降至 88/50 mmHg。当时考虑为心肺功能衰竭，中医辨证为阳虚，阳气外亡，立即施行抢救，并配合参附注射液大补元阳，病人随后热退了，状态也渐行改善。一周后，主任大查房，问及病人有何不适时，老人家回答，吃不饱，并责怪家人给的吃的太少了。经了解，病人近日胃口大开，家里送来的东西，均可以一扫而光。医生们听后面面相觑。"是除中吗？"有医生反对，上次发热，体温高到体温计测不出，是"亡阳"，此次又"除中"，相隔时间未免太长了吧？最后，通过综合分析病情，并结合理化指标，大家一致认为，反常现象，不可大意！一周后，病人于中午时分突然去世。

类似案例还有许多。总之，人之生，赖以胃气，人之终，脱于胃气。

在《伤寒论》差后劳复病篇中，涉及发热、水肿诸病证，其中讲到了胃气尚未完全恢复的两种情况：一是胃热的竹叶石膏汤证，"伤寒解后，虚羸少气，气逆欲吐，竹叶石膏汤主之"；一是胃寒的理中丸证，"大病差后，喜唾，久不了了，胸上有寒，当以丸药温之，宜理中丸"。可见仲景在疾病康复方面对胃气调养的重视非同一般。

另外，饮食调养问题也关乎胃气，直接影响药物吸收与疗效。在病后康复方面，仲景也特别强调，并设《辨阴阳易差后劳复病脉证并治》专篇讨论。其中讲道："病人脉已解，而日暮微烦，以病新差，人强与谷，脾胃气尚弱，不能消谷，故令微烦，损谷则愈。"并探讨其原因是"以新虚不胜谷气故也"。病后如何调养是有讲究的。一般认为，病后正气受损宜进补品，尤其于老年人、儿童，家人常一片好心，希望他们胃口快快恢复。殊不知，病后胃气尚弱，不能承受过重的负担。若一个劲儿地用补品，越补胃口越不开，反易致食滞生热，体力更难恢复。遵照《伤寒论》的方法，可断食一二顿，让胃肠功能慢慢复苏，尤其热病后，清淡饮食，少食多餐，才是最"补"的方法。

三、不忘护津

中医认为，阴和阳是互根互用的。阴中有阳，阳中有阴。阴代表物质，阳代表功能。功能以物质做基础，物质以功能做后盾。阴阳相互转化，生命才能长久。前面与大家分享了《伤寒论》重视阳气的理念与运用，其实，《伤寒论》也十分注重阴津问题。在张仲景生活的时代，"寒疫"大流行，因此《伤寒论》重点讨论由寒引起的疾病的发生、变化与治疗规律。同时，张仲景也观察并记载了部分与伤寒不同的病证，如"太阳温病""风温""火逆病"等。这类由火热之邪引起的疾病，演变规律与伤寒相反，关键在于阴津的损伤。当然，六经病在反应最激烈的阶段，如阳明病，以及在疾病危重的阶段，如少阴病、厥阴病，也都有伤阴化热的趋势，因此也涉及阴津的问题。这个时候，疾病的预后转归就与阴津的多少密切相关了。中医有"留得一份阴液，即有一份生机"的说法。

回过头来，我们再看看《伤寒论》是如何认识与论述阴津的。

《伤寒论》是一部救急、救命的书。原文有九处提到"急"字，且往往"急"与"救"并列。包括阳明病三急下证、少阴病三急下证，还有表里同病，急当救里，或急当救表，以及"少阴病，脉沉者，急温之，宜四逆汤"。

阳明病与少阴病均有三急下证，两者处理方法相同，中医称此为"异病同治"。采取通大便的方法，急引火热之邪从大肠而出，称"急下存阴"。"急下"是手段，"存阴"是目的。下面我们看看原文。

阳明三急下证：

"伤寒六七日，目中不了了，睛不和，无表里证，大便难，身微热者，此为实也，急下之，宜大承气汤。"

"阳明病，发热汗多者，急下之，宜大承气汤。"

"发汗不解，腹满痛者，急下之，宜大承气汤。"

少阴三急下证：

"少阴病，得之二三日，口燥咽干者，急下之，宜大承气汤。"

"少阴病，自利清水，色纯青，心下必痛，口干燥者，可下之，宜大承气汤。"

"少阴病六七日，腹胀不大便者，急下之，宜大承气汤。"

阳明腑实证都用承气汤治疗，此三条却独独提及"急下之"，张仲景的用意是什么呢？

病情发展特别快，出现"土燥水竭"时，很短的时间内就可能出现阴液大量耗伤，危及肾之真阴，甚至生命，万万不可大意！此时补阴可能来不及，因为火势太猛，太急，补阴只是"杯水车薪"，不如"釜底抽薪"，及时截断病势的发展。

那三阴病"急下"的理由又是怎样的呢？

少阴病是阴证、虚证，一般不宜用攻法治疗，但此言并不绝对。

如果少阴病，由于阴虚导致火旺，甚至火势燎原，病人出现大便干结难下，也就是"水竭土燥"了，单纯养阴可能不济事，需及时运用通便的方法，以防止真阴耗尽无遗。

真阴亏耗势必使阳气无所依附，同时失去不断化生的物质基础，最后也会出现阴阳两虚，阳亡而夺命。

如原文有"若不尿，腹满加哕者，不治"。不尿，就是没有小便，为真阴已绝之表现，相当于现代的"肾功能衰竭"，多预后不良。

以上讲的是护阴的道理与运用。下面再介绍几则护阴的方法与案例。

第一，益气生津法。

在《伤寒论》中，较少使用生地黄、麦冬、玄参之类的养阴药，遇到阴虚的，张仲景多是加用人参，益气以生津。当时用的参应该是上党地区的人参（现在已经绝种了），它的功效相当于现代的西洋参或花旗参，故现时多用西洋参来替代。

使用益气生津法者，如阳明病白虎加参汤证：

"伤寒，若吐若下后，七八日不解，热结在里，表里俱热，时时恶风，大渴，舌上干燥而烦，欲饮水数升者，白虎加人参汤主之。"

"伤寒无大热，口燥渴，心烦，背微恶寒者，白虎加人参汤主之。"

"伤寒脉浮，发热无汗，其表不解，不可与白虎汤。渴欲饮水，无表证者，白虎加人参汤主之。"

"若渴欲饮水，口干舌燥者，白虎加人参汤主之。"

这里指的伤阴，多是损伤了肺、胃的阴津。相对而言，病情比较轻。主要表现为口特别渴，背部轻度怕冷、怕风。由于汗出津伤，皮肤毛窍、肌肤腠理疏松了，不耐风寒吹袭。反映了里热太盛，阴津与正气均不足的特点。所谓

"壮火食气"，就是这个意思。故此时用人参一箭双雕，既补气又益阴。

第二，固阳护阴法。

"太阳病，发汗，遂漏不止，其人恶风，小便难，四肢微急，难以屈伸者，桂枝加附子汤主之。"讲的是一个由于发汗太过，致阳虚汗漏不止，阴阳两虚的案例。病人小便量少，排便也不畅，四肢筋脉挛急，伸屈不灵活。阴阳两虚，一般治疗方法是阴阳俱补，但仲景的处理方法是用桂枝加附子汤。桂枝汤调和营卫，既防留邪，又能止汗；加用炮制的附子一枚，温补肾阳，补充卫阳，以固表止汗。汗止了，阴液不外漏，阴液保存了，相关症状就能迎刃而解。中医有一句治疗格言——有形之阴难以速生，无形之阳须当急固，充分体现了治病求本、重视阳气的学术思想。

第三，阴阳双补法。

《伤寒论》炙甘草汤证讲的是一个心阴阳两虚的病案。原文是这样描述的："伤寒脉结代，心动悸，炙甘草汤主之。"心主血脉，心主神明。病人脉律不整，心慌心悸，是缘于心阳虚，脉搏鼓动无力；心阴不足，脉道不充，严重的还会出现脉搏跳动有停歇。心失所养就会心悸不宁。如何治疗？我们来分析一下炙甘草汤的组方。炙甘草汤由炙甘草、生姜、人参、生地黄、桂枝、阿胶、麦冬、麻仁、大枣、清酒十味药组成。方中重用炙甘草、生地黄、大枣。从组方比重看，阴药多于阳药。说是阴阳双补，实是立足于中医阴阳互根的理论，从阴中求阳，使阳气化源不绝，生生不息。

芍药甘草附子汤证，讲的也是阴阳两虚，具体为肝阴不足、肾阳亦虚的案例。"发汗，病不解，反恶寒者，虚故也，芍药甘草附子汤主之。"芍药甘草附子汤方药组成就如方名所记载，只有三味药。其中，芍药配甘草，酸甘养阴；附子配甘草，辛甘化阳。所以本方阴阳双补。尤其芍药配甘草，为《伤寒论》中的芍药甘草汤。"伤寒脉浮，自汗出，小便数，心烦，微恶寒，脚挛急……若厥愈足温者，更作芍药甘草汤与之，其脚即伸。"可见，芍药甘草汤能柔养肝脏，缓解筋脉拘急。临床中，用芍药甘草汤治疗各种疼痛，效果非常明显。另外，桂枝汤由桂枝、芍药、甘草、生姜、大枣组成，能治疗"身痛不休者"，也是因为能阴阳双补，调和营卫，温养筋脉。

第四，巧用食疗法。

中医特别重视药食同源，善于运用食疗法治病。关于用食疗法，于防病治病、养生保健，中医已积累了丰富的经验，并形成了一整套理论与方法，这也是中医最值得自豪的特色与优势。《伤寒论》中的药物也经常取材于食物。不但取材方便，容易服用，而且能强身健体。与食物有关的药材，如生姜、大枣、粳米、葱白可以顾护胃气和中；鸡子黄、鸡子白、猪肤、白蜜、阿胶可滋养胃阴。以上食物都可以补脾胃后天之本。又有白饮、白粉、热粥、冷粥、清浆水、清酒、苦酒等，能帮助药物吸收，提高疗效。

第四讲
一通百通用"伤寒"

张仲景"勤求古训，博采众方"，对当时的医学典籍博览精思，探求其所以然，以谦虚求教的治学态度广泛搜集有效的良方，潜心临床数十年，终著成《伤寒论》。《伤寒论》是一部仲景的临床医案集，书中 113 方就是仲景的临床医案总结，其组方严谨、用药精湛、配伍合理、疗效卓著，经过了两千余年的临床考验，故该书被誉为"方书之祖"，书中之方也被称为"经方"。经方不仅在中国享有盛誉，而且在韩国、日本及东南亚国家和地区广为流行。在日本，经方被制作成"科学中药"等各类产品广泛融入国民的日常生活，成为居家旅行必备之品。

虽然《伤寒论》备受赞誉，但在现实中，不少中医同道经常苦于无法将病人的证候与《伤寒论》条文、经方联系起来，机械地按照内科辨病辨证思路运用经方，疗效往往不佳。其实，《伤寒论》书中每一个条文都可以当作一个医案来看，临床上如果病人症状或证候有与其相合的，就可以直接应用，效果往往是药到病除；当然，大多数时候病人很难出现与条文完全相符的症状，正所谓"没有一个病人是按教科书生病的"，因此，我们可以抓住某些指标性的症状和证候，分析其病机，只要符合某方证的病机，就可使用该方。

仔细看《伤寒论》的篇名就能发现，各篇名，都是以"辨某某病脉证并治"为首的，如《辨太阳病脉证并治》《辨阳明病脉证并治》等，这就提示医生们，在分析疾病的时候，需要把六经辨证与方证辨证相结合。而方证辨证，更是六经辨证的核心。面对病人的时候，要根据疾病的临床表现，按照六经辨证的方法来综合分析，确定疾病属太阳、阳明、少阳、太阴、少阴、厥阴六种不同类型中的哪一型，而后再根据方证相应的原则选方用药。

下面我们按六经病的顺序，选取部分条文，结合病案，给大家演示如何在临床上灵活运用经方。

第一节　太阳病篇

太阳病篇是《伤寒论》六经病篇的首篇，内容最多，共有条文178条，方剂74个，内容繁多，而且涉及范围广泛。其中所述内容并非都是太阳病，而是包括了太阳病的本证——太阳伤寒证与太阳中风证，以及太阳病的变证、太阳病的疑似证等。在本讲中，我们暂且不讨论太阳病的变证、疑似证等内容，而是与大家共同探讨太阳病本证的证治方药。

一、太阳病

（一）太阳

"太"是大的意思。在人体里面，肌表是人体防御病邪侵袭的第一层屏障。因为其处在人体的最外一层，所占面积最大，阳气也相对最多，所以肌表的阳称作"太阳"，也叫"巨阳"。

肤表是营卫循行的地方。古代的医学家对营气、卫气是非常重视的。中医理论认为，营气和卫气都来源于我们平时的饮食水谷，是饮食水谷经过脾胃受纳运化而来。

卫气是运行于脉外而具有保卫作用的气。用现代的语言去理解的话，卫气就是防卫免疫体系，包括机体屏障、吞噬细胞系统、体液免疫、细胞免疫等，具有消除外来异物的功能。它能够保护人体避免外邪入侵，故称卫气。卫气在人体的运行有一个规律，即从白天到晚上共运行五十周，也就是五十圈。这五十周里，卫气在白天行于阳二十五周，在晚上行于阴二十五周，然后天就亮了，这与人的睡眠有莫大的关系。卫气的性情就像一位大丈夫，刚悍而强烈，运行迅速而流利，具有温养内外、护卫肌表、抗御外邪、滋养腠理、启闭汗孔等功能。

营气则是运行于脉中而具有营养作用的气。用现代的语言去理解的话，营气就好像人体必需的各种营养物质，包括蛋白质、氨基酸、糖类、脂类、维生素、微量元素等。营养物质是由水谷精气中的精华部分所化生。营气含有非常多的营养，在脉中营运不休，故称营气。由于营气行在脉中，是血脉的重要组成部分，所以常常以"营血"并称。营气的性情就像一位温柔体贴的女子，具有濡养周身和收舍神志的作用。

营气和卫气互相作用，营行脉中，卫行脉外。卫气主外，保护着体表，就像是人体的金钟罩。当自然界的邪气接触肌表后，卫气会主动出击，消耗自身与邪气斗争，不让邪气进一步往身体里侵袭。营气主内，营养滋润着筋骨肌肤、脏腑经络、四肢百骸等，就像人的后勤部，和卫气默契地配合。卫气只有得到营阴的滋养，才能产生固外的作用。同样，有了卫气的固护，营气也才能发挥营养周身的作用。

如果用一个国家来比喻的话，营就像国家的基础设施与道路交通，而卫就是在这些基础设施上所运行的社会生活，体现国家实力，而一个国家实力的表现，是要靠基础设施来运行的。在《伤寒论》中，张仲景对营卫之气做了一个很贴切的比喻，他说："荣卫流行，不失衡权。"衡权是什么意思呢？在古代，衡权是指称量物体轻重的器具，权是秤锤，而衡是秤杆。营卫之间的关系，正如秤锤与秤杆，在动态变化中时刻维持着平衡，而协助营和卫达致和谐、平衡，就要靠肌表之阳，也就是"太阳"的帮助了。所以，中医说太阳主一身之表，统摄营卫，就是这个道理。

另外，"太阳"还与足太阳膀胱经有关系。从经络循行看，足太阳膀胱经起于目内眦，上额交巅，入络脑，还别出下项，夹脊抵腰，行身之背。它是人体中最长的经络，从头贯足，护卫全身之肌表。当体外寒邪入侵，首先伤及的就是足太阳膀胱经。因此，足太阳膀胱经被称为病入人体之门户，传病之首经，形如诸经的藩篱。

（二）太阳病病因病机

太阳主肌表而统营卫，统摄诸经。在正常情况下，营卫和谐、阴平阳秘、经络畅通，则表现出健康无病的状态。当人体受到外邪的侵扰时，卫气就会自发地奋起而抗邪。如果邪气较轻，卫气就可以迅速地把邪气驱赶出肌表之外，在短时间内使人体再次恢复到阴平阳秘的状态。但是，如果卫气不足以抗邪，太阳经作为人体之表就必然最先受邪，此时会表现出营卫不和、经络不利等一系列异常症状，就出现太阳病了。这就像一个国家被敌对国家的军队攻击，在边疆发生了战争，受袭国家会调动所有的前线部队（卫气）去战斗，而后勤部队（营气）就不断向前线部队输送物资。双方互相配合，势必把敌人在边疆处消灭，禁止他们进一步深入国土，以保卫国家安全。同理，面对邪气侵袭肌表，卫气在表奋起抗邪，营气在里积极配合，这时候所表现出来的症状就是太阳病了！

太阳病是《伤寒论》六经病的第一阶段。六经病是自三阳病向三阴病、自外而内地发展的，因而太阳病也为外感疾病的早期阶段。

那么太阳病有什么症状呢？"太阳之为病，脉浮，头项强痛而恶寒。"这是《伤寒论·辨太阳病脉证并治》的开篇第一句。它是太阳病的脉证总纲。

前面说过，太阳是六经藩篱，主一身之表，统摄营卫。那么，当外邪侵袭人体，得了太阳病以后，会表现出什么症状呢？仲景通过观察与总结发现，凡是得了太阳病的人，都会表现出脉浮、头项强痛与恶寒。

在正常的人体中，营卫和谐，经络通利，太阳的阳气温养着肌表，给人体提供能量。太阳的阳气来源于肾阳，肾阳是身体阳气的根本，是人生长活动的动力。肾阳通过三焦，不断向体表输布阳气，如果没有了它，脏腑、经络、气血就不能正常发育、活动。在《难经》的描述中，肾阳就像植物的根，若植物的根损伤了，那么茎叶也就枯萎了，肾阳的充足与否决定着人体正气的强弱，也决定着太阳阳气能否正常地敷布，就像植物只有根深才能叶茂。

我们可以观察到，生活在同一个环境的两个人，虽然衣着的多少没有多大的差别，但是吹了风之后，一个人鼻塞流涕，另一个人却像什么事情都没发生过一样，这是为什么呢？这和两个人正气的强弱不一有莫大的关系。

当风寒之邪袭来，太阳作为人体之表，必然最先受到邪气的侵袭。当人体正气充足时，轻而易举地就能把这个风寒之邪抵挡在肌表之外，不表现出任何症状。如果正气不足，邪气入侵到太阳这一层，正气就会奋起抗争，与邪气交争于肌表，防止邪气进一步往里入侵，这个时候就会表现出太阳病了。那么，太阳病具体会有什么表现呢？

一方面，当邪气伤及足太阳膀胱经，局部的经气运行必然受到阻碍而不通利，后脑勺和颈项部是足太阳膀胱经所经过的地方，中医说"不通则痛"，故此时会感觉到后脑勺疼痛,而且后项部也会变得拘紧而不柔和。现在,越来越多的人上班的时候不是低着头批阅文件,就是对着电脑书写报告、查阅资料。长期姿势不正确就会导致头项部不舒服,低头也不是,抬头也不是,怎么扭都不对劲,脖子很僵硬,这种感觉就很类似"项强",但"项强"的颈项部肌肉僵硬,并不会因为做颈部活动而明显改善。这就是"头项强痛"了。

另一方面,太阳的阳气被风寒邪气所伤,营卫之气也会被扰乱。最先表现出来的是卫气不能正常地发挥卫外作用和温养肌肤的功能,就像国家打仗,敌人最先伤及的是前线部队。所以,病人就会感觉特别地怕冷、怕风。而且非常奇怪的是,就算多穿一件衣服,这种怕风、怕冷的感觉也不会消失。同时,因为卫气奋力抗邪于外,脉象也会相应地表现得比较浮。自古中医都善于运用比喻,李时珍在《濒湖脉学》中生动地形容脉浮的表现为"泛泛在上,如水漂木"。古人说,这个浮脉的感觉就像按一块浮在水面上的木头,轻轻地碰就能体会到。那么,它代表了一个什么样的病理变化呢? 在中医里面,脉象反映人体内气血运行的状态。当血气浮盛于外的时候,就会表现出浮象。当体表受邪,正气抗邪于表,气血也浮盛于外,自然就会表现出脉浮了。

仲景把风寒之邪伤及人体后所表现出来的症状概括为"脉浮,头项强痛而恶寒"。这一组症状贯穿着太阳病的始终;换句话说,当我们遇到一名病人,只要在他身上同时表现出这三个症状,我们就可以断定他患的是太阳病了。在《伤寒论》中,凡是提到太阳病的,就会包含这三个症状。

(三)太阳病的两种表现

我们或许体会过感冒时的两种不同体验:一种是鼻塞流涕,发热,并伴随汗出,也怕冷,但是以怕风为主;另外一种则是特别地怕冷,甚至大夏天的时候还想盖棉被,发着高热,但一点儿汗都不出,感觉全身疼痛。同是感冒,为何会有两种不甚相同的表现呢? 显然,仲景在当年就已经注意到,虽然同是太阳病,但是因为病人体质的不同,感邪轻重的不同,就会出现两组不同的症状。所以,紧接着的太阳提纲证,仲景就对这种现象做了总结:

"太阳病,发热,汗出,恶风,脉缓者,名为中风。"

"太阳病,或已发热,或未发热,必恶寒,体痛,呕逆,脉阴阳俱紧者,名为伤寒。"

太阳病又分为两种，一种是"中风"，一种是"伤寒"。

为了说明"伤寒"和"中风"两者的差别，我们又要说回卫气。前面已经说过了，卫气有温养内外、护卫肌表、抗御外邪、滋养腠理、启闭汗孔等功能。在正常的情况下，卫气管理汗孔开合，调节汗液排泄以帮助身体调节体温。当处在夏天烈日当空的环境下或从事体力劳动的时候，排汗都比较多，这是因为肌表的腠理毛孔打开了，出汗可以带走体内的热。而到了冬天，腠理毛孔紧锁以帮助保暖，保持正常的体温，使寒邪不会横冲直撞，侵袭人体。可是，如果受到外邪的侵袭，那就不同了。

《素问·皮部论》说："是故百病之始生也，必先中于皮毛。"也就是说，当身体受到风寒之邪侵袭时，首先伤及的必定是皮毛。营是行于脉中的，而卫是行于脉外的，所以卫气必定首先被伤。卫气功能被破坏了，调节作用就失灵了，就不听身体的使唤了。这就像家里的大门坏了，就会出现想开开不得，或者想关关不拢的局面。同理，如果人体腠理毛孔"想开开不得"，就会表现为无汗出；"想关关不拢"，就会表现为汗出过多。

体内的营气知道卫气仍在前方肌表打仗抵御外邪，就会不断地输送后援营养物资，支持卫气，可是现在卫气自身难保，根本没办法和营气配合。在中医来说，这就叫"营卫不和"了。

体内的营气本来是想补充卫气的力量，让卫气打开腠理毛孔，好把敌人赶跑的，谁知道卫气紧闭着肌表，而且也打不开腠理毛孔，营气就会被郁滞在里。最后，不止出现无汗出、身体疼痛，还会在脉象浮浅的基础上，更添紧象。如果腠理毛孔大开，人体的营气随着汗液不断地排出体外，就会表现出汗出、肤表松弛，身体一般不会痛，脉象也显得比较柔软，出现浮缓之象。这样就形成了太阳病的两大类型了。一般情况下，我们把无汗和有汗作为区别这两大类型的标志，无汗是凝敛的象征，这类太阳病叫太阳伤寒；有汗是疏泄的象征，这类太阳病就叫太阳中风。

1. 太阳中风 很多人看到"中风"一词，脑海中立刻浮现的是猝然昏倒，不省人事，伴发口角㖞斜、语言不利的画面。一般理解的"中风"乃西医的疾病概念，也叫"脑卒中"，分为缺血性脑卒中和出血性脑卒中两种类型。而在中医学里面，"中风"有两种含义：一为对急性脑血管疾病的统称，是以猝然昏倒，不省人事，伴发口角㖞斜、语言不利而出现半身不遂为主要症状的一类疾病，属中医内伤杂病范畴；二为"中于风"，有邪从外侵之意。徐灵胎在《伤寒类方》中就说了，"此太阳中风之脉证，非杂病经络脏腑伤残之中风耳"。

《伤寒论》中说的"中风"属于太阳病范畴。太阳中风会有什么表现呢？除了太阳病所共有的症状——脉浮、头项强痛与恶寒之外，还有汗出、发热、恶风和脉浮缓。《伤寒论》第12条进一步生动地描述了太阳中风的表现——"啬啬恶寒，淅淅恶风，翕翕发热，鼻鸣干呕"。如果听到一个人说，他有点儿发热，有点儿怕冷，特别怕风，还出汗，有点儿鼻塞流涕，可能会有点儿干呕，一把脉是浮脉，但重按又感觉到脉比较软，这就是太阳中风证了。

为什么叫"中风"呢？这里有两层含义。第一，仲景认为这个病主要是由风邪中于肌腠所导致的，所以就起了个非常形象的名字，其实就是"中于风"的意思。仔细想一想，很多时候风寒之邪都是伴随出现的，很少单纯地受到风邪的侵袭。所以，这里说的"中风"还有第二层含义，就是身体感受风寒之邪之后所出现的症状特征，与风邪伤人后所表现的特征一致。汗出就是一个最明显的特征。

风邪有什么特性呢？中医理论认为，风为阳邪，其性疏泄。仲景所描述的发热、汗出都和风有莫大的关系。具体分析，卫行脉外，外为阳，所以卫气又称为"卫阳"。阳主热、主动，卫气属阳，风邪也属阳邪，故当肌表感受到风邪侵袭，首先伤及的是卫气。此时，两阳相争，就很容易使身体产生病理性的亢奋而出现发热症状。另外，风的疏泄之性，使得腠理毛孔大开，导致体内的津液不断被蒸发到体外，引起汗出。

那么，恶风与脉缓两个症状又应该怎么理解呢？

太阳病，是肯定包括了恶寒症状的，这里又怎么理解仲景说的恶风呢？在临床上看，恶风和恶寒实际上是没有本质区别的。恶寒必兼恶风，而恶风必兼恶寒，只不过它们的程度不同。王履说："恶寒恶风，俱为表症，但恶风比恶寒为轻耳。恶寒者，虽不当风而时自怯寒。恶风者，居密室帏幕中，则无所畏，或当风，或挥扇，则淅淅然而恶也。"当一个人深居密室，把门窗都关起来了，穿很厚的衣服或盖很厚的被子，仍然觉得很冷，这就是恶寒。如果"当风则恶，无风则缓"，在有风吹过的时候才觉得冷，而在没有风的环境就不怎么觉得冷的话，就是恶风。

仲景是非常注重脉象的，他强调要"观其脉证"。在太阳病提纲证中，脉浮把病位定在了肌表，表示正邪相争于太阳肌表，气血浮盛于外。到太阳中风，仲景则指出脉象浮缓。《濒湖脉学》云："缓脉阿阿四至通，柳梢袅袅飐轻风，欲从脉里求神气，只在从容和缓中。"一般认为，缓脉是指一息四至，来去弛缓松懈的脉象。若脉来均匀和缓，为平脉，是正常人的脉象。而《伤寒论》里面的缓，它指的不是脉搏节律慢，而是脉搏形态松弛，应指柔软。因为，太阳中风证中，卫气被伤，营阴也随着汗液向外排泄而流失，所以脉管中的营阴必然不足，脉搏摸起来也就变得松弛柔软了。仲景把这种脉象称为"缓"，反映太阳中风汗出肌疏、营阴内弱之象。

2. 太阳伤寒　太阳伤寒乃狭义的"伤寒"，是与太阳中风相对而言。"伤寒"，就是"伤于寒"，描述的是肤表被寒邪所伤，在人体出现的一系列症状。前面说"中风"，为什么这里不叫"中寒"呢？这是因为，"伤"表示只是伤及肌表，而"中"则要比"伤"更进一层。与太阳中风不一样的是，太阳伤寒的人会特别地怕冷，全身疼痛，可能没有发热，也可能发着高热，没有汗出，看上去症状似乎要剧烈一些。

寒邪有什么特征呢？寒为阴邪，易伤阳气。人体的卫气有温养内外的功能，寒邪侵袭人体时，会把肌表的阳气带走，导致卫气瞬间失去温煦肌表的功能，身体就会变得特别地怕冷。这就像一杯热水，怎样让热水瞬间变冷呢？就是往里面放冰块。寒邪就像冰块，能瞬间减少水里的热气。这也像在寒冷的冬天凛冽的北风迎面吹来，人会被冻得哆哆嗦嗦。

仲景说"或已发热，或未发热，必恶寒"。这可不像是中风般只是恶风了。这里提到的"必恶寒"，强调了怕冷的程度非常严重，就算穿多少件衣服，盖多少张被子，甚至是大夏天裹着羽绒服，都会觉得冷。既然寒为阴邪，伤的是阳气，那伤寒会不会发热呢？仲景说有可能发热，也有可能不发热。很多学者认为，发热是必然的，只是时间早晚的问题。即使肌表已经被寒邪所伤，肌表的守护者依然会想方设法把敌人赶出去。一有机会，卫气就会处于一种兴奋的状态，尽己所能，奋死拼搏，驱邪外出。所以说，病人早晚都会出现发热的，而人体体质的强弱与所感受邪气的轻重，都与发热出现的时间有着密切关系。

另外，寒性凝滞而主痛。太阳伤寒病人，有一个非常明显的身体症状，那就是全身疼痛。除了在《伤寒论》第3条提到"体痛"外，第35条更详细地描述为"身疼腰痛，骨节疼痛"。当然，还要加上太阳病第1条提纲证中的"头项强痛"。总而言之，就是全身上下痛，说不出的滋味，而且这种痛任凭你怎么改变姿势，怎样去按摩推拿，贴各种祛痛膏，似乎都不能缓解，总是感觉全身都紧紧的，更有甚者会说皮肤摸一下都痛。而这一切，都是寒邪引起的。在正常情况下，营卫之气是互相配合的。营气不断滋养卫气，让卫气有足够的能量祛邪外出，可是当人体受到风寒之邪侵袭时，卫阳之气就会被寒邪所控制，不能很好地发挥防御作用。同时，营气的滋养补充未获善用，营阴之气就会被郁滞在体内。另外，足太阳膀胱经的通利与营卫气血的流行有着非常大的关系。当营卫之气被遏制，足太阳膀胱经自然也变得滞涩起来，就像冬天水会结冰一样。当人体为寒邪所侵，经脉气血就会运行不畅，甚至凝结阻滞不通。这样就能解释为什么太阳伤寒除了有头项强痛之外，还会出现"身疼腰痛，骨节疼痛"等症状了。

还有就是，寒性收引。为什么患了太阳伤寒的人卫气闭而不开，而患了太阳中风的人卫气却但开不闭呢？这就跟感邪的性质有着莫大关系了。风性疏泄，风的疏泄之性可以让腠理毛孔大开，导致汗出。而寒性收引，这里说的收引就是收缩的意思。我们在怕冷的时候，身体都会有一个本能的反应，就是把自己缩成一团，以减少体内热量的散发。当寒邪侵袭肌表，腠理毛孔自然也会缩成一团，闭而不开，所以太阳伤寒就会表现为无汗。另外，寒邪收引之特性还会令脉管拘紧，而导致"脉阴阳俱紧"。紧脉是一种什么样的脉呢？《濒湖脉学》里面说："举如转索切如绳，脉象因之得紧名。总是寒邪来作寇，内为腹痛外身疼。"什么意思呢？就是说紧脉就像古代做绳子一样，把麻绳进行旋转，这个时候去摸麻绳，就会感觉麻绳变得很紧张。在寒性收引的作用下，脉管也变得绷紧而不柔和，呈现出紧象。如果切脉时体会到这种感觉，那这个脉就是紧脉了。中医切脉是分"寸、关、尺"三部，又分"浮、中、沉"三个脉位的。对太阳伤寒而言，其脉无论是沉取还是浮取，无论是寸脉还是尺脉，全都是拘紧之象，这就是"阴阳俱紧"的意思了。

（四）太阳病的传变

大概大家都有经验，得了感冒之后，就算不吃药，六七天后也就会自己痊愈了。可是，有时候病程过了一周也不觉得有改善，甚至越来越严重，这时候，很可能就已经发生了"传经"。当正气不足以抗邪，又没有药物帮助，正衰邪胜，邪气就可能进一步从表深入至里，而出现阳明证、少阳证或三阴证的表现。那么，怎样才能知道疾病是否还在太阳呢？仲景紧接着又说了：

"伤寒一日，太阳受之，脉若静者，为不传；颇欲吐，若躁烦，脉数急者，为传也。"

"伤寒二三日，阳明、少阳证不见者，为不传也。"

仲景在这里提醒我们，得了外感病以后，症状每时每刻都在变化，不会总是停留在原来的症状和病位上。这些变化的结果，除病情自愈之外，其他变化都叫作"传"。按方证相应的原则，"病皆与方相应者，乃服之"。反过来，病有"传"经，症状有变化的话，则"病不与方相应"，那么治疗法则与方药也就要随之变化了！这里也暗示为医者一定要做到谨慎、用心，时时刻刻观察病人的各种症状，明察细微，以了解病人症状有无传变。

第4条提到，"伤寒一日，太阳受之"，就是说，当受到风寒之邪侵袭时，一般情况下都是先表现出太阳病的症状，如脉浮、头项强痛、恶寒。受感邪性质不同、体质不同等因素的影响，可表现出汗出、恶风、脉浮缓的太阳中风证，亦可表现出恶寒、无汗、身疼痛、脉浮紧的太阳伤寒证。

如果一个平素身体素质比较壮实的人感受了邪气，正气充足，有力气去防御外邪，这个时候，邪气就没办法往里深入，只得与正气纠缠在太阳经上，病情没有特殊变化，表现出来的仍然为太阳病的症状，亦即仲景所说的"脉若静者，为不传"。这里的"脉静"，不是指"脉静，身凉，汗出，热退"那种正胜邪退、疾病痊愈、恢复健康之意，而是指脉象没有变化，症状也没有变化，仍然停留在原始症状上。具体地说，如果一开始得的是太阳中风，那么就依然表现为脉浮缓；如果一开始得的是太阳伤寒，那么就依然表现为脉浮紧。

假如有另一个人，平素身体素质比较虚弱，感了邪气之后，正气很可能很快就败北了，这个时候，病情就很容易出现变化。仲景就提到"颇欲吐，若躁烦，脉数急者，为传也"。"颇欲吐"就是很想吐的意思，标志着邪气传入少阳，不在太阳了。少阳病的临床特征之一就是心烦喜呕，这个"喜呕"不是指病人喜欢呕吐，而是指经常出现呕吐症状。少阳病具有胆热气郁的病机，而胆热气郁最容易犯胃，导致呕吐，所以是否发生呕吐可以提示是否伴有少阳病的存在。"若躁烦"就是心里面非常地烦躁不安，它标志着邪气从太阳传到了阳明。阳明病是一种里实热证，容易上扰心神，引起烦躁不安。"脉数急"是和前面的"脉静"相对而言的，不是说脉变得又数又快，而是说脉象发生了变化，病情也跟着产生了变化。仲景观察到，尽管疾病发病时间很短，可是病人要不就是出现了恶心呕吐，要不就是烦躁不宁，脉象也变了，显然此时脉证均已不属太阳病范畴，乃病邪入里，疾病已经发生传经。

紧接着上一条，第 5 条指出："伤寒二三日，阳明、少阳证不见者，为不传也。"尽管太阳病已经过了两三天，但如果脉证没有发生变化，就表示仍然属于太阳病。

一般来说，人们会出于直觉地认为，刚得病的时候症状不会有变化，而得病久了，症状就必然会发生变化。而在这里，仲景告诉我们一个道理，临床上可不能这样凭空想象，而是要根据病人当前实际的症状与脉象来判断疾病在哪一经，判断病情是否有变化，根据当前的症状确定方药治则。

以上是《伤寒论》太阳病篇的概说。那么，怎么样治疗太阳中风证和太阳伤寒证呢？仲景说，太阳中风证就用桂枝汤治疗，太阳伤寒证就用麻黄汤治疗。因而，桂枝汤证也就成了太阳中风证的代名词，麻黄汤证成了太阳伤寒证的代名词。

二、桂枝汤证

（一）辨证提要

《伤寒论》第 12 条："太阳中风，阳浮而阴弱，阳浮者，热自发，阴弱者，汗自出，啬啬恶寒，淅淅恶风，翕翕发热，鼻鸣干呕者，桂枝汤主之。"

在这一条，仲景详细地介绍了太阳中风证的病机、主证、治法，以及桂枝汤的方药、配伍和煎服法。前面已经介绍了，太阳中风是由于卫气的调节机制失灵，腠理毛孔但开不合，导致的营卫不和，仲景在这里把它概括为"阳浮而阴弱"。

仲景强调方证对应，强调主证与方药之间的针芥相投、丝丝入扣。但是方证对应，并不代表不重视病因病机。中医治病，自古讲究理法方药一线贯之，其中"理"居首位，而所谓"理"，便是阐明医理或揭示病机，所谓"理明法彰，方出药随"或"谨守病机，各司其属"。只有准确掌握病因病机，治病的时候才能观往而知来，穷理而尽性，避免套方搬药的流弊。

下面要隆重介绍仲景的一个绝招，就是"辨证知机"。什么意思呢？《类经》云："机者，要也，变也，病变所由出也。"一个人得了病之后可能会表现出千变万化的症状，但是中医却能执简驭繁，透过现象看本质，推论出得病的原因与得病的机理。打个比方，这就如牛顿看见苹果落地，然后根据这个现象，经过研究、推论、分析，最后总结出万有引力定律。仲景也有这样的科学精神，观察病人时见微知著，知常达变，辨别证候，最后知悉疾病的机理。

从太阳中风证所表现出的一系列症状，可以推论出：患太阳中风证的人，他的抵抗力往往比别人要差一点。为何如此说？

中医理论认为，抵抗力的强弱主要是由人体的卫气和营气决定的。一个本来卫气就不是很强的人受到了风邪的干扰，卫气与风邪相斗，本来就比较弱的卫气就会更加弱，失去卫护肌表与管理汗孔开合的作用，再加上风邪有疏泄之性，迫使营阴不能内守，就会出汗。卫气与风邪相斗，卫阳就会浮盛于体表，出现发热、脉浮等亢奋的表现。汗出肌疏，风邪穿过卫气的防线，就会进入到人的肌肉这一层，所谓"屋漏偏逢连夜雨"，如果此时再吹到风，就会特别厌恶风，而表现为恶风。肺主皮毛，肺气通于鼻。风邪穿越肌表，导致肺气不利，故出现流涕、打喷嚏等肺系疾病症状。风属木，脾胃属土而主肌肉。风邪入侵肌肉而表现出木克土之势，胃气上逆，故偶尔干呕。身体奋起想把风邪赶走，就会表现出浮脉。然而，营气得不到卫气的固护，化为汗液跑了出来，导致后援部队不足，故脉表现为浮而缓，所以文中说"脉阳浮而阴弱"。

根据上面的描述可以总结出，太阳中风的最基本病变特点就是风邪外袭以致营卫不和。这样就"辨证知机"了。

《伤寒论》第95条"太阳病，发热汗出者，此为荣弱卫强，故使汗出，欲救邪风者，宜桂枝汤"更清楚地表明，得太阳中风的病机就是"荣弱卫强"。不是说卫气不足以抗邪吗？怎么说"卫强"呢？本来卫气是不足以抗邪的，但是为了保护身体，卫气还是奋起与邪气搏斗。"卫强"，是说卫气处于病理性的亢奋状态。而"荣弱"，是指营阴随汗液外泄而不足。在脉象上，"卫强"对应着"阳浮"，"荣弱"对应着"阴弱"，故说脉浮缓。

（二）桂枝汤

通过对太阳中风证综合分析，全面而透彻地了解其病机之后，医生就可以因人、因病、因证来决定治疗思路，选方用药，做到药到病除了。

那么，太阳中风证的治疗方法是什么呢？首先，既然有外邪入侵，就必先针对这个病因治疗，故首先要祛风，赶出处在肌肉这一层的风邪。其次，营卫不相协调，所以要让营卫之气重新恢复平衡。因此，太阳中风证的治疗思路概括起来就是解肌祛风，调和营卫。

说了治法，接着就到处方用药了。为了达到解肌祛风、调和营卫之目的，仲景专设了桂枝汤。因为桂枝汤是为太阳中风证而设的，所以我们也经常会把太阳中风证称为桂枝汤证。桂枝汤是《伤寒论》隆重推出的第一个方子，有着"仲景群方之魁""天下第一方"的美誉。

桂枝汤的组成非常简单，只有五味药，前面已经讲过，分别是：桂枝三两，去皮，芍药三两，甘草二两，炙，生姜三两，切，大枣十二枚，擘。

桂枝为樟科植物肉桂的嫩枝，性味辛温，属于《神农本草经》里的上品药。中国古代称肉桂树为"梫"树，这是因为它具有一种"侵"的力量。在肉桂树周围几米的范围，是长不出其他杂木的，而且它会把木气彻底清空、排除。在中医里，风是属木的，取象比类，桂枝也就有很强大的祛风作用，能够直入肌肉腠理，把风邪赶走，起到解肌祛风之效。

而芍药则有酸寒之性，能收敛阴液，以保证营阴不再外泄。用比较文绉绉的话说就是：桂枝与芍药，二者等量相配，一辛一酸，一散一敛，一开一合，于解表中寓敛汗养阴之意，和营中有调卫散邪之功，以达到调和营卫之目的。乍一看，似乎只要有桂枝和芍药就可以了，可是仲景还进一步想到，原来的营卫之气被伤，总是要补回来才行，而脾胃是气血生化之源，营卫生化之本，所以又加上大枣、生姜来益脾和胃。生姜和大枣都是做菜常用的佐料，有开胃和胃的作用。同时，生姜辛散止呕，助桂枝以调卫；大枣味甘，补中和胃，助芍药以和营。姜、枣合用，也有调和营卫之功。最后，为了使各味药各归其所，互相配伍，又加上了有"国老"美称的炙甘草，以调和诸药。炙甘草与桂枝、生姜等辛味相合，辛甘化阳，可增强温阳之力；与芍药之酸味相配，酸甘化阴，能增强益阴之功。所以，一般医家在评论桂枝汤的时候都认为，桂枝汤五味药互相配合，不仅能外调营卫，而且能内和脾胃，滋阴和阳。外证得之，解肌祛邪；内证得之，调脾胃，和阴阳。因此，无论是外感病还是杂病，只要符合营卫不和之病机，使用桂枝汤皆有良效。

既然桂枝汤这么好，可能很多读者就跃跃欲试，想照着原文把桂枝汤抄下来，去药店抓一剂来喝喝看。要真这样做的话，估计药店老板不会抓药给你。为什么呢？这里涉及两个问题。第一个是药量的问题，第二个是究竟芍药是赤芍还是白芍的问题。

首先是药量，按照汉代与现代的计量折算，桂枝汤的药量为：桂枝（去皮）45 g，芍药45 g，甘草（炙）30 g，生姜（切）45 g，大枣（擘）12 枚。看原文方后注，可以得知仲景当时煮药只煮一次，煮出来三升的分量，每次只服用一升，也就是每次服用的量只是总量的三分之一，也就是桂枝（去皮）15 g，芍药15 g，甘草（炙）10 g，生姜（切）15 g，大枣（擘）4 枚。细看一下，这个剂量与现今医生处方的常用量是相差无几的！

接着说芍药的问题，芍药有白芍和赤芍的不同，而仲景原文仅以"芍药"载之。那么，当时仲景所用的芍药到底是赤芍还是白芍？

张仲景用药理论与《神农本草经》一脉相承。《伤寒杂病论》中所用的"芍药"与《神农本草经》所载的应该是同一种。但是，《神农本草经》也未说明其所载的"芍药"是赤芍还是白芍，故有必要对《神农本草经》中所载芍药进行考证。

金代成无己在《注解伤寒论》中说，芍药"白补而赤泻，白收而赤散"，也就是说，白芍药偏补且偏于收敛，赤芍药则偏泻且偏于活血散瘀。在桂枝汤里，芍药的作用主要是敛汗收阴以和营，所以目前学术界大多认为桂枝汤里面所用的"芍药"应为"白芍"。

如果到药店抓桂枝汤，记得要写成：桂枝15 g，白芍15 g，炙甘草10 g，生姜15 g，大枣4 枚。不然的话，可能就被药店拒绝了。

（三）服桂枝汤的方法及调护

抓了桂枝汤后，要怎么煎煮才对呢？中医历来强调三分治、七分养，那喝了桂枝汤后要注意什么呢？要怎么养护呢？这方面的内容，前面已经讲过，大家可参阅前面所讲。

（四）病案举隅

近代名医曹颖甫的《经方实验录》里，记载着这么一个医案。

有一年夏天的夜晚，一个叫杨兆彭的人觉得天气很热，全身大汗淋漓，怎么都睡不着。于是，他打开了窗户，窗外凉风习习，非常舒服，他随即睡去。到了大半夜，他开始觉得有点儿冷了，随手拿了一床被子盖上。奇怪的是，虽然他盖了被子，但是一点儿都没有觉得暖和，反而更冷了。到了第二天，他就请曹颖甫为他诊治。曹颖甫根据杨某怕风、汗出等症状，判断他是感受了风邪，随即开了祛风解肌的"桂枝汤"原方。后来，杨某没有复诊。过了些日子，杨某又因为其他病来找曹颖甫。曹颖甫也就找机会问起他上次吃药后的情况。杨某说："上次吃了1剂药后，周身汗出，病就痊愈了！这药的效果真猛啊！"曹颖甫笑笑说："给你开的都是最轻的量啊！"

曹颖甫先生是一个非常讲究方证相应的经方大家。曹先生认为，医案中的杨某，其恶风、汗出等症状的病机，是感受风邪而导致了营卫不和。《伤寒论》第2条云："太阳病，发热，汗出，恶风，脉缓者，名为中风。"虽然这则案中并没有提到发热与脉缓，但是却有汗出和恶风的主证，故曹先生给予桂枝汤原方，"以发肌理之汗，而营卫自和矣"。结果药到病除。从中，大家可以窥探到仲景经方的神奇。

三、麻黄汤证

（一）辨证提要

《伤寒论》第35条："太阳病，头痛发热，身疼腰痛，骨节疼痛，恶风，无汗而喘者，麻黄汤主之。"

在这一条，仲景介绍了太阳伤寒的证治。与太阳中风不同，太阳伤寒之病机是肌表被寒邪所伤，营卫的正常运行受到了干扰。一方面卫气在外奋起抗邪，另一方面营气在内不断向外支援卫气，以增强卫气的抗邪力量。但是，由于寒邪的凝滞，卫气闭塞于外，营阴郁滞于内，造成卫闭营郁、正邪剧烈交争于表，这就是《伤寒论》所说的太阳伤寒表实证。

太阳伤寒证有八个典型的症状，称为"伤寒八症"，就是本条所说的头痛、发热、恶风、身疼、腰痛、骨节疼痛、无汗和喘。这八个症状可以分为三组。

第一组是发热与恶风。这两个症状是太阳病所共有的。回想一下，《伤寒论》原文第1条提到了"太阳之为病，脉浮，头项强痛而恶寒"，第3条提到了"太阳病，或已发热，或未发热，必恶寒，体痛，呕逆，脉阴阳俱紧者，名为伤寒"。对于太阳伤寒来说，恶寒这个症状是最先出现的。由于寒为阴邪，最容易伤人的阳气，而卫阳被伤，就不能再发挥温煦肌表的作用了，此时病人就会特别怕冷。在《伤寒论》的第35条，仲景说"恶风"而不说"恶寒"，其实是因为古代医家通常并不那么严格地区分两者。结合前面的条文就很容易知道，这里的"恶风"实际上带有"恶寒"的意思。发热这个症状比恶寒症状较迟出现，因为发热的前提是阳气必须先郁积到一定程度，以后才会发热。在第一轮交战中，卫阳已经败给了寒邪，不但被寒邪夺走了它温煦肌表的功能，还被寒邪闭郁在表，卫阳想打破这个局面而不得；后方的营阴不断地补充卫阳，想帮助它战胜寒邪，无奈寒邪太过强盛，导致阳气不断地郁积，到了一定程度就开始发热，通过发热的方式抗邪。阳气郁积速度的早晚，决定着出现发热的早晚。这样看来，发热是迟早的事情，只是早晚而已。

第二组症状包括头痛、身疼、腰痛与骨节疼痛。太阳伤寒与太阳中风的最大不同，除了恶风、恶寒程度的轻重，出汗与否外，就是太阳伤寒的身体疼痛程度特别严重。凡是得了太阳伤寒证的人，大都会感觉全身都疼，更甚者有人会描述说疼得像是被人打了一顿。这是因为寒主痛，寒邪导致全身的筋脉拘急，气血滞涩，不通则痛。再者，由于病在太阳，所以疼痛的部位与太阳经循行部位有关系，以头项部、腰部为主。

第三组症状则是无汗而喘。如前述，无汗的原因，就是寒邪闭郁肌表，导致卫气调节腠理毛孔开合的功能失调，毛孔闭而不开，腠理闭塞，所以无汗。而喘则与肺有关系。肺主皮毛，肺主气，主宣发肃降。寒邪不但侵犯肌表致毛窍闭塞，而且侵犯娇弱的肺脏，影响肺的宣发肃降功能，导致肺不主气，肺气不能肃降，肺气上逆而出现喘。

（二）麻黄汤

那么，怎样治疗太阳伤寒证呢？毫无疑问，肯定是首先要把寒邪赶走，恢复卫气的功能，让毛孔打开，发汗散寒。同时，因为出现了喘，所以还要宣肺平喘。为了达到这种功效，仲景创制了麻黄汤。适合使用麻黄汤来治疗的一系列证候，则称麻黄汤证。麻黄汤只有四味药，不过其发汗力量比桂枝汤强多了。

麻黄汤原方：麻黄三两，去节，桂枝二两，去皮，甘草一两，炙，杏仁七十个，去皮尖。

桂枝散木气，把风邪赶跑，而麻黄则更勇猛威严。《本经疏证》里说麻黄"能彻上彻下，彻内彻外，故在里则使精血津液流通，在表则使骨节肌肉毛窍不闭，在上则咳逆头痛皆除，在下则癥坚积聚悉破也"。麻黄与桂枝相配，可打开毛窍，发汗祛邪，而杏仁则能宣肺降气以定喘，再加上炙甘草调和诸药，达到发汗解表、宣肺平喘的效果。

古代的一两约等于现在的15 g，而每10枚杏仁约等于4 g。折算后得出来的麻黄汤的剂量是：麻黄（去节）45 g，桂枝（去皮）30 g，甘草（炙）15 g，杏仁（去皮尖）28 g。再取三分之一的量，也就是现今一剂麻黄汤的常用量：麻黄（去节）15 g，桂枝（去皮）10 g，甘草（炙）5 g，杏仁（去皮尖）9 g。

值得注意的是，适用麻黄汤的病人体质较为壮实，营阴不虚。麻黄与桂枝相配有很强的发汗作用，所以喝药后不需要喝粥就能汗出。麻黄汤的煎药、服药方法与桂枝汤类似，这里不再赘述。

（三）病案举隅

这里再举一个曹颖甫先生的病案。曹先生有个沈姓友人，他的朋友在冬季的时候得了伤寒。因为家里贫穷，所以一直都没有去看医生。沈先生知道后，就劝他去找曹先生看。曹先生问他哪里不舒服，他说："我从上个月到现在，一直感到头痛，非常怕冷，还发烧，一整个月都这样，症状似乎从来没减轻过，也没有加重过。"听罢，曹先生把了一下脉，发现他脉浮紧，于是就给他开了麻黄汤原方，又考虑到他病了那么久，胃气可能会稍微虚弱一点儿，就让他自己在药里面加上生姜三片和红枣两枚，并嘱咐他赶紧煮来喝，喝完盖被子睡一会儿。那个病人按照曹先生的嘱咐，喝完药盖被而卧，过了不久就完全好了！

这是一个非常典型的麻黄汤证的病案。虽然病人得病的日子非常长，但是，因为他平素体质偏于壮实，能与寒邪缠斗，所以病情没有进一步往里传变。《伤寒论》第4条提到，"伤寒一日，太阳受之，脉若静者，为不传"。虽然这个病人患伤寒已经一个月了，但是脉证没变，所以辨证后仍然用麻黄汤治疗。

四、桂枝加附子汤证

（一）辨证提要

《伤寒论》第20条："太阳病，发汗，遂漏不止，其人恶风，小便难，四肢微急，难以屈伸者，桂枝加附子汤主之。"

太阳病，本当以汗法解，但大家应该记得在桂枝汤服法条文中，明确指出太阳病需微微发汗，才得邪去表解，若大汗淋漓，反伤阳损液，正所谓"微似有汗者益佳，不可令如水流漓，病必不除"。表邪未尽，阳气亏虚不能固护，则见恶风更重；过汗伤阳损阴，阴虚致津液不足，阳虚致气化不利，州都之官膀胱所藏的津液减少，阳气也不够，故见小便难；阳虚液伤，四肢失于温煦滋养，故四肢拘急不利。

（二）桂枝加附子汤证

对于上述症状，怎么治疗呢？用桂枝加附子汤。

桂枝加附子汤原方：桂枝三两，去皮，芍药三两，甘草二两，炙，生姜三两，切，大枣十二枚，擘，附子一枚，炮、去皮、破八片。

古代的一两约等于现在的15 g，一枚附子约等于现在的20 g。折算后得出来的桂枝加附子汤的剂量是：桂枝（去皮）45 g，芍药45 g，甘草（炙）30 g，生姜（切）45 g，大枣（擘）12枚，附子（炮、去皮、破八片）20 g。再取三分之一的量，就是现今一剂桂枝加附子汤的常用量：桂枝（去皮）15 g，甘草（炙）10 g，生姜（切）15 g，大枣（擘）4枚，附子（炮、去皮、破八片）6~7 g。

桂枝加附子汤即桂枝汤加炮附子，可以调和营卫、温阳固表，使汗止液复，则诸症自愈。刘渡舟老认为这体现了张仲景善抓主要矛盾的特点，虽然病人也有阴液不足，但只要阳气固密，阳生阴长，阴液就可以补充上来。临床上，桂枝加附子汤可用于不少"汗证"病人的治疗，下面我们来学习一则医案，以加深大家对桂枝加附子汤证的印象。

（三）病案举隅

一位常年患有类风湿关节炎的老年女性，说自己平时出汗很多，总是大汗淋漓，衣服经常湿透，背部总感觉凉凉的，恶风恶寒，早上起来关节僵硬，活动不是很灵活，口干，心慌心悸，偶有胁肋部痞满疼痛，大便时干时稀，小便黄。病人舌苔脉象示：舌淡暗，有瘀斑，苔白腻，脉浮滑。对比桂枝加附子汤证的条文，可发现病人身上出现了不少条文中的证候，比如"汗出漏不止"，再比如"四肢屈伸不利"和"恶风"。此外这位病人还出现了很多其他由汗出过多导致阳虚液伤的证候：心在液为汗，汗出过多损伤心阳，心无所养，故见心慌心悸。病人口干也提示阴液损伤。鉴于此，李赛美教授拟方如下：桂枝15g，白芍30g，大枣15g，炙甘草15g，附片10g（先煎半小时），山萸肉30g，柴胡10g，炒白术30g，茯苓20g，菟丝子15g，淫羊藿15g，枸杞子15g，补骨脂15g，炮姜10g，茵陈15g，生地黄15g。

上方是桂枝加附子汤加味而成，即在桂枝汤中加入炮附子一枚，取附子温经复阳、固表止汗之用；病人胁肋胀闷疼痛，加入柴胡以疏达肝郁；病人大便时干时稀，予茯苓、白术健脾化湿；此外，予菟丝子、淫羊藿、枸杞子、补骨脂等温阳补肾之品，助附子扶阳固表；予生地黄清热养阴生津；病人偶有胁肋部痞满疼痛，小便色黄，为湿热瘀阻肝络，予茵陈清热祛湿；加入味酸微温的山萸肉；加入白芍30g，取芍药甘草汤之义，酸甘化阴；方中所使炮姜，其辛燥之性较干姜弱，温里之力不如干姜迅猛，但作用缓和持久，且长于温中止痛。病人复诊时诉汗出减少，效不更方，连服几周后，诸症基本痊愈。

五、桂枝二越婢一汤证

（一）辨证提要

《伤寒论》第23条："太阳病，得之八九日，如疟状，发热恶寒，热多寒少，其人不呕，清便欲自可，一日二三度发，脉微缓者，为欲愈也；脉微而恶寒者，此阴阳俱虚，不可更发汗、更下、更吐也，面色反有热色者，未欲解也，以其不能得小汗出，身必痒，宜桂枝麻黄各半汤。"

《伤寒论》第27条："太阳病，发热恶寒，热多寒少。脉微弱者，此无阳也，不可发汗，宜桂枝二越婢一汤。"

（二）桂枝二越婢一汤

桂枝二越婢一汤原方：桂枝去皮、芍药、麻黄去节、甘草各十八铢，炙，生姜一两二铢，切，大枣四枚，擘，石膏二十四铢，碎，绵裹。

汉代的一两约等于现在的15 g，一两为24铢，故一铢约等于0.6 g；一钱约等于3 g。折算后得出来的桂枝二越婢一汤的剂量是：桂枝（去皮）、芍药、麻黄（去节）、甘草（炙）各12 g，生姜（切）24 g，大枣（擘）4枚，石膏（碎，绵裹）15 g。再取三分之一的量，就是现今一剂桂枝二越婢一汤的常用量：桂枝（去皮）、芍药、麻黄（去节）、甘草（炙）各4 g，生姜（切）8 g，大枣（擘）1.5枚，石膏（碎，绵裹）5 g。

一提到太阳病，大家通常会将之与平常所说的感冒、发热等外感疾病联系在一起，而一提到中医治疗皮肤病，大家都会脱口而出清热、燥湿、凉血等常治法。殊不知其实太阳病与皮肤病是有密切关系的。太阳为一身之藩篱，太阳病之汗法对中医认为邪在肌表的皮肤病具有很好的疗效。因此，对于某些临床上运用清热等传统治法疗效不彰的皮肤病，换个思路，运用汗法，从表证论治，给邪以出路，有时候能收到意想不到的效果。

（三）病案举隅

一位55岁的女性病人以面部及手部皮肤瘙痒8年为主诉求诊于李赛美教授。病人8年来一直饱受皮肤病之苦，主要表现为面部及手部散在皮疹发作，色红，局部瘙痒甚，时有水疱，病人皮肤瘙痒症状每天都会发作，但以冬春季节为甚，夏天出汗后瘙痒症状会有所减轻。病人曾在某知名皮肤病专科医院就诊，诊断为阳光疹、湿疹等，大多予抗生素等药物控制症状。也曾看过其他中医，大多予清热燥湿止痒之方，通常是服药时瘙痒缓解，停服后又复发。病人还诉其为过敏体质，容易口干，除此之外病人并无其他不适，舌红暗，苔薄白，脉滑但无力。《伤寒论》描写皮肤瘙痒的条文只有第23条的"身必痒"，为邪气游行皮肤所致。大家不知有无注意这位病人的皮肤瘙痒有一个非常明显的特点，那就是夏天出汗后病人皮肤瘙痒的症状反而会减轻，而我们通常认为，夏天气温较高，出汗多，汗液刺激皮肤，皮肤病一般会发作更加频繁，而这位病人却正好相反，什么原因呢？李教授抓住这一要点，认为其反复皮肤瘙痒正是因为邪气伏于肌表，而病人又被误治，导致余邪内闭，"以其不能得小汗出"，故迁延不愈。因此，李教授首先拟了桂枝麻黄各半汤，但后细细体会病人证候的特点，认为病人口干，说明病人体内仍有里热未尽，因此加用石膏，使整方有了桂枝二越婢一汤的影子。具体处方如下：桂枝 10 g、白芍 10 g、大枣 10 g、炙甘草 10 g、麻黄 10 g、苦杏仁 10 g、黄芪 60 g、生石膏 20 g（先煎半小时）、补骨脂 15 g、菟丝子 15 g、淫羊藿 15 g、枸杞子 15 g、当归 10 g、川芎 15 g、葛根 45 g、牡丹皮 15 g。

服药 3 剂后，病人诉皮疹瘙痒大幅缓解，服药 7 剂后诸证好转，再以 7 剂巩固，电话随访两年，未再复发。

第 23 条所述病证属于太阳表郁轻证，表郁轻证是太阳病病程日久不愈，营卫之气已虚，在表尚有小寒闭郁之证，病机相对复杂。这时单纯使用桂枝汤不能发越在表郁闭之寒邪，单纯使用麻黄汤又恐更加损伤营卫之气，因而调整剂量，小制其剂，则解表发汗而不伤正，调和营卫而不留邪。

第 23 条所述基本证候有以下几个特点：一是"太阳病八九日"，显示太阳病病程较长，经久不愈；二是"发热恶寒，热多寒少"且"一日二三度发"，之所以出现这种情况，是因为病久邪微，正气欲抗邪外出，而邪郁不解，正邪交争相对缓和；三是"其人不呕，清便欲自可"，其中"清便欲自可"，指大小便还可以，说明邪气未内传至少阳和阳明。第 27 条条文甚简，以方测证，应是表寒里热之证，但表郁较轻，里热亦微。

在这位病人身上，我们并没有看到表郁轻证之发热恶寒、热多寒少的特点，那为何判断病人为表郁轻证呢？这就要从该病人最痛苦的症状——皮肤瘙痒说起了。对于条文"身必痒"，刘渡舟老认为，邪气较盛，通常会出现身痛；阳气郁闭较重，通常会出现身重；若阳气闭郁而不得小汗出，则只是身痒。而尤在泾在《伤寒贯珠集》中也说"邪盛而攻走经筋则痛，邪微而游行皮肤则痒也"。从这两位伤寒大家的言语中我们可以知道，皮肤瘙痒是反映邪气郁表但势微的重要依据。该病人病程长达 8 年，中西医手段都曾尝试过，正所谓"久病必虚"，而脉象无力亦为正邪俱虚之佐证。况且我们前面提到，病人皮肤瘙痒的最大特点就是夏天出汗后瘙痒可减轻，这也是病人有表邪郁闭的证据，只不过病人正气已虚，生理之汗效力太弱，无法驱尽表邪，故必须借助药力发汗来给邪以出路。

桂枝二越婢一汤可看作桂枝麻黄各半汤去杏仁加石膏而得，也可看作大青龙汤以芍药易杏仁而得。因为去杏仁可减轻该方发汗的功效，故方有执认为"去杏仁者，恶其从阳而主气也，用芍药者，以其走阴而酸收者也"，但本方中李教授仍然保留了杏仁，并加用了大剂量的葛根助推发汗，这是因为李教授认为该病人的皮肤瘙痒需要通过开表发汗的方式来解。针对病人本虚的问题，李教授则采用攻补兼施的方法，用黄芪补气，补骨脂、菟丝子、淫羊藿、枸杞子四味药温阳补肾。此外，还加入当归、川芎等活血之品以助皮疹消退。

从这则医案我们可以看到，太阳病绝不只是我们通常所说的以发热、恶寒为主症的外感表证，临床上内、外、妇、儿各科急性和慢性疾病都可能在病程全程或一定阶段出现太阳病的表现，故临证时需审度内外，辨证求因，方可药到病除。

六、小青龙汤证

（一）辨证提要

《伤寒论》第40条："伤寒表不解，心下有水气，干呕，发热而咳，或渴，或利，或噎，或小便不利，少腹满，或喘者，小青龙汤主之。"

《伤寒论》第41条："伤寒心下有水气，咳而微喘，发热不渴。服汤已渴者，此寒去欲解也，小青龙汤主之。"

小青龙汤证为外寒内饮之证候。大家可能要问，这个方何以配得如此霸气的名字？青龙是神话中东方木神，色主青，主万物发育，张秉成在《成方便读》中曰："名小青龙者，以龙为水族，大则兴云致雨，飞腾于宇宙之间，小则能治水驱邪，潜隐于波涛之内耳。二方发汗逐饮之功，犹如青龙之兴云治水，但依其发汗力强弱而名为大、小青龙汤。"

（二）小青龙汤

小青龙汤原方：麻黄去节、芍药、细辛、干姜、甘草炙、桂枝去皮，各三两，五味子半升，半夏半升，洗。

汉代的一两约等于现在的 15 g，一升五味子约等于 60 g，一升半夏约等于100 g。折算后得出来的小青龙汤的剂量是：麻黄（去节）、芍药、细辛、干姜、甘草（炙）、桂枝（去皮）各 45 g，五味子 30 g，半夏（洗）50 g。再取三分之一的量，就是现今一剂小青龙汤的常用量：麻黄（去节）、芍药、细辛、干姜、甘草（炙）、桂枝（去皮）各 15 g，五味子 10 g，半夏（洗）18 g。

（三）病案举隅

说完小青龙汤名字的由来，我们借用一个案例来学习小青龙汤。

一位 5 岁的小男孩不慎受凉后，发热恶寒，鼻塞流清涕，咳嗽咯痰，痰白质稀，无汗出，小便淋漓不尽，吃饭不太好，双手手指末端冰凉，舌边尖红，苔白腻，脉浮滑。李教授见此患儿诸症后认为，患儿发热恶寒，无汗出，为典型太阳伤寒表实证；咳嗽咯痰，痰白质稀，小便淋漓不尽，为心下有水气，水气上至于肺则肺寒，内外合邪；水气留而不行，则小便不利；吃饭不太好，为水气滞于心下，碍脾伤胃，脾胃运化不利所致；手指末端冰凉，为水气聚集，气郁不达四肢所致。综上所述，患儿之证为太阳伤寒兼水饮内停之证，可用小青龙汤。李教授便拟方如下：桂枝 3 g，白芍 3 g，麻黄 3 g，炙甘草 3 g，杏仁2 g，干姜 2 g，细辛 1 g，法半夏 6 g，五味子 1 g，连翘 8 g，白豆蔻 3 g，茯苓 10 g，陈皮 5 g，党参 10 g，苏叶 6 g。

一剂服完，诸证皆缓，家长信心大增。继服两日，症状消除。

小青龙汤有解表散寒、温肺化饮之功。方中麻黄具发汗解表、宣肺平喘、利尿行水三大功效，为一物而三任也。与桂枝相伍，则温阳通化、发汗利水之效增强，二药同用，准确针对病因、病机、主症，故两药皆为方中君药。干姜、细辛、法半夏大辛大热，散寒宣肺，化痰涤饮，但三药合用，升散太过，因此加用五味子敛肺止咳，芍药敛阴养血，二者与辛散之品相配，一散一收，既可增强止咳平喘之功，又可制约诸药辛散太过，打破外感病少用性偏收敛药物之忌，使开阖适宜，升降得法。小青龙汤的原方没有杏仁，而李教授的处方中使用杏仁，是取杏仁宣肺止咳之功效，并使该方中包含麻黄汤，加强对太阳伤寒证的针对性。处方中还加入连翘、苏叶祛风解表，茯苓、陈皮、白豆蔻健脾祛湿化痰，党参补中和胃、顾护正气。

发热、感冒是儿童常见病，而在我国，这类患儿往往都会被心急如焚的家长送去输液室静脉滴注抗生素，长此以往，既滥用了抗生素，患儿的体质也因抗生素的副作用而变得虚弱。其实在小儿外感病的各个阶段，用中药治疗都既可退热，又可避免抗生素的副作用。以善治外感病著称的伤寒经方在这方面大有可为。

七、桃核承气汤证

（一）辨证提要

《伤寒论》第106条："太阳病不解，热结膀胱，其人如狂，血自下，下者愈。其外不解者，尚未可攻，当先解其外，外解已，但少腹急结者，乃可攻之，宜桃核承气汤。"

（二）桃核承气汤

桃核承气汤原方：桃仁五十个，去皮尖，大黄四两，桂枝二两，去皮，甘草二两，炙，芒硝二两。上五味，以水七升，煮取二升半，去滓，内芒硝，更上火，微沸下火。先食温服五合，日三服，当微利。

汉代的一两约等于现在的 15 g，一百粒桃仁约等于 30 g。折算后得出来的桃核承气汤的剂量是：桃仁（去皮尖）15 g，大黄 60 g，桂枝（去皮）30 g，甘草（炙）30 g，芒硝（冲服）30 g。

月经是女性特有的生理特征，是一种周期性的子宫内膜脱落并伴随出血的过程。但不少女同胞却对月经深恶痛绝，因为月经给广大女同胞的生活带来了诸多不便。困乏、头痛、腰酸、烦躁等经期不适会让女同胞们总有那么几天身上不舒坦。更别说痛经、月经失调等常见月经病给广大女性带来的困扰了，临床上少数痛经严重者的疼痛甚至可以强到像哌替啶这样的强效镇痛药都止不住。所以对于月经，女性朋友真的是"怕它来，又怕它不来；怕它来得多，又怕它来得少，还怕它不准时来"。但不管怎样，"调月经，看中医"，这个观念都已经深入人心，经方亦可在此方面大显身手。

（三）病案举隅

李教授门诊上有一大批病人是以调月经为目的来就诊的。一位 40 多岁的女性病人自诉月经不调两年多，刚开始是月经不准时，或提前，或推后，就诊时月经已经三个月没来了。末次月经量多，呈深红色，行经 5 天即干净，无血块，有痛经。病人近 2 个月开始出现严重便秘，大便 3~4 日一行，干结非常，就算进食大量蔬果也无济于事，胃口一般，其余无不适。病人舌色淡暗，舌上面有瘀点，舌苔黄腻，脉沉。

李教授分析：病人月经三月不行，血不行则成瘀，瘀血结于下焦，郁而化热，热陷于肠而灼津致使大便干结。舌体有瘀点、舌苔黄腻、脉沉为瘀热结于下焦的最好佐证，瘀热互结，热重于瘀。当治以桃核承气汤活血化瘀、通下热结。李教授处方如下：炙甘草 15 g，大黄 15 g，桃仁 15 g，桂枝 15 g，芒硝 10 g（冲），生地黄 20 g，麦冬 30 g，玄参 15 g，白芍 30 g，黄芪 30 g，乌药 15 g。

病人服药当日便顺利排大便一次，量多黏稠，臭味明显；服药 7 剂后不仅胃口好了，精神状态和心情也都明显改善。后续以桃核承气汤为基础方稍作加减，病人服用第 15 剂时月经来潮。后随访一年余，病人月经周期已基本正常，经期前后未见明显不适。

桃核承气汤以桃仁为君药，故得名。桃仁既有活血化瘀之效，又有润肠通便之功，是为主药。桃仁得桂枝温阳通经，则活血之力更甚。大黄既能通腑泄热，又能凉血化瘀，为气血两调之圣品。芒硝软坚散结，润燥清热，助大黄通泄之力。甘草益胃和中，调和诸药。该方妙在以承气汤疏浚腑道，又不失泄热逐瘀之原旨，用在此病人身上更是贴切。病人月经三月未行，而《神农本草经》认为桃仁"主瘀血，血闭癥瘕"，以桃仁之活血逐瘀之力，破病人之经闭。此外病人大便干结，桃核承气汤恰好也是调胃承气汤的化裁之方，可通病人之便秘。李教授见病人肠燥津亏，大便干结，还在处方中加上了增液汤（即麦冬、玄参、生地黄三味阴药）以滋阴增液，使处方在桃核承气汤的基础上又有了增液承气汤的意味，增强该方涤荡胃肠积滞实热之力。方中还用黄芪补益正气，防通下之力太过而伤正，有攻补兼施之意。乌药则可行气止痛，尤擅行下焦之气，气为血之帅，气行血亦行，故乌药可佐桃仁之破血之功。芍药既可缓急止痛，也可养血调经。诸药相合，活血化瘀，行气止痛，通腑泄热，润肠增液，可解该病人诸症之苦，亦体现了中医整体论治之优势。

八、柴胡桂枝汤证

（一）辨证提要

《伤寒论》第146条："伤寒六七日，发热，微恶寒，支节烦疼，微呕，心下支结，外证未去者，柴胡桂枝汤主之。"

（二）柴胡桂枝汤

柴胡桂枝汤原方：桂枝一两半，去皮，黄芩一两半，人参一两半，甘草一两，炙，半夏二合半，洗，芍药一两半，大枣六枚，擘，生姜一两半，切，柴胡四两。

汉代的一两约等于现在的15 g，一合半夏约等于60 g。折算后得出来的柴胡桂枝汤的剂量是：桂枝（去皮）20~25 g，黄芩20~25 g，人参20~25 g，甘草（炙）15 g，半夏（洗）150 g，芍药20~25 g，大枣（擘）6枚，生姜（切）20~25 g，柴胡60 g。再取三分之一的量，就是现今一剂柴胡桂枝汤的常用量：桂枝（去皮）6~10 g，黄芩6~10 g，人参6~10 g，甘草（炙）5 g，半夏（洗）50 g，芍药6~10 g，大枣（擘）2枚，生姜（切）6~10 g，柴胡20 g。

（三）病案举隅

一位50余岁的大妈的主要症状如下：心下隐痛，肩颈部常有不适，右胁下隐痛，左手合谷至神门桡骨头疼痛，口干口苦，平素汗少，喜温饮，纳可，眠差，大便稀，小便正常，舌淡暗，苔白腻，脉弦紧。不知大家看到这些症状，是否能和《伤寒论》中的条文联系起来？能否为这位病人开出一个合适的经方？其实很简单，大家可以看看，这位大妈心下隐痛不正是"心下支结"（心下支撑闷结）的表现吗？而左手桡骨头等处疼痛恰好就是"支节烦疼"的表现，加上病人胁肋疼痛、口苦、脉弦是少阳有邪之佐证，肩颈不适是太阳病未解的表现。所以这位大妈是典型的太阳少阳合病的柴胡桂枝汤证。

到这里，大家可能已发现李教授开方的一个特点，那就是喜欢开合方。临床实践中，尤其是像李教授这样的高年资的医生，经常接诊来自全国各地的疑难病人，这类病人通常病程已久，病情复杂，从中医角度来看一般是虚实夹杂、寒热错杂、阴阳失衡、五脏不和、气血俱虚，出现某个单纯证候的可能性较少，经常是几个证候夹杂一起，因此在李教授的方中经常出现合方。但其实这并不是李教授原创的，早在2000多年前，张仲景已在《伤寒论》中给我们演示了在面对证候复杂的病人时如何使用经方的合方。比如上面的条文所列出的方证，就是典型的太阳少阳合病。条文中发热、微恶寒、四肢关节烦疼就是太阳表证未罢的表现。同时又见轻微呕吐，并感心下支撑闷结，这是少阳病的表现。因此治法采用双解太少表里之邪的方式，方用小柴胡汤和桂枝汤的合方——柴胡桂枝汤。柴胡桂枝汤是取小柴胡汤、桂枝汤各半量合剂而成。用桂枝汤调和营卫、解肌发汗以解太阳之表，用小柴胡汤和解少阳、畅达枢机以治半表半里。原文中仅见支节烦疼，未见头项强痛和周身疼痛，仅见微呕、心下支结，未见心烦喜呕、胸胁苦满，可见太阳证已轻，而少阳证未甚。因而小制其剂，表里双解，堪称周全。说了这么多，让我们再看看李教授为这个病人开具的处方：柴胡 10 g，黄芩 10 g，法半夏 10 g，熟党参 30 g，黑枣 10 g，炙甘草 6 g，桂枝 10 g，白芍 10 g，茯苓 20 g，白术 15 g，苍术 15 g，牡蛎 30 g（先煎半小时），浙贝母 15 g，鸡内金 10 g，郁金 10 g，玄参 15 g，生姜 10 g。

病人自述服药 7 剂后大便逐渐成形，周身多处的疼痛不适都得到了大幅度缓解，再续方 7 剂巩固治疗。

李教授处方时，除了用柴胡桂枝汤原方外，还根据病人症状进行了加减。病人大便稀溏，加茯苓、白术健脾祛湿；病人胁肋部疼痛，口苦，加用郁金疏肝；病人痰湿较重，加用苍术、浙贝母清热燥湿化痰；病人眠差，加牡蛎镇静安神。

九、生姜泻心汤证

（一）辨证提要

《伤寒论》第 157 条："伤寒，汗出解之后，胃中不和，心下痞硬，干噫食臭，胁下有水气，腹中雷鸣下利者，生姜泻心汤主之。"

（二）生姜泻心汤

生姜泻心汤原方：生姜四两，切，甘草三两，炙，人参三两，干姜一两，黄芩三两，半夏半升，洗，黄连一两，大枣十二枚，擘。

汉代的一两约等于现在的 15 g，一升半夏约等于 100 g。折算后得出来的生姜泻心汤的剂量是：生姜（切）60 g，甘草（炙）45 g，人参 45 g，干姜 15 g，黄芩 45 g，半夏（洗）50 g，黄连 15 g，大枣（擘）12 枚。再取三分之一的量，就是现今一剂生姜泻心汤的常用量：生姜（切）20g，甘草（炙）15g，人参15g，干姜5g，黄芩15g，半夏（洗）16g，黄连5g，大枣（擘）4枚。

（三）病案举隅

相信很多读者曾受过肠胃不好的苦。肠胃不适时，或胀或痛或泻，尤其是腹胀，让人想吃不敢吃，总觉得有东西顶住了肠胃，十分难受。这一类证候在《伤寒论》中被称为痞证，张仲景针对不同类型的痞证开出了泻心汤系列方剂，这些方剂在临床上得到了广泛应用。下面让我们来看个病案，学习泻心汤的使用。

一位老年女性，反复胃胀，用病人自己的话来说就是总觉得有气顶着，伴反酸，肠鸣较明显，时有胸闷，口干，病人曾行胃镜检查，示慢性浅表萎缩性胃炎伴糜烂，胃口尚可，睡眠较差，大便黏，小便正常，舌淡红，苔白，脉弦紧。李教授便以生姜泻心汤为主方，加减化裁，拟如下处方：法半夏10g，黄连6g，黄芩10g，干姜10g，炙甘草6g，黑枣10g，生姜20g，枳壳10g，瓜蒌皮10g，柴胡10g，槟榔10g，党参30g，吴茱萸6g，五灵脂6g，木香6g，砂仁6g（后下）。

患者服药3剂后反酸几乎消失，7剂后胃胀症状大减，喜不自胜。

生姜泻心汤证为胃虚水停之证，又叫水饮食滞证。胃为水谷之海，寒热邪气滞于其中，损伤脾胃，导致运化失司，水饮内停，阻碍中焦气机运行，使得气机痞塞，故见心下痞满而硬。中焦升降失司，胃气上逆，则干噫食臭，这里"干噫食臭"是"饱食之息"，又叫嗳气、打嗝，还有未消化的食物气味。水气横逆下趋，流走肠间，气水相击，激荡有声，则见肠鸣。下有肠鸣下利腹泻，上有干噫打嗝，有些人还伴有呕吐，病机皆是气机升降失司，挟有水饮食滞。生姜泻心汤为辛开苦降、和胃消痞之方。与半夏泻心汤不同的是，生姜泻心汤证水饮食滞较甚，故重用生姜以温肺化饮，配半夏和胃降逆止呕，佐芩、连之苦寒清热泄痞，干姜、人参甘温守中，大枣、炙甘草补益脾胃，合而辛苦并用，开泄寒热痞结，水气得宣，谷物得化，则痞证自消。生姜泻心汤有一个特点，那就是干姜和生姜同用，生姜走而不守，干姜守而不走，二者相伍，散中有宣，既能宣散水气，又能温补脾胃。李教授此方除生姜泻心汤之外，还用了小剂量的吴茱萸，使整方有了降逆止呕、温中补虚的功效。此外还加了木香、砂仁、槟榔、瓜蒌皮等行气化湿消积之品，意在助生姜泻心汤消痞散饮。

十、炙甘草汤证

（一）辨证提要

《伤寒论》第 177 条："伤寒脉结代，心动悸，炙甘草汤主之。"

（二）炙甘草汤

炙甘草汤原方：甘草四两，炙，生姜三两，切，人参二两，生地黄一斤，桂枝三两，去皮，阿胶二两，烊化，麦门冬半升，去心，麻仁半升，大枣三十枚，擘。

汉代的一两约等于现在的 15 g，一斤为十六两，一升麦门冬、麻仁均约等于 100 g。折算后得出来的炙甘草汤的剂量是：甘草（炙）60 g，生姜（切）45 g，人参 30 g，生地黄 250 g，桂枝（去皮）45 g，阿胶（烊化）30 g，麦门冬（去心）50 g，麻仁 50 g，大枣（擘）30 枚。其中，"烊化"是中药入汤剂的方法之一，指的是把阿胶或其他胶质放入水中或者加入少许黄酒蒸化，再倒入已煎好的中药液中或直接加入已经煎好的中药液中搅拌溶化和匀内服的服用方法。药物总量再取三分之一，就是现今一剂炙甘草汤的常用量：甘草（炙）20 g，生姜（切）15 g，人参 10 g，生地黄 80~85 g，桂枝（去皮）15 g，阿胶（烊化）10 g，麦门冬（去心）16 g，麻仁 16 g，大枣（擘）10 枚。

炙甘草汤证是由于伤寒表邪未解，又见脉结代、心动悸之少阴里虚之证。其原因为太阳与少阴互为表里，而少阴为心肾所主，若气血不足，无以养心，则太阳表邪亦难解，反内陷于少阴，损伤心之气血阴阳，因心主血脉和神明，故而出现上述症状。脉结代、心动悸皆是炙甘草汤证之辨证要点。结脉、代脉都是中医脉律不齐，时有一止的脉象，但两者各有特征。结脉为脉缓中一止，止后复来，没有定数；而代脉指脉在搏动中出现歇止，良久方至，不能自还，止有定数。中医认为心主身之血脉，血液周身运行，全赖心气推动。心之阴阳两虚，鼓动无力，脉难连续，故而出现脉象结代。而对于心动悸，《医宗金鉴》解释道："心动悸者，谓心下筑筑，惕惕然动而不安也。"通俗说来就是心慌、不安的感觉。

（三）病案举隅

曾有一位七十多岁的阿婆在门诊求助于李赛美教授，她最大的问题就是经常感到心慌，活动后心脏便有不适，需服用救心丹才能缓解，但阿婆去医院做心电图和心脏彩超检查，却没有发现严重的心脏器质性病变。除此之外，她平常精神状态也非常差，容易出汗，胃纳尚可，眠差，舌红，苔薄白，脉代。李教授听了病人的讲述，仔细观察病人的舌脉，脱口而出："伤寒脉结代，心动悸，炙甘草汤主之。"炙甘草汤因以炙甘草为君药而得名，炙甘草为复脉之要药，擅补心气，可"安魂定魄"，并长于补中益脾，化生气血。方中生地黄也用到一斤之多，生地黄甘凉滋润，滋阴养血，且《神农本草经》云其"主伤中，逐血痹"，因此重用生地黄之意在与炙甘草相伍以养血复脉。此外，方中人参、桂枝、生姜佐甘草以补益心气、温通心阳，但阴无阳则不生，阳无阴则不长，因此方中也有大剂量诸如麦、胶、麻、枣等养阴补血药佐甘草滋阴养血，以充血脉。如果将身上之血脉比作城市自来水管网，那么方中之阳药就如给这个管网上泵加压，让水流速更快；阴药则是给这个管网注入更多的水，让水管充盈，这样整个管网就能运行得非常顺畅，城市的每一个角落都能用上自来水。炙甘草汤原方煎煮时还要加入清酒，酒性辛热，可助诸药温通血脉，还可使整方补而不滞。因此炙甘草汤具有阴阳并调、气血双补、心脾肺肾四脏同调之功，且滋养阴血不凝滞，通阳行血不伤阴，可使阴阳调，气血充，脉体复，心悸安。炙甘草汤为复脉之要方，故又名复脉汤。本病人之心悸虽不为外感风寒引起，但辨证求因，病人之心悸、脉结代为阴阳两虚所致，因此在此使用炙甘草汤仍然是合适的。

李教授还针对病人汗出过多等症状，加用煅龙骨、煅牡蛎敛汗，附子温阳固表，乌梅、山萸肉敛阴滋阴，易人参为西洋参加强补阴功效。中医有云："心在液为汗。"李教授认为病人汗出过多更易损伤心阳，加剧病人心悸症状，且汗出过多也易导致体内阴津耗损，因此需标本同治，在阴阳双补的同时运用敛汗止汗药物以巩固补益之功效，否则这边补那边伤，效果堪忧。具体处方见下：炙甘草 30 g，西洋参 10 g（另炖 20 分钟），桂枝 30 g，阿胶 10 g（烊化），生地黄 60 g，火麻仁 15 g，麦冬 30 g，大枣 20 g，煅龙骨 30 g（先煎半小时），煅牡蛎 30 g（先煎半小时），丹参 15 g，赤芍 15 g，山萸肉 30 g，附子 6 g（先煎半小时），乌梅 10 g，生姜 10 g。

病人服药 7 剂后已经可以自行行走上楼复诊，没有明显的动辄汗出、心慌表现，精神状态也有了大幅好转，再以此为基础加减续方 7 剂。

十一、桂枝甘草汤与桂枝甘草龙骨牡蛎汤证

（一）辨证提要

《伤寒论》第 64 条："发汗过多，其人叉手自冒心，心下悸，欲得按者，桂枝甘草汤主之。"

《伤寒论》第 118 条："火逆下之，因烧针烦躁者，桂枝甘草龙骨牡蛎汤主之。"

（二）桂枝甘草龙骨牡蛎汤

桂枝甘草龙骨牡蛎原方：桂枝_{一两，去皮}，甘草_{二两，炙}，牡蛎_{二两，熬}，龙骨_{二两，熬}。

汉代的一两约等于现在的 15 g。折算后得出来的桂枝甘草龙骨牡蛎汤的剂量是：桂枝（去皮）15 g，甘草（炙）30 g，牡蛎（熬）30 g，龙骨（熬）30 g。本方的煎服法不同于前面提到的桂枝汤，是"以水五升（1000 ml），煮取二升半（500 ml），去滓，温服八合（一合约为 20 ml），日三服。其原量就是现今一剂桂枝甘草龙骨牡蛎汤的常用量。

桂枝甘草汤证为伤寒发汗过多，损伤心阳的病证。心为阳脏，五行属火，在液为汗。发汗过多，则心阳随汗液外泄，以致心阳虚损。心阳虚则心脏无所主持，故悸动不安。虚则喜按，故"心下悸，欲得按"。桂枝甘草汤只有两味药——桂枝和炙甘草。桂枝辛甘性温，入心助阳；炙甘草甘温，补中益气。二药相配，有辛甘合化、温通心阳之功。心阳得复，心悸自止。本方桂枝用量两倍于炙甘草且用量大至四两，并一次顿服，温通心阳之力专纯，甘守而无壅滞之弊，意在速效，因而柯韵伯称本方为补心阳之"峻剂"。桂枝甘草龙骨牡蛎汤之证治则针对心阳虚烦躁，此方并非简单的桂枝甘草汤加龙骨牡蛎而成，其剂量和煎服法是有所调整的，本方桂枝只用一两，甘草倍重于桂枝，且分三次服用。之所以有此差别，原因在于本证病机为心主神志功能失调，用药不宜过于辛散，否则心阳会更加浮越，烦躁症状加重。

（三）病案举隅

不知道大家看过上面炙甘草汤证医案后，是否有疑问：是不是只要病人以心慌为主诉，都可以使用炙甘草汤来解决？其实不然，我们不妨来看下面这则医案。

一位50岁的女性，20余天前出现眩晕，天旋地转感，恶心呕吐，不能平卧，伴有轻度耳鸣，病人求医后头晕症状得到缓解，但出现胸闷心慌心悸，无胸痛，容易担惊受怕，心烦，并且自诉总觉得心脏无力，喜揉喜按，不能久行。病人曾做心电图，未见明显异常。伴有枕部疼痛，眠差，出汗多，大便不尽感，小便可，舌红，苔黄，脉弦。

针对这位病人的症状，李教授将桂枝甘草汤和桂枝甘草龙骨牡蛎汤两方合一，取桂枝甘草汤温通心阳，取桂枝甘草龙骨牡蛎汤安神定志，并使用《伤寒论》原方剂量。现代考古发现，汉代的一两约等于现代之15 g，换算起来，原方桂枝四两相当于桂枝60 g，炙甘草二两相当于炙甘草30 g。因此李教授给这位病人开出桂枝60 g、炙甘草30 g，并加用大剂量生地黄以养阴增液、补血通脉，红参另炖补气温阳。病人头晕、头痛，加用葛根升阳舒筋，赤芍活血通络。原方如下：炙甘草30 g，桂枝60 g，龙骨30 g（先煎半小时），牡蛎30 g（先煎半小时），生地黄60 g，葛根90 g，赤芍30 g，红参20 g（另炖20分钟）。每日1剂，一次顿服。7剂。

病人自述服药当日睡眠踏实，次日起床未见明显胆怯惊恐；服药7剂后胸闷心悸明显减轻，惊恐感仅过马路时偶有出现。后以此为基础方加减，续方7剂。

将这则医案和上则炙甘草汤医案相比较，两位病人都以心慌心悸为主诉，且都有虚证表现，但用方和用药剂量却不尽相同，究其原因，乃两位病人表现出的证候和病程皆有所差异。桂枝甘草汤表现为单纯心阳虚，因此方中药性专纯于通阳，药力亦峻猛刚烈；而炙甘草汤所体现的是心阴阳俱虚，因而方中药物阴阳双补，药力亦甘补和缓。这在一定程度上体现了中医"同病异治"的思想。

此外，这里需要严正申明的是，桂枝甘草汤医案因采用《伤寒论》原剂量，部分药物用量超出了《中华人民共和国药典》的建议用量。这种超量用药是建立在李教授数十年所累积的丰富的临床经验的基础上的。李教授一直注重用药安全，常告诫学生"没有安全就没有疗效"，所以用药崇尚平和，剂量通循常法，少用药性峻烈或毒性较大药物，唯在少数危急重症或疑难怪病非猛药力不能及病时，才会在注重安全的前提下运用此等剂量。因此，笔者在此呼吁读者，特别是初学者，切勿盲目照本宣科，生搬硬套，以身试药，倘因此给自身或病人造成不良后果，后悔莫及也！

在这一讲里面，介绍了太阳病的特点和临床表现。太阳病是病邪侵袭人体，正邪交争于肌表，营卫功能失调而发生的疾病，主要表现为脉浮，头项强痛而恶寒。太阳病有两种证候类型，分别是有汗的太阳中风证及无汗的太阳伤寒证。太阳中风证用桂枝汤治疗，太阳伤寒证则用麻黄汤治疗。太阳病篇之篇幅在《伤寒论》中所占的比例是最大的。太阳病除了本证之外，还有变证、疑似证等，在此不再逐一讨论。

第二节　阳明病篇

一、阳明病

经历了大篇幅的对太阳病的论述，这一讲我们一起学习另一个强大的"阳"病——阳明病。阳明病是指足阳明胃和手阳明大肠这两经的病，主要是胃肠部位的疾病。

（一）阳明

阳明是生理上的概念，什么叫"明"？只有阳气很旺盛、很强大的时候，才能"明"。所以，阳明代表着最强盛的阳气。而之前讲过的太阳，广布周身，更强调的是范围广。医家们常说阳明属于胃，而胃纳水谷，因此阳明"多气多血"。气血旺的好处就是抵抗能力强。当邪气入侵时，正气奋起反抗，从表到里，一战到底；但它也有坏处，阳气太多了就成了热，而且还不是一般的热，是最能伤津液的"燥热"。燥热把津液消耗殆尽后，靠津液运转的粪便、糟粕就动不了了，会凝结成一团，进而产生一系列的连锁反应。

（二）阳明病病因病机

阳明病的成因各不相同，但主要归为两类：原发和继发。原发的阳明病，一种是邪气直接侵犯阳明经本身，然后影响到阳明胃腑；一种是胃里面积累了一些没消化的食物或一些凝结不化的东西，而未受其他经的影响，属于阳明经直接致病。继发的阳明病，可以是太阳病的邪气太强大，战胜太阳后顺着传经方向传到阳明；也可以是太阳病、少阳病治疗不恰当，伤了胃里面的津液，使胃中干燥而成阳明病。不过继发中也有好现象，比如从太阴病转出至阳明病等。

（三）阳明病证候

阳明病按照经证和腑证分类。阳明病经证是指无形燥热充斥内外，表现为身大热，汗自出，不恶寒，反恶热，口渴，心烦，脉洪大或滑数等。阳明病腑证是实热之邪结聚胃肠，表现为发热，汗出，不恶寒，潮热，谵语或心烦，腹胀满，不大便，脉沉实等。两个证都有发热、出汗、不恶寒、心烦等症状，而区分的关键是"热"和"实"：经证以热为主，邪是无形乱窜的；腑证以实为主，邪已经跟粪便、糟粕凝结在一起，形成了有形实邪，所以"不大便"比较突出。

阳明病中还有阳明发黄病。阳明和太阴是相表里的关系，能通过经络相互沟通。如果发病过程中，阳明的热和太阴的湿结合在一起，就会变为"湿热"，这样虽然能让阳明之热不再伤津耗液，但是热会被湿困住而不能蒸腾向外通过出汗排出，湿会被热化而不能正常地从小便而出，相当于把水液排出的主要途径堵住了。湿热纠结，进一步影响肝胆，会导致身黄、目黄、小便黄等，成为黄疸病。

（四）阳明病治法

因为阳明病证候多样，所以治法相对复杂，但还是以清法和下法为主，这跟它的证是相应的。清法的代表是白虎汤，下法则以大承气汤、小承气汤、调胃承气汤等为代表，下面进行具体介绍。

二、白虎汤证

（一）辨证提要

大家常常一听说"左青龙、右白虎"，就感觉来了个江湖高手。《伤寒论》

里面也有这左右双雄——白虎汤和大、小青龙汤，那是不是手握双雄就成为杏林高手了呢？下面就先讲讲白虎汤及其对应汤证，看看这只白虎是如何发挥神威的。

其实白虎汤在太阳、阳明、厥阴病篇中都有出现，如《伤寒论》第176条说："伤寒脉浮滑，此以表有热，里有寒，白虎汤主之。"第219条说："三阳合病，腹满身重，难以转侧，口不仁，面垢，谵语遗尿。发汗则谵语，下之则额上生汗，手足逆冷。若自汗出者，白虎汤主之。"第350条说："伤寒脉滑而厥者，里有热，白虎汤主之。"那为什么要将白虎汤放入这阳明病中介绍给大家呢？因为它可以针对阳明病的一个重要特点——热，而且是非常热。后来的医家根据自己经验和白虎加人参汤证的条文，对白虎汤证作了归纳总结，把其用药的特点和指征归纳成：大热、大汗出、大烦渴、脉洪大"四大证"，认为符合这核心的"四大证"就可以考虑为白虎汤证。

以《伤寒论》第219条为例来看看。第219条开头便说太阳、阳明和少阳都出现问题了，比较严重。是不是治疗时要在三阳上都下功夫？不着急，我们先往下一一解读。"腹满"就是肚子满满的，胀胀的，这个可不是吃饱了撑的，而是因为里面太热了，肚子里的气转不动了就堵在一起，中医将之叫作"热盛气壅"。"身重""难以转侧"，平常听到别人抱怨"身上重重的，一点都不想动，连转身都不想"的情况，通常大家第一反应就是"这个人真懒"，但实际上，这是种真实的病态反应，是热盛耗损身体的气血所造成的。"仁"在这里是个形容词，指有感觉能力，"口不仁"的意思是口失去正常的感觉能力，出现吃东西不知道什么味道，或者说话说不清楚的情况。"面垢"比较好理解，就是面部有污垢，但需要注意，面垢不是真的有污渍在脸上没洗干净，而是热气、浊气上熏到面部，使脸看起来像蒙了层油垢一样，这种面垢用再多水、再好的洗面奶也是无济于事。"谵语"就是说胡话，神志已经有点不清楚了。比如，发热到40℃以上的人，受大热影响，有时候就会胡言乱语。"遗尿"，是一种小便控制不住自行排出的情况，大家不要看到遗尿就想到小孩子晚上尿床，遗尿也可以是太热导致神志控制不住膀胱，膀胱自行将尿释放。

综合上面的这几条不难发现，这个病热得非常明显，怎么治疗呢？有人说发汗，汗出身凉热就退了，但实际上，发汗后病会更严重，病人会越发地胡言乱语；有人说那就攻下，从大便把热拉出，可惜，盲目攻下后，病人原来的症状不但没好，还出现额头上冒汗、手脚都冰冷。两种办法都不行，是因为都没抓住病的重点，没有对症下药，我们更需要多仔细观察，多发现，寻找遗漏的关键之处。"自汗出"便是此病的一个关键，因为里面热得太厉害，所以不停地向外蒸腾汗液。回顾整个条文，我们可能会有这样的印象：病人看起来脸上有层污垢没洗干净，话说不清楚，肚子胀胀的，一来就想坐着、躺着，不爱动，浑身出汗，可能还胡言乱语，随地小便。遇见这种情况如何处理呢？早在一千多年前张仲景就已经开好了药，这个药就是白虎汤。

（二）白虎汤

白虎在我国传统文化中被视为"四象"之一，是主宰西方的灵兽，具有避邪、禳灾、祈丰及惩恶扬善、发财致富、喜结良缘等多种神力，是正义、勇猛、威严的象征。那白虎汤是不是也具有神效呢？

答案是肯定的！先一起看看白虎汤原方：石膏一斤，碎，知母六两，甘草二两，炙，粳米六合。

上药四味，以水一斗（2000 ml），煮米熟，汤成去滓，温服一升（200 ml），日三服。现代用法是取原方三分之一的量。不过现代医家使用时常以方中药物比例开具处方而非严守剂量不做改变。

白虎汤之药物组成可谓相当简洁！如果放在当今中药处方中，估计会被病人数落不认真看病开药——居然开这么少！但事实上，便是这区区四味药组合便形成了一股"神力"。

石膏经过煅烧、磨细就成了熟石膏。生石膏一般内服，辛甘大寒，可以清热泻火、除烦止渴，尤其擅长清肺胃之热。如果对证的话，生石膏的解热作用非常好。特别的是，它对正常体温没有降温作用，只对发热有一定的解热作用，不管是外感热病、肺热咳喘，还是胃火牙痛，都可以使用。而熟石膏多是外用，可以除湿收敛、生肌止血，对疮疡不收口、湿疹瘙痒、水火烫伤、外伤出血等有一定的效果。

知母苦寒，清热泻火，滋阴润燥。它虽然不是什么特效药，但是经常配伍滋阴降火药物，而且运用广泛。知母最常见的用法就是配伍石膏。石膏和知母，配合在一起，取长补短，既可以清阳明气分热，又能够滋阴润燥。

之前说白虎汤适用于热得非常厉害的病人，那么白虎汤是不是只用石膏和知母这两个强大的清热药就可以了呢？见热只会清热？如果这样想的话，那就太小看张仲景了。大家看看白虎汤里剩下的两味药：粳米和炙甘草。炙甘草是方剂里最常用的药之一，被称为"国老"，既可以补中益气，又可以调和药物，性质非常平和。而粳米是哪种米呢？一般用平常吃的大米就可以。其实，用粳米和炙甘草就是想把人体的正气照顾好，让人体更加强大，使那些寒凉的药物只发挥正向作用，而不损伤脾胃。

白虎汤怎么煮呢？四味药一起煮，煮到米熟汤成。但是，现在人们发现了更好的办法：把生石膏打成细末，先煎一段时间，再放其他的药一起煮。可这样一来药煮成一锅粥，难以下咽。于是人们又想出一种方法，把粳米换成山药。山药可以补脾养胃，生津益肺，补肾涩精，所以拿来代替粳米是不错的选择。高热不退时，建议把白虎汤熬好以后，大剂量多次数地服用，常常有立竿见影的作用。

（三）病案举隅

说到白虎汤的应用，就不得不提到清代医家张锡纯先生。这位"石膏先生"喜欢用石膏，擅长用石膏，把石膏和白虎汤用得炉火纯青。

他曾经有一个远房亲戚，年轻的时候体弱多病，刚好遇上瘟疫流行，一不小心就感染了疟疾，发起病来就觉得口干舌燥，身体热势非常严重。张锡纯先生用大剂量白虎汤加柴胡把病人治好了。等病人好了以后，有人问张锡纯是怎么想到用白虎汤的，他非常有底气地说："证乃邪在少阳，而阳明热盛，此乃疟而兼温之疟也，非大剂白虎汤清之，弗能奏效也。"所以，在辨证准确的情况下，中药治疗一样可以很快、很有效。

张锡纯先生还治疗过一个这样的病人：将近四十岁的男性，身体强壮，在暮春的时候，忽然觉得心中发热，一开始并没有重视，后来慢慢地解大小便都不顺畅，就去看病开药吃。没想到病情更加严重，发热更明显，腹部胀满，觉得一股热总在向上窜，小便点滴而出，大便十多天都解不出。最棘手的是不管吃什么药都会吐出来。张先生去了，摸脉看舌头，发现病人脉弦长有力，重按实，舌苔黄厚，芒刺多，考虑是伏气化热引起。估计是冬天或者早春的时候受了寒，但没有立刻生病，病气反而隐藏起来，久而生热，等到暮春阳气较旺的时候就发作了。这跟外感太阳病后，深入而成阳明病类似，所以治法也相仿，选用白虎汤为主方加减，病人顺利康复。

刘渡舟老曾经治疗一个 3 岁的小女孩。她出麻疹以后，高热不退，全身出很多汗，几乎是刚擦完汗，全身就又湿了。口干得特别厉害，嘴唇都干裂了，不停地喝水也没有什么作用。当时刘老看她舌苔薄黄，脉滑数有力，认为是阳明气分热盛，充斥内外，立刻开了白虎汤（生石膏 30 g，知母 6 g，炙甘草 6 g，粳米一大撮），结果 1 剂药下去，小女孩热就退了，汗也止住了。大家经常说中医是"慢郎中"，其实用对药的话见效是很快的。

再讲一个现在常见的疾病——肺炎。潘泰阶曾治疗一个 28 岁的男性病人，病人突然发高热，最高达到 39.5℃，寒战，头痛，咳嗽，胸痛，吐粉红色痰，呼吸很急迫，甚至鼻翼都在颤动，表情非常痛苦。抽血检查，示白细胞 2.5×10^9/L，X 线检查提示右肺中叶区有一大片密度一致的混浊影像。看到这个情况，你是不是立即想到要去打吊针，要用大量的抗生素？但是，当时接诊的潘医生只是用了白虎汤原方煎水内服的方法治疗。结果病人 68 小时后体温降到正常，5 天内白细胞恢复正常，7 天内全部症状都消失了。其实"大叶性肺炎"属于中医讲的"风温"范畴，潘医生认为这个病人辨证属于热壅肺胃，很符合白虎汤证，所以用下去效果很好。

前面讲的例子都离不开"热"。下面我们看看白虎汤的应用里有没有别的有意思的地方。糖尿病是现在的常见病，属于中医"消渴病"范畴，典型的症状就是"三多一少"：口干多饮、多尿、多食和消瘦。口干多饮算不算之前的"大烦渴"呢？只要是内热炽盛、伤津耗气的糖尿病，用白虎汤就有一定的效果。有一个 30 岁的消渴病病人，平常没什么问题，但每天晚上都要喝水十多次，而且每次要喝两大杯。小便量很多，便秘，需要用药物灌肠才能解出。曾经去看西医，医生建议她不要喝那么水。但事实上，如果没有及时给她喝水的话，她就会吵闹不停，一定要喝到水才会罢休。治疗一段时间后没有效果，其家属找到了名医曹颖甫先生。先生综合辨证以后，认为是白虎汤证，用白虎汤加西洋参、天花粉、白茅根等治疗，结果吃了 5 剂后，病人的问题全部解决了。不过这个病人不肯坚持服药巩固疗效，五天以后，又开始需要大量喝水才行。再次用白虎汤加减治疗，这次连续吃了 15 天，病人终于口不渴了，不用喝那么多水了，大小便也正常了，病情之后也没有反复。

三、承气汤证

（一）辨证提要

前面讲的白虎汤证被称为"阳明病经病"，是单纯的"热"。当"热"不再单纯，与宿食、燥屎等同流合污的时候，就成了"阳明病腑病"，其中常见的就是三承气汤证。

三承气汤证包括大承气汤证、小承气汤证和调胃承气汤证，是阳明病的重要内容，涉及的条文内容比较多。如《伤寒论》第 207 条："阳明病，不吐不下，心烦者，可与调胃承气汤。"第 208 条："阳明病，脉迟，虽汗出，不恶寒者，其身必重，短气，腹满而喘，有潮热者，此外欲解，可攻里也。手足濈然汗出者，此大便已硬也，大承气汤主之。若汗多，微发热恶寒者，外未解也，其热不潮，未可与承气汤。若腹大满不通者，可与小承气汤，微和胃气，勿令至大泄下。"三承气汤证其实就是在阳明邪热充斥全身的基础上，有形实邪结聚胃肠。简单点儿说，就是既有热，又有结，所以情况更严重，表现更多样。

如 A 病人，下午三时至五时出现发热，但不怕冷，手足出汗连绵不断，像蒸气一样，心里很烦躁，肚子胀满疼痛，大便解不出来，或者能解出来但非常硬，像羊屎球一样，甚至神志不清，胡言乱语，声高气粗，感觉像看到鬼的样子，舌红，苔黄、焦燥，脉滑实或沉实有力，他的病就是大承气汤证，阳明里热炽盛，而且热和结"完美结合"，腑实已成，需要用猛剂来攻下。

如 B 病人，每天定时发热，出很多汗，肚子感觉满满的，大便硬结，轻微地烦躁，脉滑疾或者脉弱，甚至胡言乱语，他的病就是小承气汤证。小承气汤证比大承气汤证的程度要轻，热和结结合得不是那么完美，所以攻下用药要缓一些。

如 C 病人，感觉发热，好像从内向外有热气在蒸腾，心烦，肚子轻微胀满，可能也会胡言乱语，他的病就是调胃承气汤证，比前两个承气汤的程度更轻一点。调胃承气汤证不强调大便不通或者大便硬结的问题，证候以热邪偏盛为主，所以治疗时攻下的力量要弱一些，泻热的能力要强一些。

不难发现，A、B、C 三位病人的病情递次减轻，热与结的结合紧密程度递次下降，结的程度也递次下降，所以用药的力度也递次减轻。张仲景怎么分三承气汤证呢？《伤寒论》第209条："阳明病，潮热，大便微硬者，可与大承气汤；不硬者，不可与之。若不大便六七日，恐有燥屎，欲知之法，少与小承气汤，汤入腹中，转矢气者，此有燥屎也，乃可攻之。若不转矢气者，此但初头硬，后必溏，不可攻之，攻之必胀满不能食也。欲饮水者，与水则哕。其后发热者，必大便复硬而少也，以小承气汤和之。不转矢气者，慎不可攻也。"如果一眼就能确定是大承气汤证，那么必须快、准、稳地把大承气汤用上去。如果第一眼无法确定，但却高度怀疑，那么可以先用点儿小承气汤。要是用了以后，肚子有反应，开始放屁了，那就可以确定下来是大承气汤证，放心用大承气汤。要是用了以后，大便前面是硬的，后面变成烂的，那就不符合大承气汤证，不能用猛药攻下。如果遇上用了小承气汤之后发起热来的病人，大便变得又硬又少，那就可以考虑为小承气汤证，用小承气汤，慢慢把大便攻下来。

（二）大承气汤

说了那么多三承气汤证，下面讲讲对应的三承气汤。大承气汤是一剂良药，也是一帖猛药，临床上比较难用。如果可以驾驭好这首方，那么它是应手取效，甚至是救命的方子；但如果使用不恰当，就会造成各种变证，引起麻烦。

大承气汤的组成很简单：大黄四两, 酒洗，芒硝三合，厚朴半斤, 炙, 去皮，枳实五枚, 炙。

折算后得出来的大承气汤的剂量是：大黄（酒洗）60 g，芒硝36 g，厚朴（炙，去皮）120 g，枳实（炙）75 g。再取三分之一的量，就是现今一剂大承气汤的常用量：大黄（酒洗）20 g，芒硝12 g，厚朴（炙，去皮）40 g，枳实（炙）25 g。

大黄属于泻下药，性味苦寒，与人参、熟地黄、附子一起，被称作药苑的"四大金刚"，大黄还被推为"药中将军"。南宋诗人范成大有一首名为《大黄花》的诗："大芋高荷半亩阴，玉英危缀碧瑶簪；谁知一叶莲花面，中有将军剑戟心。"当时他任四川制置使，率兵驻扎在四川，诗里面写到的大黄就是盛产于蜀地的地道中药，别称"川军"。抗战时期，人说"无川不成军"，可见川军在抗战中的贡献功不可没。那么，临证时药中"川军"效果如何呢？泄热通肠，凉血解毒，逐瘀通经，推陈出新，种种作用力强而快速。药用芒硝是用天然芒硝经加工精制而成的结晶体，看上去非常漂亮。它性味咸苦寒，可以泄热通便，润燥软坚，清火消肿。大黄和芒硝搭配使用，清热通便的效果更强。厚朴苦辛温，可以行气、散满和消胀。枳实苦微寒，可以破气、宽中、消痞。一温一寒，两药搭配起来可以破气消滞。这四种药配合在一起，具有攻下实热、荡涤燥结的功效。

这个方子虽然只有四味药，但是煮起来却不轻松。张仲景教导要先煮厚朴和枳实，然后把渣去掉，再加入大黄煮，防止厚朴、枳实吸收大黄的有效成分。最后再把芒硝放进去，火沸一沸就可以喝了。最好是多次服用，一直到大便通畅再停止。

（三）小承气汤

小承气汤其实就是在大承气汤的基础上，去掉芒硝，减轻厚朴、枳实的用量：大黄四两，酒洗，厚朴二两，炙，去皮，枳实三枚，大者，炙。

折算后得出来的小承气汤的剂量是：大黄（酒洗）60 g，厚朴（炙，去皮）30 g，枳实（炙）45 g。再取三分之一的量，就是现今一剂小承气汤的常用量：大黄（酒洗）20 g，厚朴（炙，去皮）10 g，枳实（炙）15 g。

小承气汤的攻下能力比大承气汤弱一些，属于大承气汤的初级版本。另外，在煎煮方面，小承气汤比较方便，可以把三个药同时放下去煮，煮好之后直接喝就可以了。同样是多次服用，等到大便通畅就停止。

（四）调胃承气汤

调胃承气汤也是大承气汤的初级版本之一，是在保留大承气汤中大黄、芒硝的基础上，加上炙甘草：大黄四两，清酒洗，芒硝半升，甘草二两，炙。

折算后得出来的调胃承气汤的剂量是：大黄（清酒洗）60 g，芒硝60 g，甘草（炙）30 g。再取三分之一的量，就是现今一剂调胃承气汤的常用量：大黄（清酒洗）20 g，芒硝20 g，甘草（炙）10 g。

大承气汤去掉厚朴、枳实后，消滞功能就减少了，而加上炙甘草是为了保护人体的正气。有时候即使看到百分之百的实证表现，也要抓住小细节，时时刻刻注意保护人体正气。甘草甘平和中，是缓和药性、减少副作用的良药。以这三味药组成的调胃承气汤可以泄热润燥，软坚通便。

该方的煎煮法是：先把炙甘草和大黄放进去煮，然后再放芒硝，闭火沸一沸。熬好以后的吃法有两种：一种是趁热赶紧把药都喝了，主要针对那些热邪偏盛的阳明腑实证病人；另一种是少量地喝一点儿，主要针对吃了温药以后胃热扰心的病人。

（五）病案举隅

关于三承气汤证的案例有很多，其中有不少是用以治疗危急重症与疑难杂病的。从最基本的通便，到急性支气管炎、重型颅脑损伤、脑梗死、重型肝炎、急性胰腺炎、结石、肠梗阻等。灵活掌握和运用三承气汤证成就了古今很多医家。

宋代许叔微的《伤寒九十论》是已知中国现存最早的一部伤寒医案专著，里面记载了这样一个病案。有一个姓李的武官，70多岁，得了伤寒五六天，在当地找不到好的医生看病，于是远程过来找许先生治疗。许先生看他脉洪大而长，大便解不出来，全身发热，但是没有出汗，认为属于阳明证，应该用下法。结果病人家属非常担心，一个70多岁的人能否经得起下法？许先生非常自信地说："他的病是热邪毒气壅在阳明，阳明经络多血多气，如果病情需要用下法的话，就要当机立断地用，而不管病人是老人还是年轻人。如果不相信我的话，就请别的医生看吧！"听完许先生的一番话，家属才同意让病人试一试。结果，家属说病人吃完药半天后，症状都在，没有任何好转。许先生觉得很奇怪，就问他们有没有把药都吃完。最后发现，原来家属担心病人年老体弱，受不住攻下，所以只让病人喝了一半的药。许先生顿时明白，这是药量不够呀！于是，他严肃地对家属说："如果不遵从治疗，使用错误的方法的话，病人可能很快就不行了！"并嘱咐家属再给病人吃一服药。这次许先生保持警惕，亲自看着病人把药喝完。结果过了没多久，病人就说要解大便，先是解了干干硬硬的燥屎十多颗，然后解了很多烂便，臭得不行。接着病人全身不断地一阵阵地出汗，等到不出汗的时候，热退了，症状也都消除了。第二天，许先生打算走，病人担心攻下以后身体太虚，便要求开点补药。许先生笑了笑，告诉病人："不用担心！只要对证治疗，攻法其实也算补，因为对人体有好处嘛！而且，吃了大承气汤以后不适合马上吃补药，不恰当的补益会再次引起发热。现阶段只要喝点粥养养胃就可以了。"

明代李士材先生也曾治疗一个重病病人。病人刚开始得了伤寒，过了八九天后，病情明显加重，说不出话，看不见东西，身体不能动，手脚都是冰冷的。很多医生都认为这是虚证。李先生仔细诊察了病人的脉象，发现寸口脉确实摸不到。但是用手按压病人肚子检查时，发现病人眉头紧锁，马上用手护住肚子，不想被按。同时病人足上的趺阳脉，大而有力。于是，李先生确定这是实证，原因是肚子里面有燥屎没有排出来，最后开了大承气汤。在旁的人一听到要用大承气汤，都很惶恐，明明手脚都冷了，再用这么猛的药岂不是全身都会变冷吗？李先生倒是很淡定，认为辨证准确，符合大承气汤证就应该赶紧用大承气汤。结果，病人喝下大承气汤以后，解了六七颗燥屎，然后就能说能动了。其实，这个病案可以算作中医"热深者厥亦深，热微者厥亦微"的典型例子。为什么会手脚冰冷，摸不到脉呢？这是因为里面有燥屎，而且热很盛，把阳气都阻困在身体里面了，所以外面反而看上去没有阳气。临证时，不能被眼前的东西迷惑住，而是要全面诊查，不要错漏，尤其要辨清楚寒热虚实，这样才不会产生误治。

近代岭南名家"四大金刚"之一的黎庇留先生曾经遇到一个怪病。里海辛村潘老师的女儿，才八九岁的样子，出现发热，脸色红赤，全身剧烈抽搐导致身体向后挺仰，就像一把弯弓似的，而且胡言乱语。家里人看到这种情况都吓坏了，以为是小孩惹了妖魔鬼怪上身，曾经试过请巫师画符驱鬼，但是没有任何效果。最后，找到了黎先生，请他去看诊。先生到的时候，看到小女孩被渔网蒙住脸，旁人拿着锋利的刀拍桌子吓唬她，仿佛在驱逐妖魔鬼怪。然而，她面不改色，丝毫没有害怕。黎先生见到这种情况后，赶紧阻止，并对他们说："这是痉病，不是什么妖魔鬼怪作祟。如果继续用这种恐吓的方法对她，非但没有好处，还会加重病情。"他当即开了大承气汤。小女孩刚喝下去就解了两三次大便，一下子就清醒了，病也就痊愈了。

现代名医刘渡舟先生曾经治疗过一个病人，病人当时身体疲倦乏力，头晕脑涨，不想吃饭，如果勉强吃点儿东西进去肚子就非常胀痛。病人自己觉得体质很差，于是找刘先生想开点补药。刘先生问病人之前吃过什么药，他说像是人参健脾丸、十全大补丸之类的补药能吃的都吃了，但是不仅没有效果，病情反倒越来越重，感觉身体更加虚弱。刘先生发现他舌苔黄腻，脉滑而有力，完全不是虚证的特征。再问大小便的情况，果然大便干硬，小便黄赤。这是中医讲的"大实而有虚候"，因为胃肠里面有积滞，胃气不降，燥热上熏，干扰清阳故出现头晕，腑气壅滞不通而腹胀疼痛，气壅在里面不能外达而身体疲倦乏力。于是，他当即用小承气汤去治疗。仅仅喝了1剂药，病人就解了三次大便，头晕马上减轻，全身如释重负，感觉非常轻松，肚子也不怎么胀了。之后，刘先生再用平胃散为病人善后调理，病人就彻底好了。

阳明病最为人熟知的代表方剂就是以大承气汤为首的三承气汤。但在当今临床上，单纯使用承气汤的时候较少，因为下法最易耗伤正气，如有不慎，祸端百出。但如果病人确实表现出明显的阳明腑实证，那么该出手时就要出手，切莫犹豫踟蹰。

一位80岁高龄的老人家求诊于李教授，这位老人家既往有高血压、糖尿病，就诊当天他向李教授抱怨自己已经两天没睡觉了，头晕晕的，口腔也长溃疡，最突出的就是大便特别干，由于没睡好觉，老人家情绪也特别差，特别容易心烦发脾气，此外老人家还容易出汗，怕热怕得不得了，口苦，小便也不是很好。李教授认真听老人家诉说，观察老人家舌苔脉象，发现其舌红偏暗，苔白厚腻，脉弦硬滑。李教授认为病人首先有明显的胃肠实热症状，表现为大便干、口腔溃疡等症状，其次少阳亦有郁热，表现为头晕、口苦、心烦等。针对此，李教授认为"二便不利治其标"，先把大小便通了再说，拟方如下：大黄15 g，芒硝10 g（冲），枳实15 g，柴胡10 g，黄芩15 g，白芍30 g，黑枣15 g，法半夏10 g，党参30 g，龙骨30 g（先煎半小时），牡蛎30 g（先煎半小时），炙甘草6 g，泽泻50 g，牛膝10 g，生姜10 g。

后来家属反馈，老人家服药第二日肚子就咕咕叫，晚上大便一次，能睡着了。病人服药7剂以后诸证都有了缓解，在李教授门诊复诊调理了几次，精神、食欲都有了很大改善，心情也好了。

大家可以看出，上面这个方首先是大承气汤，大承气汤中，大黄苦寒，泄热通便，涤荡肠胃，芒硝咸苦寒，亦为泄热通便、润燥软坚之佳品，两者相配，峻下热结之力倍增，泄热推荡之力颇猛；原方还配有枳实，厚朴行气散结、消痞除满。四药相合，阳明腑实证可愈。在李教授这个方中，由于病人痞满症状并不是十分突出，所以李教授去掉了厚朴，加之病人年高病久，依照原方比例适当减少了药量，保证安全，谨防意外发生。其次是大柴胡汤，大柴胡汤主少阳阳明合病，可和解少阳兼清里实，因此在这里使用也十分得当。最后还有柴胡加龙骨牡蛎汤的一部分，针对老人家睡眠差，取其通阳泄热、宁心安神之功效。此外，该方加入泽泻清热通淋，牛膝引火下行。这个病人虽年事已高，但李教授还是使用了攻下的方剂，很好地体现了"急则治其标"的思路。

阳明病指的是胃和大肠这两腑两经的阴阳、气血、津液等功能失调的疾病，以胃肠部位的疾病为主。阳明的阳气最强盛，多气多血，抵抗能力强，最易伤津成燥。阳明病分经证和腑证，前者表现为身大热、汗自出、口渴、心烦、脉洪大，以"热"为特征；后者表现为潮热、谵语或心烦、腹胀满、不大便、脉沉实，以"实"为特征。临床上治疗阳明病常用清法和下法，清者以白虎汤为主，虽然全方只有四味药，但其清泄邪热的力量十足；下者以承气汤类方为主，大、小、调胃承气汤均能够泄热通便，但各有特色，可以按疾病的缓急轻重酌情使用。

第三节　少阳病篇

一、少阳病

学习了之前的两个"阳"病，接下来我们一起来了解最后一个"阳"病——少阳病。少阳病是指足少阳胆和手少阳三焦这两经的病。当疾病来到少阳的阶段，正气抵抗邪气袭击的能力已经越来越弱，而且疾病已到了阴阳跨境的边缘。如果少阳病好不了，防线就会被突破，由阳进入阴，变成"阴"病了。

（一）少阳

先说少阳。《素问·阴阳离合论》说"少阳主枢"。"枢"是什么意思呢？相信大家都见过门的转轴吧？少阳就像那个控制关门、开门的转轴一样，有枢纽、管理出入的意思。那么，出入的东西是什么呢？是人周身的气。气有出有入，有升有降，在人体内外周而复始地循环，才能保持人正常的活动。之前提到的太阳，主要是在表，向外，开放才行；阳明，主要是在里，向内，阖下才顺；而少阳，恰好在这表里之间，转得灵活才能真的好。说到这里，还有一个概念要向大家说明，"半表半里"这一术语，单从字面很好理解：一半是表、一半是里，似乎是个混合品。其实不然，"半表半里"指的是少阳的病位，少阳经脉分布在身体的侧面，是太阳、阳明交界的位置，像是两边的夹缝一样，但它是独立的，并不是各占一半的意思，说"半"只是强调"枢"的作用和病情变化的可能性。

（二）少阳病病因病机

少阳病是怎么来的呢？我们常常将少阳病分为两种：一种是原发，另一种是继发。原发指一开始得的就是少阳病。《伤寒论》第97条提到"血弱气尽，腠理开，邪气因入，与正气相搏，结于胁下"，其实就是指邪气直中少阳。那么，"血弱气尽，腠理开"描述的是什么样的情况呢？大家可以想想，血弱了，气尽了，没有办法顾护腠理了，显然这个人的正气已经不够了。不幸的是，在这个正气不足的基础上，邪气来袭，使得情况如同雪上加霜。正邪开始斗争，但胜负没有分出来，一直纠缠在一起，就成了少阳病。或许有人奇怪，明明正气不够，邪气怎么还赢不了呢？这是因为，这个邪气不是很强大，而正气"烂船还有三分钉"，暂时能够撑住。至于继发，指一开始得的不是少阳病，比如说太阳病、阳明病，然后邪气一步步循经深入，打进"阳"的领地，到达少阳。想象一下，打仗时退回后方的原因，要不就是敌人太厉害，步步紧逼，一路直逼后方；要不就是自己弹尽粮绝，弃守原地，撤到后方。少阳病继发的病因病机大抵也是这样，一方面邪气太强盛，另一方面正气逐渐虚弱。

（三）少阳病证候

按照经证和腑证分类，少阳病经证主要指少阳经路过部位的证候，比如仲景记载的少阳中风证条文中就提到"少阳中风，两耳无所闻，目赤，胸中满而烦者……"即耳聋，眼睛红肿，胸部觉得有东西填得满满的而不舒服，甚至烦躁。少阳中风证一般由无形之风火阻滞少阳经脉导致。少阳病腑证是重点，在《伤寒论》第263条提纲证中就有体现："少阳之为病，口苦，咽干，目眩也。"口、咽、目，都是人体头面部的器官。我们吃饭和说话时需要不断地张口闭口，呼吸和吞咽时要有规律地开咽合咽，看东西时经常会不自主地眨眼。因此，这些部位最大的共同点是它们发挥功能时具有开合性，而这正符合少阳

"枢"的特点，所以特别提出来作为症状代表，反映少阳正邪相争，胆火上炎，枢机运转不利的病机。

（四）少阳病治法

少阳病治法独具特色，是"和解少阳"，体现的是"和法"。就像小孩子做错事，打的话只会加重叛逆心理，忽略不管的话又会为以后埋下祸根，只能好好教育，适当引导他成长，教导他避免犯错。同理，在少阳这个半表半里的部位生病，治疗时不能像太阳病那样发汗，也不能像阳明病那样泻下，催吐也不行，只能"和"。"和"不是姑息，而是以已达已，通过调动自身的气机升降出入，使身体恢复到正常状态。

二、柴胡汤证

（一）辨证提要

既然少阳病的特色治法是"和解少阳"，那么张仲景是如何运用和法去治疗疾病的呢？这里就必须谈谈柴胡汤证。所谓柴胡汤证，就是适用柴胡汤系列方的病证。柴胡汤证主要包括小柴胡汤证、柴胡桂枝汤证、大柴胡汤证、柴胡加芒硝汤证、柴胡桂枝干姜汤证和柴胡加龙骨牡蛎汤证。

柴胡汤证的共同病机是少阳失枢，或是兼有太阳表证，或是兼有阳明腑证，或是兼有水饮内结，或是兼有邪气弥漫三焦。它们的基本治法都是"和解少阳"，基础药都离不开柴胡、黄芩等药物。有人说"手握柴胡汤，看遍天下都不怕"，也有人一辈子就是"柴胡医生"。柴胡汤系列方是不是真的这么神奇呢？下面选取小柴胡汤证与大柴胡汤证来具体分析。

（二）小柴胡汤证

小柴胡汤证的主要表现是往来寒热、胸胁苦满、心烦喜呕、嘿嘿不欲食、口苦、咽干、目眩、目赤耳聋、脉弦等。病因病机是邪入少阳，胆火内郁，枢机不利，正邪纷争。治疗大法是和解少阳，宣达枢机，方用小柴胡汤。乍一听似乎是照本宣科，不容易理解。那不如先看几个病例，从病例中去分析、理解。

首先从"往来寒热"开始。有位33岁的曾女士，一年前做完人工流产术后就开始出现发热不退，体温一般在38~39℃，同时还有小肚子胀痛，月经周期不规律，经期量多，总是难以干净。当地医院诊断为"宫内感染"，用了抗生素之后，发热减退，月经周期也准了，经量偏向正常，但是每次行经期还是会反复出现低热，体温 37.5~38℃，经常怕冷，头晕就想吐，小肚子仍然隐隐约约地疼痛。当时看诊的中医开了小柴胡汤加活血化瘀的药物，治疗一个月后，第二个月的经期体温降到了 37.2℃。之后三个月，每次月经期都按上面的方子吃 3 服药，经期发热就再也没有复发过。曾女士每次经期才发热，反复恶寒，其实就是"往来寒热"的一种类型，指恶寒与发热交替出现，有一定的周期规律性。

说到规律性，之前有位 55 岁的张女士，她的症状很特别。每天到了半夜就胃痛得特别厉害，但是天亮以后就跟平常人一样，反反复复已经 3 个多月了。曾经做过 B 超、胃镜等多项临床检查，都没有发现异常情况，即使住院也没能诊出个所以然来，治疗效果也不理想，所以过来看中医。中医听了她的描述，看她舌红苔薄黄，脉弦细，认为是阴阳失调引起的，抓住定时发作这个特点，用小柴胡汤为其治疗。吃了 3 剂，张女士的胃痛就减了一半，再吃 3 剂疼痛就消失了，病情康复。所以，当遇见有时间规律性的症状或疾病时，可以考虑用小柴胡汤。

看到胸胁苦满、心烦喜呕、嘿嘿不欲食，最常联想到的就是要来月经的或者更年期中的女性。很多女性都在月经前出现一系列的症状，像乳房胀痛、急躁易怒、头晕头痛、不想吃东西等，月经结束以后症状就自然消退。这个时候可以考虑以小柴胡汤为主方，按发作规律，在症状出现前 1~2 天或者当天开始吃药，一直到月经来潮。而更年期的女性也常常心烦急躁，面部烘热，两乳胀痛，胸胁部满胀不舒，恶心想呕，情绪不稳定。文献曾经报道，一位 46 岁的女性病人，具备上述症状的同时，还特别表现出双眼睑和双下肢反复浮肿，浮肿处一压就出现凹陷，到了经期症状更加严重，尿少颜色黄。用小柴胡汤加茯苓、泽泻、木瓜这些利水药治疗，前后服用 10 剂药，浮肿就消退而愈，随访 1 年没有复发。

口苦、咽干这两个症状比较容易理解，而且很多人都深有体会，这两个症状常常是一过性的，可以适应。但是，有部分人却是深受其害，甚至影响了正常生活。一位 50 岁的男性病人，既往患有神经官能症，在精神科治疗后症状逐渐好转但开始出现咽干，持续一年多，病人四处求医问药都没有治好。他晚上咽干很明显，没有口苦口渴，只是觉得咽喉里有一个小异物，从下往上蹿，每天数十次，导致他精神紧张，坐立不安，心中恐惧，不想吃饭等。用小柴胡汤加炒枣仁、钩藤这些安神药为其治疗，病人服药10剂就解决了持续了一年多的问题。

目眩是眼前发黑，视物昏花迷乱，常常跟头晕一起发生，合称"头晕目眩"。以前有位30岁的李先生，先是高热，热退之后出现双目复视，就是看东西总重影。曾经用很多中西药治疗都没有效果，被怀疑是发热太高影响了脑部，李先生非常焦虑不安，同时还有头晕、口干、耳鸣等症状。医生摸了摸脉，指下脉速非常快，属于数脉，再看舌头，色红而没有苔，认为李先生之疾是少阳病的同时还有津液损伤，开了8剂小柴胡汤合玄参、麦冬等滋阴润燥的药物，病人吃下去病就好了。

通过上面几个病例，相信大家对于小柴胡汤证的症状表现有了一定的了解，小柴胡汤证治疗上都是以小柴胡汤为主方。小柴胡汤原方：柴胡半斤，黄芩三两，人参三两，甘草三两，炙，半夏半升，洗，生姜三两，切，大枣十二枚，擘。

折算后得出来的小柴胡汤的剂量是：柴胡120 g，黄芩45 g，人参45 g，甘草（炙）45 g，半夏（洗）50 g，生姜（切）45 g，大枣（擘）12枚。再取三分之一的量，就是现今一剂小柴胡汤的常用量：柴胡40 g，黄芩15 g，人参15 g，甘草（炙）15 g，半夏（洗）16 g，生姜（切）15 g，大枣（擘）4枚。

别小看这七味药，个中联系可是非常奥妙的，体现着"和解之法"。它们可以分成三组。第一组是柴胡和黄芩，专门负责进攻，向肝胆方向进军。两个苦寒药清热力强，尤其擅长清肝胆少阳的热，同时柴胡还有疏导调畅的作用，让自身气机升降出入平衡，恢复正常。第二组是生姜和半夏，主要负责助攻，向脾胃方向进军。两个辛散药健脾胃、下气、散郁结。第三组是人参、炙甘草和大枣，负责后方供给，主要是巩固内部实力，三个温补益气的药物，保养脾胃、扶助正气。之前介绍过，疾病到了少阳阶段，正气已经不够，所以在攻邪的同时还得扶正。少阳这一特殊位置，偏攻或者偏补都是不合时宜的，只好攻补兼施，两者融"和"一体，才能恢复少阳的转枢功能。小柴胡汤的煎煮比较特别，需要"去滓再煎"，意思是先把七味药放进去煮，差不多的时候把渣滓去掉，浓缩再煮，才能喝。这样做虽然麻烦，但可以达到和合寒温、协调升降、燮理阴阳、互济刚柔的作用，等于把不同的药性完美地融合在一起，充分体现"和"法。柴胡汤类的其他方子的煎煮方法皆仿此。

（三）大柴胡汤证

大柴胡汤证其实是在小柴胡汤证的基础上加了阳明里实，所以除了往来寒热、口苦、咽干、目眩等症状，还有呕吐明显、心下急或胸中痞硬、烦躁不安、下利等。治疗时在和解少阳的基础上，需要通下里实，用大柴胡汤。

大柴胡汤原方：柴胡半斤，黄芩三两，大黄二两，芍药三两，半夏半升，洗，生姜五两，切，枳实四枚，炙，大枣十二枚，擘。

汉代的一斤为十六两，一两约等于现在的 15 g，半夏一升约等于 100 g，枳实一枚约 15 g。折算后得出来的大柴胡汤的剂量是：柴胡 120 g，黄芩 45 g，大黄 30 g，芍药 45 g，半夏（洗）50 g，生姜（切）75 g，枳实（炙）60 g，大枣（擘）12 枚。再取三分之一的量，就是现今一剂大柴胡汤的常用量：柴胡 40 g，黄芩 15 g，大黄 10 g，芍药 15 g，半夏（洗）16 g，生姜（切）25 g，枳实（炙）20 g，大枣（擘）4 枚。

因为多了阳明里实，所以减去了甘温壅补的人参和炙甘草，加了大黄、枳实，有点儿承气汤的意思，用来泄热荡实、破结降气；加了性味酸寒的白芍，用来敛阴和营、缓急止痛。需要提醒一点的是，因为少阳是表里出入的门户、阴阳转化的枢纽，误用下法非常容易耗损正气，导致无穷后患。因此，即使是大柴胡汤这样少阳阳明双解的方药，使用的时候仍然需要慎重。

（四）病案举隅

上面分析小柴胡汤证的时候已经举了不少相关的案例，下面主要看看大柴胡汤的临床效果。

有个病人，虽然已经 50 多岁了，但还像年轻人一样性格急躁冲动。早年曾经吐血一次，不过没什么后遗症。近年，他因为遭遇不顺利，心胸不舒适，常常闷闷不乐，很难看到笑容。忽然有一天，他再次大吐血，吐出很多紫黑色瘀块。吐了半天之后，还间断有点儿唾沫血流出。病人自己用童子尿冲服血余炭才把血彻底止住。但是，他总觉得胸部闷闷的、胀胀的，里面有一股腥味，每天下午定时发热，持续了半个多月都没有好转，而且开始恶化。病人到处求医就诊，但是药吃了，效果却没见到，病情越来越重。后来，他找到名医赵守真先生看病。先生诊察他脉象弦数，舌苔黄厚，再问现在的情况：胸胁部胀满不舒服，总是想吐，口苦，不想吃东西，大便很多天才一次。是不是很符合"胸胁苦满""喜呕""口苦""嘿嘿不欲饮食""大便难"呢？赵先生便开方大柴胡汤加花蕊石以开郁清热，清瘀调气。病人吃了头 2 剂药时没有特别反应，吃完第 3 剂后解了很多次血便，中间夹有瘀块，后来热慢慢地就退了，胸胁部也舒展了，里面的腥味减少了。赵先生改用丹栀逍遥散加茜草、丹参等处理，病人喝了 5 剂后症状逐渐消除。最后再用滋血开胃药调理，病人最终康复。

胃溃疡是现代常见病，如果出现穿孔的话，可能危及生命，需要紧急手术。可是，有一些人不愿意动刀子，怎么办呢？可以用大柴胡汤治之，有神效。刘渡舟先生曾经治疗一个 60 岁的病人，病人胃溃疡多年，反复治疗，病情还是不好。最近，他因为有事生气，胃溃疡病复发，出现胃脘部疼痛剧烈，呕吐苦酸水，而且夹有咖啡渣样的东西，吃不下东西，大便五天没有解出。西医认为有胃溃疡并穿孔的可能，建议手术治疗，但是病人儿子坚持不肯手术。刘先生摸脉觉得病人的脉弦滑有力，又见舌苔黄腻，认为是肝火郁在胃里，灼伤胃络所致。于是处方用大柴胡汤：柴胡 12 g，黄芩 9 g，半夏 9 g，大黄 6 g，白芍 9 g，枳实 6 g，生姜 12 g，大枣 4 枚。病人服了 1 剂药后，解了三次大便，排出很多黑色的东西和黏液，之后胃痛明显减轻，呕吐也止住了，只是觉得比较累。后来，刘先生用调养胃气的药物继续调理，病人就康复了。

李赛美教授曾接诊一位 50 多岁的糖尿病病人。病人发现血糖升高 2 个月余，行 OGTT 试验，结果显示：空腹血糖 8.24 mmol/L，餐后 2 小时血糖 16.45 mmol/L。该病人糖尿病诊断明确，但还有诸多不适症状。就诊时，病人诉头晕头痛，咽干无咽痛，声音嘶哑，咳嗽咳痰，痰少难咳，口干口苦，胃稍微有点儿胀痛，胃纳尚可，睡眠较差，大便调，每夜小便 1~2 次。病人舌苔脉象显示病人舌淡红，苔薄白偏干，脉弦。大家仔细看看，病人口苦、咽干、目眩三个症状皆备！李教授二话没说，予病人小柴胡汤加减，具体处方如下：柴胡 10 g，黄芩 10 g，法半夏 10 g，熟党参 30 g，黑枣 10 g，炙甘草 6 g，茯苓 20 g，黄连 10 g，苍术 30 g，川芎 15 g，白芷 30 g，白蒺藜 15 g，炒僵蚕 10 g，生地黄 20 g，麦冬 30 g，钩藤 10 g。果然，病人服用 3 剂以后，头晕头痛、胃胀、口苦、咽干、咳嗽等不适症状基本消失，血糖也平稳了很多，为后续控糖治疗提供了良好的基础。

少阳病以口苦、咽干、目眩等主要症状为提纲，反映了少阳本为阳气枢机，病至少阳，正邪纷争导致胆火上炎的病机，此三症是少阳胆腑有郁热的征象。胆腑郁热，蒸迫津液上溢则口苦；少阳郁火灼伤津液则咽干；少阳之脉起于目锐眦，且胆与肝合，肝开窍于目，胆火上扰，则发作头晕目眩。本条三症与少阳篇第 96 条往来寒热、胸胁苦满、嘿嘿不欲饮食、心烦喜呕等互为补充，合称小柴胡汤八症。大家可以看出，小柴胡汤八症大都体现一个"郁"字，为何这样？因少阳主半表半里，具有枢机的作用，其气与春相应，生机蓬勃。少阳受邪，其气即郁，而少阳属相火，因此也会有火郁。不难看出，李教授此时运用小柴胡汤可谓方证相应，严丝合缝。小柴胡汤重用柴胡，其性味苦辛微寒，入肝胆经，具有轻清升散、疏肝调达之作用，既可透少阳之邪外出，又可疏泄气机之郁滞。黄芩苦寒，可清少阳之热，柴胡之辛散配伍黄芩之降泄，一升一降，使少阳邪热外透内清，从而和解少阳。方中生姜、半夏降逆和胃止呕，可解胆气犯胃之苦；佐以人参、大枣益气健脾，一方面扶正以祛邪，另一方面防止邪气内传太阴，如《金匮要略》所云"见肝之病，知肝传脾，当先实脾"，体现中医"治未病"理念。

当然，李教授还根据该病人伴随症状进行了加减化裁。病人头痛，故加用川芎、白蒺藜、白芷行气活血止痛；病人口干，故加用生地黄、麦冬养阴生津等。《伤寒论》第 101 条："伤寒中风，有柴胡证，但见一证便是，不必悉具，凡柴胡汤病证而下之，若柴胡证不罢者，复与柴胡汤，必蒸蒸而振，却复发热汗出而解。"

李赛美教授曾经治疗蓝某，男，40 岁，马来西亚人，1999 年 7 月 21 日初诊。数月来夜间（傍晚 19 点至早 6 点）恶寒发热，汗出热退。伴身倦，左手腕关节肿胀疼痛，双下肢可见散在暗红色结节、压痛，心烦易怒，迭进中西药（不详），诸症不减。诊见：面黄，舌淡、苔薄，脉弦滑，乙肝病毒标志物阳性，血沉 70 mm/h，李教授认为该病人证属邪入少阳，胆郁不舒，痰瘀互结。因而治以和解少阳，清热凉血，化痰散结，以小柴胡汤加减。处方如下：柴胡 12 g，黄芩 12 g，法半夏 10 g，太子参 30 g，黑枣 10 g，炙甘草 6 g，干姜

6 g，地骨皮 12 g，白薇 12 g，赤芍 15 g，青蒿 15 g，牡丹皮 10 g，牡蛎 30 g（先煎半小时），浙贝母 15 g，生姜 10 g。

7 月 23 日二诊：病人喜告，寒热交作已从傍晚 19 点推迟至凌晨四点，发作时间仅 2 小时，且程度明显减轻。舌脉同前，本着效不更方的原则，前方再进 2 剂。

7 月 27 日三诊：寒热悉除。

李赛美教授分析如下。仲师曰："伤寒中风，有柴胡证，但见一证便是，不必悉具。"病人往来寒热，休作有时，且在夜间发作，此为热毒内伏少阳，波及厥阴血分，毒疾交结不解，实由乙肝病毒引起自身免疫反应所致。李赛美教授予小柴胡汤，用柴、芩配姜、夏辛开苦降，意在和解少阳；佐青蒿清透气分之邪；赤芍、牡丹皮、地骨皮、白薇凉血退阴分之热；浙贝母、生牡蛎化痰散结。热毒无胶附之物，而有透达之机，方证相切，药中肯綮，故获效甚捷。

无独有偶，李教授还治疗过一位 6 岁的小女孩。该患儿自出生 9 个月罹患肺炎始，一直至就诊时，每 20~25 天便出现发热恶寒交替发作，体温最高曾达到 40℃，伴咽痛，每次犯病，患儿母亲便带其去医院输液，治疗基本以解热镇痛药及抗生素为主，就诊时症见：咳嗽，甚则欲呕，觉喉中有痰难咳，口干，胃口差，大便干结，3~4 天一行，小便黄。舌尖红，苔白腻，脉滑数。

程郊倩在《伤寒论后条辨·辨少阳病脉证篇》曰："少阳在六经中，典开阖之枢机，出则阳，入则阴。"由此可见，少阳主半表半里，具有枢机的作用，且少阳为小阳，抗邪力弱，少阳受邪，正邪相争，互有进退，则见寒热往来，休作有时。就诊的这位患儿每隔 20~25 天便出现发热、恶寒，且每次都是发热与恶寒交替发作如疟状，为典型的往来寒热、休作有时。而《伤寒论》第 96 条云："伤寒五六日，中风，往来寒热，胸胁苦满，嘿嘿不欲饮食，心烦喜呕，或胸中烦而不呕，或渴，或腹中痛，或胁下痞硬，或心下悸，小便不利，或不渴，身有微热，或咳者，小柴胡汤主之。"李赛美教授认为，从中医药四气五味角度来看，抗生素可归于苦寒之品，长期使用抗生素会造成类似中医脾胃虚寒或正气亏虚的证候，比如胃口差、容易疲倦等。而西药解热镇痛药的使用又违背了太阳病不发大汗的原则，汗多伤正，邪反不去。该患儿本是外感寒邪，属太阳病，大量使用抗生素和解热镇痛药后，邪气传内，且患儿本身正气已耗伤，难以自主驱邪外出，成为太阳病误治之坏病也。待患儿体内正气逐渐恢复，驱邪外出至少阳半表半里之处，正邪开始相争，互有进退，患儿便出现发热恶寒交替如疟的现象。但此时患儿家长又会习惯性使用抗生素和解热镇痛药来解决患儿的发热问题，造成正气耗损，邪气闭内。长此以往，循环往复，便出现了患儿之发热反复发作六年之情况。

李教授当机立断，拟了小柴胡汤加减：柴胡10g，黄芩6g，法半夏6g，生姜10g，熟党参15g，黑枣10g，炙甘草6g，姜黄6g，炒僵蚕10g，大黄3g，蝉蜕15g，桂枝30g，白芍15g，玄参10g，麦冬20g，生地黄30g。

此方其实包含着三个方。首先就是少阳病主方——小柴胡汤，方中柴胡气质轻清，升达疏透，透解半表之邪；黄芩质重苦寒，清热泻火，清解半里之邪。二者相伍，可使少阳半表半里之邪一并而解。此外，半夏、生姜降逆止呕，人参、甘草、大枣培土和中。七药相合，共奏和解少阳功效。其次就是升降散，这个方大家可能不是太熟悉，它出自《伤寒温疫条辨》，是一个温病方，总共有四味药——僵蚕、蝉蜕、姜黄、大黄。升降散的功效正如其名，升清降浊是也。方中僵蚕辛苦气薄，轻浮而升，引清气而上；蝉蜕亦为清虚之品，疏风清热。二者相配，宣阳中之清阳。姜黄性温，行心脾二经，行气解郁；大黄苦寒，荡涤胃肠之滞。二者相合，降阴中之浊阴。该方两两相伍，一升一降，名副其实升降散。该患儿既有咳嗽，甚则欲呕之肺气不宣、清阳不升之证候，又有大便干结之邪滞胃肠、浊阴不降之证候，因此运用升降散在此是非常合适的。最后就是以玄参、麦冬、生地黄为组合的增液汤了。李赛美教授运用此方是因为看到这位小女孩已出现了口干、大便干等津液亏损的证候，故用该方生津润燥滋阴。这三方合用，标本兼治、升降协同、内外并举、攻补兼施、寒温并用，具有疏理三焦、调达上下、和畅气机的作用。最后加入桂枝、芍药，调和营卫、调和寒热、调和脾胃，并起酸甘化阴的作用，扶助正气。由此可见，李教授的这首处方无论是从对小柴胡汤的运用，还是从三方合用的角度均体现出了少阳病和解大法的奥义。此后该患儿多次就诊，李教授仍以小柴胡汤为主方随证加减，患儿发热的发作频率逐渐减少，热峰也逐渐降低。现该患儿已基本痊愈。少阳病是指胆和三焦这两腑两经的阴阳、气血、津液等功能失调而致的疾病。少阳的关键在于"枢"，也就是少阳处于阴阳交界，管理气机的升降出入。如果邪气太过亢盛，步步紧逼，或是自身正气太虚弱，让邪气往里侵袭，那么疾病属性就会发生变化，由阳转阴。所以，正气守住三阳的最后阵地——少阳显得非常重要。那怎么样守住少阳呢？回想一下少阳病，像口苦、咽干、目眩等症状都离不开"枢"的官窍，所以治疗的关键也在于"枢"——和解。如果治疗时单纯使用汗、吐、下等方法，只会令病情雪上加霜。仲景总结了一系列柴胡汤方以和解少阳，但同时也提到"但见一证便是，不必悉具"，给后世医家留下了无限的思考和临床运用空间。柴胡汤系列历经千古且疗效甚佳，是伤寒医家尤为喜爱的经方系列之一。

第四节　太阴病篇

一、太阴病

什么是太阴病呢？从经络上来讲，太阴包含手太阴肺经与足太阴脾经，涉及肺和脾两脏。在《伤寒论》原书中，张仲景在太阳病篇已或多或少论及手太阴肺的病证，所以在太阴病篇主要论述足太阴脾经的内容。太阴病作为三阴病之首，临床症状以腹部胀满、腹痛、胃纳不佳、呕吐、腹泻等为主，而太阴病是三阴病中疾病严重程度比较轻的，篇幅在六经病中也是最小的，相信大家会学得比较轻松。那么就首先给大家一个印象：总的来说，太阴病是由中阳（脾阳）不足，寒湿内盛而引起的疾病。

（一）太阴

根据中医理论，足太阴脾与足阳明胃互为表里，脾为脏，胃为腑，脾喜燥恶湿，胃喜润恶燥，它们都位于人体的中焦。即使从现代解剖学上看也是这样：脾、胃、肝、胆在中间，上面是心、肺，下面是大小肠、双肾、膀胱等。

脾和胃的功能是互补协调的。吃的食物到胃里之后，就会被这个巨大的贮藏加工厂消磨腐化成可吸收的物质。接下来，脾就发挥运化功能，转运吸收，将食物中的精微物质转化成气血，为人体提供营养和动力。因此，脾胃合称"后天之本"。只有保障了每天"吃饭"这一根本正常，我们才有力气学习！另外，脾胃也是人体气机升降的枢纽。脾主升，胃主降，两者一起协调工作，才使得清阳得升，浊阴得降，水谷精微通过正常的秩序布满人体，五脏得到营养。所以，脾胃虚弱，或者受到邪气侵犯，就会导致中阳不足，运化功能不调，使得寒邪和湿邪不能升散或降渗，滞留在中焦部位；而"留邪于中"又进一步导致脾胃升降功能失常，于是，就产生了太阴病。

（二）太阴病病因病机

那么，太阴病是怎么形成的呢？太阴病的形成大致可以分三种情况：一是外因，最常见的就是饮食不当，偏食节食，好吃生冷，寒湿之邪直接侵犯中焦，导致脾阳受损。二是内因，先天体质偏弱，后天失于调护，或平素情志失舒，忧思过度而伤脾，导致脾阳不足。三是传变，六经病中的三阳病，治疗不及时或错误治疗，损伤中焦阳气，脾胃受损而转化成太阴病。不论是哪种病因，只要是导致了中阳（脾阳）不足，寒湿内盛，就会形成太阴病。

（三）太阴病证候

《伤寒论》第273条太阴病的提纲证："太阴之为病，腹满而吐，食不下，自利益甚，时腹自痛。若下之，必胸下结硬。"描述的是这么一种状况：感觉肚子满胀，在上伴有呕吐、吃不下东西，在下伴有逐渐加重的拉肚子现象，不时地出现肚子痛。如果误用了泻下的治法，就会产生胸下结硬的感觉。其产生的原因是：脾胃阳虚，寒邪凝结，气机不畅，或运化功能失调，导致寒湿之邪阻滞，故腹满；脾主升，胃主降，升降功能失调，浊阴不降反而上逆，则呕吐；脾胃虚弱，腐熟运化功能下降，则食不下；中气虚弱下陷，寒湿之邪下渗，则自利，而且由于呕吐吃不下东西，中气不足脾胃更伤，气陷更厉害，故下利愈发严重；寒邪主痛、不通则痛，故时腹自痛，如果用热水袋敷，或揉按一下，会稍微舒服些。治疗思路应该以温中散寒、健脾燥湿为法，方用理中汤或理中丸。但如果将腹满或者痛、呕吐不欲食等误诊为阳明病的实证，用下法治疗，就会使中阳更伤，脾胃更虚弱，运化无力，从而食饮进一步停滞，寒凝气滞也更严重，出现胸下结有硬物的感觉。

《伤寒论》第277条述太阴病本证："自利不渴者，属太阴，以其脏有寒故也，当温之，宜服四逆辈。"从这里可以看出，"自利"是太阴病最主要的症状之一。那么，为什么会出现"自利"呢？张仲景说那是因为"脏有寒"。这个"脏"指的是脾脏。脾脏有寒邪，而没有热邪，下利也不重，没有伤到津液，津液还能够上承濡润口腔，所以不会有"口渴"的症状。因为是脾脏有寒，脾不升清，而致病人出现腹泻，所以张仲景认为这个病当属太阴病。

（四）太阴病治法

太阴病总的病机为脾脏虚寒，对此，张仲景提出"当温之"的治疗大法，温煦中焦，驱散寒邪，健脾燥湿，以恢复脾脏正常的运化功能。仲景没有说具体什么方，只说"宜服四逆辈"，即四逆汤、理中丸、理中汤一类的方剂。根据病人病情虚寒程度选方：普通常见的太阴病，脾胃虚寒的症状较轻，可用理中汤或理中丸；由脾及肾伴肾阳虚者则宜服四逆汤。既然理中汤是最常用和最典型的方，那么我们就好好认识一下理中汤。

二、理中汤证

（一）辨证提要

理中汤证的主要症状有：呕吐、下利，可伴有畏寒怕冷、口淡不渴、腹部冷痛、喜温喜按、舌淡苔白、脉缓弱。病机为中焦阳虚、寒湿内阻、清气不升、浊气上逆。

理中汤在《伤寒论》中是以理中丸的形式出现的，不是在太阴病篇，而是在霍乱病篇第386条："霍乱，头痛发热，身疼痛，热多欲饮水者，五苓散主之；寒多不用水者，理中丸主之。"

（二）理中汤

理中丸方原方：人参、干姜、甘草炙、白术各三两。

汉代的一两约等于现在的15g。折算后得出来的理中汤的剂量是：人参、干姜、甘草（炙）、白术各45g。再取三分之一的量，就是现今一剂理中汤的常用量：人参、干姜、甘草（炙）、白术各15g。

右四味，捣筛，蜜和为丸，如鸡子黄许大。以沸汤数合，和一丸，研碎，温服之，日三四，夜二服。腹中未热，益至三四丸，然不及汤。汤法：以四物依两数切，用水八升，煮取三升，去滓，温服一升，日三服……服汤后，如食顷，饮热粥一升许，微自温，勿发揭衣被。

理中汤作为《伤寒论》中最重要的方剂之一，仲景详细描述了它的组成、制法、服法和加减法。其中丸药的服法和用量为：一日三四次，每次一丸；服药后应逐渐感到腹中由冷转热；如果没有转热，则增加剂量到三四丸。如果丸药效果不佳，则煎汤来喝，浓煎一升，分三次温服。服汤后约一顿饭的时间后，可喝些热粥，盖被子温覆取暖，以助药力。

看到理中丸的服用法，大家有没有联想到前面的桂枝汤？桂枝汤也是要喝粥盖被，以助药力的。但桂枝汤喝粥盖被是为了发汗，如果服用后不微微出汗，还要再服。而理中丸是为了保暖，如果腹部没感觉到温热感，也是要再服，或改丸为汤。在临床运用中一定要注意这个细节，才能获得满意的效果。

那么，《伤寒论》中的霍乱病和太阴病有何联系呢？《伤寒论》第 382 条提到："问曰：病有霍乱者何？答曰：呕吐而利，此名霍乱。"可知，两者都有呕吐和下利，病变部位都在中焦。但是，霍乱的发作比较突然，病势也更急剧，不存在六经的传变过程。而《伤寒论》第 386 条所描述的"寒多不用水"的这种口淡、不口渴的症状，可以让我们想到太阴病中中焦阳虚、寒湿内停、运化失常的病机。所以，霍乱和太阴病都可用理中丸来温补并施，温煦中阳，补益脾气，调理中焦，助脾运化。理中丸中人参、炙甘草健脾益气，干姜温中散寒，白术健脾燥湿。脾阳得到了温补，运化功能恢复正常，则寒湿之邪可去；脾胃升降调和开始起作用，则呕吐下利自止，达到"理中"的效果。因此，理中汤也就成为太阴病的典型用方。

（三）理中汤临床运用

张仲景在理中汤（丸）方后随证记载了八种应用的加减法，在这里简述一下。①"脐上筑"，指脐上跳动不安像有物在捶捣的症状，是肾虚水气上冲的表现，李教授认为这是水气初动，阳气和水邪相搏的一种表现。方中去白术，减去其壅补的效果，加桂枝四两，来温肾降冲、通阳化气。②"吐多"，指呕吐较严重，是胃寒水饮停滞而气逆的表现，方中去白术，减其壅塞之弊，加生姜三两来温胃化饮、下气止呕。③"下多"指下利严重，是脾气下陷，脾阳失运的表现，故还需要保留白术来健脾燥湿止下利。④"悸"，指心下悸动，是水邪侵犯了心，可加茯苓二两来淡渗利水、宁心安神。⑤"渴欲得水"，指口渴而且想喝水，是脾不散精，水津不布的表现，应重用白术到四两半，来健脾益气、运化水津。⑥"腹中痛"是中气虚弱的表现，应重用人参到四两半，补益中气。⑦"寒"是里寒较重，表现为腹中冷痛，要重用干姜到四两半，来温中祛寒。⑧"腹满"是寒凝气滞的表现，去白术之壅塞，加附子一枚以辛温通阳、散寒除满。

在现代，理中汤也有非常广泛的应用价值。

当前社会，我们的周围不乏经常胃痛的朋友，而且胃痛者以女性比较常见。病人往往平时就是一副非常消瘦的样子。当和她一起吃饭时，麻烦就来了，因为病人往往不能吃辣的，不爱吃萝卜、冬瓜等蔬菜，至于爆炒腰花、炒猪肝、肥肠等用动物内脏做的菜更是碰都不碰一下，这有可能是因为从小到大的饮食习惯，但也可能是因为吃了这些食物后会令她感觉难受，病人平时吃得最多的一定是粥。而且，病人不时出现胃痛，不能正常学习或工作，甚至伴有恶心、呕吐。因为本身就瘦弱，吃得少，营养不够，所以面色不太好，皮肤黄且没有光泽，剑突部位会有触痛，脉象也是细缓的。如果去西医院做胃镜检查，病情不严重的往往显示慢性浅表性胃炎。不难看出，这些人往往患有太阴病。这个时候，就可以用理中汤或理中丸为基础方来治疗，可获良效。

脾虚又夹杂寒湿之邪，运化不利，清气下泄，就容易发生泄泻。这种情况常发生在婴幼儿身上。现在90后独生子女逐渐当上爸爸妈妈了，在护婴育儿方面往往没有经验。90后们往往出生、成长在一个地方，上学、工作又在另一个地方，如东北人在广州，北京人在纽约，此时首先要面对地域环境和气候的变化，自己正值壮年还好，如果孕育后代，婴幼儿体质轻清，稚阴稚阳，脏腑娇嫩，如果护理不好，感受寒湿之邪，或者跟着父母乱吃东西，饮食不节，就可能会导致寒邪伤中。还有一种情况，就是现在小孩少了，一个小孩除了自己父母，还有爷爷奶奶、姥姥姥爷的关照，一旦出现个发热咳嗽之类的小问题，全家六个人一齐紧张，生怕有什么大病，恨不得直奔医院急诊室赶紧治疗。也许有些小孩的情况并不严重，疏风散寒、清热解毒药吃几天就好了，但家长们往往很急躁，而且工作在身，请假又难，做什么都想讲究"效率"，就"要求"医生们"在一天之内降下体温！止住咳嗽！"于是，打针、输液、雾化、吃抗生素什么的都上了。可能发热咳嗽是止住了，但药物克伐太过，损伤脾阳，使得脾胃更虚了，从而导致泄泻。可谓事与愿违，得不偿失。理中汤温中健脾，散寒除湿，符合上述征象的小儿虚寒型的泄泻，用理中汤治疗可获良效。

随着社会的发展、医学的进步，人们掌握了更多的治疗手段，从而为病人减轻痛苦，延长寿命。但是，中医基本辨证是不受治疗手段影响的，只是病因可能变得更加复杂。脾虚寒湿证除了我们刚才提到的传统病因外，还有手术导致的因素。如手术后粘连性肠梗阻后腹痛，因其手术伤津耗气，元气损伤，脾阳虚弱，脾胃升降功能失常，寒湿内阻，气机阻滞而形成梗阻，表现为腹痛，腹胀难忍，不能排气，大便秘结甚至停止排便。如伴有畏寒怕冷、舌苔白，脉弱，即为手术后脾阳受损，寒湿内阻气机不通所致。可用理中汤加味，温补中阳，行气散结，祛寒除湿，使脾胃升降功能恢复正常，气机调顺，从而消解腹痛、便秘症状。

（四）病案举隅

陈瑞春医生曾经治疗一位 57 岁的柳姓农民。病人平素在田里干活，身体理应偏于壮实，没想到，他来就诊的时候，形体枯萎，面容憔悴。他对陈老说，他 30 岁左右即患气痛（按：可能是胃炎或胃溃疡），迄今 20 多年，曾多次求医问药，治疗效果皆不佳。随着年纪增长，几乎两至三天疼痛一次，痛势越来越剧烈，需要俯卧在床上，用手垫于脐腹部腹部疼痛才能有所减轻。腹部痛得厉害时，会吐酸水、嗳气，稍稍吃一些饼食后疼痛会渐渐缓和。病人自己感觉腹中有包块，时聚时散，痛后腹胀特别明显。陈老听他提到有包块，就触按了一下他的腹部，腹部柔软无块。接着，陈老看他舌质淡，苔白滑，脉微细弱，认为这个病人之疾就是因为中焦虚寒，运化失调，气滞于中，脾络受损所致。于是，治疗以温中运脾、健胃行气、和络止痛之法为主，方用理中汤加减，试图拨乱反正。处方：西党参 15 g，土炒白术 15 g，炮干姜 10 g，炙甘草 5 g，广木香 5 g，西砂仁 6 g（后下），黄连炒吴茱萸 6 g。水煎文火煮，每日 1 剂。

病人服药 1 剂后，腹部疼痛稍减轻，腹中之物消失不见。服第 2 剂药后疼痛缓解，饮食倍增，精神显著好转。病人共服了 10 剂药，体质恢复，能参加一般劳动。陈年痼疾，一药而愈，病人十分欣喜。

三、四逆辈证

（一）辨证提要

《伤寒论》第 273 条："太阴之为病，腹满而吐，食不下，自利益甚，时腹自痛。若下之，必胸下结硬。"

《伤寒论》第277条："自利不渴者，属太阴，以其脏有寒故也。当温之，宜服四逆辈。"

太阴本脏在脾，与胃相关。脾阳受损，寒湿便会停滞而不化，腹中气机受到阻碍而见腹痛；脾主运化功能失调而见腹中胀满、不欲食；清阳不升，脾气下陷则泄泻；浊阴上逆，胃失和降则呕吐；太阴病证属虚寒，若用下法，中焦阳气更伤，中气虚而不运，则会导致胸下结硬之症。

那么太阴病是属于什么性质的病呢？"以其脏有寒故也"，明确点出了一个"寒"字。因为脾阳亏虚，虚寒内生，水湿不化，所以即使病人有泄泻，也不会感觉口渴喜饮。既然太阴病就是因脾脏有寒之故，那么治疗上就要祛寒，"当温之，宜服四逆辈"。这里的"四逆辈"是什么意思？为什么张仲景没有直接指出用何方主之，反而说"宜服"呢？这是因为张仲景知道脾与肾的关系非常密切。中焦脾阳损伤，日久势必危及下焦肾阳。如果肾主二便功能失调，造成肾虚泄泻，即是病从太阴转入少阴。因此，张仲景就只给了一个治疗的方向，就是"温之"，即以温治寒的意思。"四逆辈"是指四逆汤一类的方子，包括理中汤、四逆汤等方。病较轻者可用理中汤以温中散寒，病较重者则用四逆汤以补火生土。所以，这里就没有用"某某方主之"，而用"宜服"来让医者随病情轻重灵活运用四逆辈。

（二）病案举隅

接下来的这个案例就展示了李赛美教授根据病人疾病进展使用"四逆辈"的过程。某天，一位19岁的年轻人来到了李教授的门诊。他就诊的主要原因是近两年胃肠消化欠佳，食欲减少，偶有腹部疼痛，大便稀烂。如果吃生冷食物，或环境温度变化较大，腹痛就会明显加重，伴大便增加到三至四次，溏烂不成形。近一个月因为应付高考，压力较大，腹泻加剧，伴有心慌心悸，出汗较前增多。胃纳不多，无口干口苦，小便正常，睡眠正常。舌暗红，苔薄白，脉稍沉。李教授处方如下：熟党参30 g，干姜10 g，炙甘草6 g，麸炒白术30 g，附片10 g（先煎半小时），柴胡10 g，枳壳10 g，赤芍15 g，郁金10 g，鸡内金15 g，丹参15 g，泽泻20 g，茯苓20 g，茵陈15 g，决明子15 g，山楂15 g。7剂。

患者自述服药后胃肠敏感性降低，偶尔喝冷饮和进食生冷虽有不适，但不会连续腹泻、乏力。再进7剂，病人精神状态明显好转，手脚及腹部皮肤温暖，注意力较前集中。

处于生长发育阶段的年轻人，机体阴阳都在增强，血气逐渐旺盛。即使生病，也多见实证。然而，这个19岁的男生却患有长时间的胃肠病。腹痛、腹泻、胃纳减少，都是因为中焦脾虚，故他的症状与条文"食不下，自利益甚，时腹自痛"的描述很相似。脾属土，肝属木，情绪与压力都会致肝郁气滞，土虚木乘，若肝气横逆犯脾则脾失升清，湿浊下行，致腹泻加重。脾虚气弱，心失所养而见心悸汗出。可见，病人病在太阴脾土是明确的。因此，李教授先以理中汤为主方温脾散寒。理中汤为治疗太阴病的代表方，其组成包括熟党参、干姜、麸炒白术、炙甘草。其中，党参配炙甘草健脾益气，干姜温中散寒，白术健脾利湿。所以，理中汤具有温运中阳、调理中焦的作用。李教授考虑病人久病脉偏沉，加附片以温补肾阳（即附子理中汤），使方中含有四逆汤的意思。既治在太阴，也顾及少阴，以温补少阴肾阳来温煦太阴脾阳，此治本也。不能忽略的是，病人近期的高考压力影响了脾胃功能，急则治其标，所以李教授也不忘畅达气机，加上四逆散以疏肝理气。

提到理中汤，《伤寒论》中除了汤剂以外，还设有丸剂，名曰理中丸。它的组成药物跟汤剂一样，亦即一方有二法。"丸者，缓也"，病情缓而需要长期服药者，或不愿意天天煎中药的病人，可以用丸剂。如果腹中由冷而转有热感，说明丸剂有效，可以继续服用。若腹中未有热感，可能是病重药轻，致药后效果不明显或未效，那么可以增加药量，或改用汤剂治疗。"汤者，荡也"，病情较急或服丸剂效果不佳者，应该服用汤剂，求其疗效迅速而显著。至于选用汤剂还是丸剂，最恰当的做法还是先咨询医生，以免耽误病情！

四、太阴病兼变证

太阴病除了典型的"腹满而吐，食不下，自利益甚，时腹自痛"和"自利不渴"等症状外，还有其他常见的兼变证。

如太阴兼表证："太阴病，脉浮者，可发汗，宜桂枝汤。"（原文第276条）既然是太阴病，原本脉当缓弱，现在反而脉浮，说明中焦里虚并不严重，且病机向外。其原因可能为平素脾阳不足，风寒之邪袭表，营卫不和而发病。整体会出现脉浮、发热恶寒、下利、四肢疼痛等证。故用桂枝汤调和营卫，温阳和里。

又如太阴腹痛证："本太阳病，医反下之，因尔腹满时痛者，属太阴也，桂枝加芍药汤主之。大实痛者，桂枝加大黄汤主之。"（原文第279条）太阳病误用下法致邪陷太阴，脾伤气滞络瘀，治当温中散寒，泻实导滞。轻者温阳和络，用桂枝加芍药汤；重者温阳泻实，用桂枝加大黄汤。"太阴为病，脉弱，其人续自便利，设当行大黄、芍药者，宜减之，以其人胃气弱，易动故也。"（原文第280条）强调脾胃虚寒者，苦寒之药宜慎用。

桂枝加芍药汤是在桂枝汤原方的基础上倍用芍药而成的。芍药在这里，一来可以与甘草相配，酸甘化阴，缓急止痛；二来可以增强自身活血通络的功效。全方具有温阳散寒通络、缓急止痛、补中益气的功效。桂枝加大黄汤即是在桂枝加芍药汤基础上再加大黄而成，大黄在这里一来活血祛瘀，通络止痛，二来起导滞之作用，祛实通便。

桂枝加大黄汤原方：桂枝三两，大黄二两，芍药六两，生姜三两，切，甘草二两，炙，大枣十二枚，擘。

上六味，以水七升，煮取三升，去滓，温服一升，日三服。

汉代的一两约等于现在的15 g。折算后得出来的桂枝加大黄汤的剂量是：桂枝45 g，大黄30 g，芍药90 g，生姜（切）45 g，甘草（炙）30 g，大枣（擘）12枚。再取三分之一的量，就是现今一剂桂枝加大黄汤的常用量：桂枝15 g，大黄10 g，芍药30 g，生姜（切）15 g，甘草（炙）10 g，大枣（擘）4枚。

比较而言，桂枝加芍药汤所主病证较轻，病以腹痛时作为特点，治疗重在活血通络；而桂枝加大黄汤所主病证较重，病以时腹大痛为特点，治疗重在祛瘀通络，故治桂枝加芍药汤证而大便难者。

祝谌予医生曾经为一位62岁的周某治病。病人之前因患急性肺炎入院治疗，1个月后痊愈出院。此后，病人觉得体力明显衰弱，胃口转差，吃得比较少，每日饭量不过4两左右，伴有腹胀痛。最令他痛苦的是大便秘结，起码十多天才上厕所一次，要用番泻叶或开塞露才能解下一粒粒干硬的粪便。祝医生见他形体瘦弱，唇暗，口干但不多饮，舌质红，脉沉细，认为这个病人病在太阴，乃大病后阴液大伤，肠枯不润所致。因此，治疗以桂枝加芍药汤为主，再加当归、肉苁蓉以调脾和胃、养阴润下。处方：桂枝 9 g，白芍 30 g，甘草 6 g，红枣 5 枚，生姜 3 片，当归 15 g，肉苁蓉 30 g，共 6 剂。病人服药 1 剂之后，大便可解，而且腹部不痛，胀亦消失。连服 6 剂药，期间每日均有大便，但量不多，食欲增加，精神好转。祝医生认为可以将原方加 5 倍量，研细末做蜜丸，每丸重 9 g，早晚各 1 丸，以巩固疗效。

唐建中医生治疗过一位 72 岁的女性病人。病人因为阵发性腹部绞痛，在西医院住院治疗。经西药补液、禁食、胃肠减压 24 小时之后，病人的腹部仍然剧烈疼痛，痛时辗转反侧，呻吟不休，按压下腹部时会有明显的压痛。医生考虑用手术治疗，但是因为病人腹部的创口受到严重感染，病情比较严重，所以就邀请了唐医生去会诊，看看中医有没有什么方法能帮上忙。其时，唐医生见病人精神萎靡，蜷卧在床上，发出低微的呻吟声。腹部膨隆，中上腹部皮肤上可见到 4 处手术创口，其中一个切口的上下端均有脓性分泌物外溢。触摸腹部时，病人两侧有明显压痛。腹部穿刺见有淡红色腹腔渗出液。为了进一步了解病人的情况，唐医生追问病史，原来病人之前在该院进行过 5 次手术，近半年在外院又行了 3 次手术，而且最后一次手术距离这次入院仅 1 个月。唐医生发现病人面色苍白，四肢冷凉，舌稍胖，舌尖红，舌根苔腻，切脉弦细弱。综合分析，他认为这个病人年高体虚，加上连年手术，导致气血大衰，营卫失调，中焦受损，造成运化障碍。病在太阴，治疗当以温中和络、缓急止痛为法，遂给予桂枝加芍药汤加味。处方：桂枝 15 g，白芍 60 g，炙甘草 6 g，生姜 4 片，大枣 6 枚，杏仁 l0 g，生黄芪 50 g。煎成汤液约 200 ml，从胃管内一次注入，夹紧胃管，密切观察。病人服药约半小时后，腹痛加剧，头额汗出，不久趋于平静。1 小时后，病人矢气、腹痛症状渐渐缓解。唐医生认为治疗有效，理当效不更方。病人继续服用该方共 10 剂后，诸症悉除，康复出院。

刘渡舟先生有一个医案。病人王某是一个 46 岁的男性，他求诊时说大便腹泻达一年之久，每日腹泻 3~6 次，呈水样便，并夹有少量脓血，伴有里急后重感，恶寒发热，体温 37.5℃，触诊腹部有压痛，以左下腹为甚，舌红，苔白，脉沉弦。粪便镜检有红细胞、白细胞及少量吞噬细胞。西医诊为"慢性菌痢"。病人先后用过多种抗生素治疗，但是收效不大。刘老辨证认为王某之疾乃脾脏气血凝滞、木郁土中所致，治法以调和脾脏阴阳、疏通气血、土中伐木为主。处方：桂枝 10 g，白芍 30 g，炙甘草 10 g。生姜 10 g，大枣 12 枚。病人服用上方两剂后，下利次数显著减少，腹部变得轻松。服用了剂后大便成形，里急后重感消失。服 4 剂后，诸症缓解而愈。

顾介山医生曾经为患荨麻疹 5 年的 32 岁的苏女士治疗。病人最初没有明显诱因地出现遍身大小不等的疙瘩块，每年发五六次，后来逐年加剧。荨麻疹愈发愈频，竟至没有间歇。她曾经去多家医院就医治疗，大量注射葡萄糖酸钙，内服苯海拉明及十数剂祛风活血之中药，效果欠佳。最后，找到了顾医生。病人求诊时表示周身出现荨麻疹，瘙痒严重，抓痒无度，此起彼伏，日夜无宁静之时。在皮疹发作剧烈时，会感觉特别怕冷，身上必须穿很多衣服，而大便一直两天一次，且燥结难下，腹微痛。顾医生认为病人外有风邪，内有结聚。治疗当祛风止痒，祛实通便。方用桂枝加大黄汤加减。处方：桂枝 9 g，白芍 9 g，甘草 3 g，生姜 9 g，大枣 3 枚，大黄 9 g，全瓜蒌 12 g，麻仁 12 g。病人服上药后约 3 小时，身痒渐止，疙瘩亦渐隐没，周身微微汗出，大便畅通，症状全部消失。半月余间未再发过。

太阴是对人体中焦脾脏经络、气血阴阳等功能的描述。脾与胃关系密切，皆为后天之本。当素体虚弱或受寒湿邪气侵袭时，脾胃升降功能失常，就容易产生太阴病。太阴病作为三阴病之首，临床上比较常见，症状以腹部胀满、腹痛、胃纳不佳，伴有呕吐或腹泻为主。太阴病总的病机为中焦虚寒，故以"当温之"为治疗大法，"宜服四逆辈"。其中，理中汤为临床最常用之方。理中汤由人参、干姜、白术、炙甘草四味药等份成方，有温中散寒、燥湿健脾之功。

现代人在生活节奏快、饮食不规律之余，吃东西也比较杂，不管当时身体状况如何，冷的、冰的都会往肚子里吃。因此，在日常门诊中，即使病人以其他病证来就诊，医者也要仔细考虑他们中焦脾胃的功能，考虑是否兼有太阴病。而对于患有太阴虚寒证的朋友，如果经常出现腹痛、腹胀、泄泻等症状，也千万不要轻视本病，以免延误治疗，因为太阴病病情日久可以转属少阴病，疾病就更为严重了！

第五节　少阴病篇

一、少阴病

（一）少阴

少阴是以心和肾两脏，以及手少阴心经和足少阴肾经为主的阴阳、气血、津液等正常生理功能的综合体现。

中医理论认为，心属火，主藏神，主血脉，而肾属水，主藏精，主水液。故少阴有水与火两种特性。水与火是大自然里阴与阳的征象。它们可以是矛盾的一对，比如水一泼把火熄灭，火一旺把水蒸发，但又可以是互相制约、合作的伙伴，共同协调达至平衡，发挥所长，就如火不让水泛滥则水是生命之泉，水不让火延伸则火是生命之光。

生理的少阴，就是心火与肾水互相制约但不失平衡。虽然心火在上，但它的温热能下传暖肾令肾水不寒；尽管肾水处下，但它的润泽能上达滋心使心火不亢。这就是少阴正常时的"心肾交通，水火既济"。当这种水火阴阳有了平衡，人体就有通畅的血脉、清醒的精神意识、正常的脏腑功能与水液代谢。

从六经的顺序来看，少阴为三阴之一，处在太阴之后，厥阴之前。从阴阳表里来看，则少阴与太阳互为表里。古人说太阳为"六经之藩篱"，其实就是说太阳好比房子外花园竖立的围栏，有保护家园的作用。那么，少阴就好比房子里的火炉，起温暖照耀的功能。外有围栏的保护，内有火炉的暖和，住在房子里的人就能有安全舒适的生活环境。同样，一个人的太阳御外功能固密，少阴气血阴阳功能旺盛，那么他就会有基本健康的身体素质。

（二）少阴病病因病机

少阴病是一个病理的概念。少阴病的成因有两种。第一种是外邪直中。假如某个人平时少阴的阴阳有偏，偏于阳虚或偏于阴虚，当有外邪侵袭，邪气就有可能直入少阴，导致内外合邪而为病。这种情况就好像火炉里的火种很小，燃烧不起来，随便一道微弱的风就可以把它吹灭一样。第二种是从其他经传变而来。这种多数是因为失治、误治，损伤了少阴心肾阴阳，导致疾病从他经转属少阴。这就好比坏人从远处破坏了花园的围栏，穿过大门，直接走到火炉前，泼水熄灭了火焰一般。还有一种情况，就是太阴虚寒，不能成为三阴的屏障，最后太阴病转入少阴。就如屋子里仓库的柴枝不够，不能提供足够的燃料至火炉里，让火焰继续燃烧，最后火焰只得慢慢地减弱。

（三）少阴病证候

屋子里的温暖需要靠火炉内的烈火去维持，只要这个火焰一直燃烧，整个室内环境都会保持暖和，住在里面的人就愿意去劳动。同理，少阴之火不灭，阳气不衰，脏腑功能正常，身体就会有充足的能量去活动。

相反，当少阴生病，心肾功能失调，阴阳不能获得平衡的时候，人体就会生病。那么，少阴病会有什么症状呢？《伤寒论》第281条少阴病的提纲证就说道："少阴之为病，脉微细，但欲寐也。"心藏神而属火，火衰则阳气无力鼓动脉搏，故脉微。肾藏精属水，水虚则阴血不足以充盈脉管，故脉细。心神与肾精都不足，故精神萎靡不振，体力衰惫而欲寐。

又因为少阴概括了心火与肾水的功能，所以少阴病本证可以分为少阴阳虚寒化证和少阴阴虚热化证。

少阴阳虚，就如火炉里的火焰减弱，热力不够，整个室内的温度逐渐下降，变凉或变冷。当人体的阳热不足，就会出现虚寒的症状，例如恶寒喜热、精神萎靡、四肢厥逆、下利清谷、小便清长、脉沉微细、舌淡苔薄白等。

少阴阴虚，多由于肾阴亏虚于下，心火亢盛于上所致。这个时候，就犹如天气干燥，但炉火仍然燃烧，使得房子里一片烘热。在人体就是阴液不足，导致出现虚热的症状，例如心烦不得眠、舌红少苔、脉细数等。

假如火炉内微弱的火焰得不到柴枝的维持，又或者受不起寒风的吹袭，房子里会怎么样呢？当然会越来越凉快，越来越昏暗！如果火焰瞬间熄灭，那就更会变得阴暗寒冷了！人体的少阴也是一样，若少阴阳气亏虚欲绝或阳亡神绝，就是危急重症，预后极差，仲景认为这种证是"不治"之证或"死"证。

（四）少阴病治法

少阴病的治法当按照疾病的性质来决定。对于少阴阳虚寒化证，治宜温经回阳，代表方为四逆汤。这如同在微弱的炉火上添加一些柴枝或禾草秆，以维持火势燃烧，恢复房子的温暖。至于少阴阴虚热化证，治当清热育阴，代表方为黄连阿胶汤。这就像适当地去掉部分柴火以降低热力，并在房子里喷洒一些水，提高空气中的湿度，以恢复室内应有的环境。

二、四逆汤证

（一）辨证提要

四逆汤是治疗少阴病的主要方剂，也可以说是基础方，因为它可以衍化出多首类方。那么，张仲景遇到怎么样的病人会用四逆汤呢？

《伤寒论》里有多处条文提到"四逆汤主之"，如第225条"脉浮而迟，表热里寒，下利清谷者，四逆汤主之"，第353条"大汗出，热不去，内拘急，四肢疼，又下利厥逆而恶寒者，四逆汤主之"，第354条"大汗，若大下利而厥冷者，四逆汤主之"。

下面就简单讨论一下四逆汤适合怎么样的病证。

第一个病人，腹泻得很厉害，大便稀烂不成形之余，还夹杂不消化食物的残渣。摸摸病人的皮肤，发现体表是温热的。再切切脉，脉象浮，但是血脉运行得比较慢。这是为什么呢？如果病人有发热感，属于阳明病的话，那应该会出现腹痛、不大便和脉数。然而，病人下利清谷而迟脉，与阳证不符，应当考虑为虚寒之象。由于下虚，虚阳浮越于外，所以就出现身热而脉浮。仲景确定这个病人是少阴虚寒证之后，就用四逆汤去治疗。

第二个病人之前可能因为误治出过一身大汗，现在仍然有发热的感觉，伴有腹中拘急、四肢疼痛、腹泻和肢冷恶寒。很明显，这是一个里寒证。原来这个病人的病因就是因为汗出太过，阳气随着汗出而外泄。由于阳气衰微，阴寒内盛，导致脏腑和四肢得不到阳气的温煦。之前的发热是正气抗御外邪的表现，而现在热不去则是阳虚浮越所致。对于这个阴寒内盛寒厥的病人，仲景决定用四逆汤。

第三个病人同样有大汗出，并且出现严重的泄泻和四肢厥冷不温。这是大汗和大下利导致阴液流失，阳气无所依附而随阴液外泄，阳气衰微，不能畅达四肢所致。因此，仲景处方四逆汤。

除此之外，还有部分条文提到"宜四逆汤"，如第323条"少阴病，脉沉者，急温之，宜四逆汤"，第372条"下利，腹胀满，身体疼痛者，先温其里，乃攻其表。温里宜四逆汤，攻表宜桂枝汤"。

《伤寒论》第 323 条："少阴病，脉沉者，急温之，宜四逆汤。"

本条条文句子很短，看起来也很简单。然而，脉沉是否就是少阴病？脉沉是否就用四逆汤呢？其实不然。中医辨证要求四诊合参。仅言脉沉，而无少阴阳虚的具体症状表现，无足够的信息去辨为少阴病，是难以处方四逆汤的。如《伤寒论》第 148 条提到邪气结于少阳，胆气内郁，而致"阳微结，必有表，复有里也；脉沉，亦在里也"，其后又重申"脉虽沉紧，不得为少阴病"，可见脉沉不一定是少阴病。此外，第 305 条"身体痛，手足寒，骨节痛，脉沉者"，论述了阳虚寒湿身痛证，虽有脉沉，但也没有用四逆汤，而是以"附子汤主之"。

那么，如何识别少阴病的脉沉呢？首先，要结合少阴病提纲证第 281 条"少阴之为病，脉微细，但欲寐也"来看，本条的脉沉应该为脉沉而微细之意。脉微乃因少阴阳虚，无力鼓动血行；脉细乃阴血不足，脉道不充。这样的沉脉就能说明正气不足，阳气大虚，阴寒极盛。其次，应结合症状分析。若脉沉，伴见手足逆冷、寒吐、下利，就能够准确地定位在少阴病。

那为什么少阴病脉沉需要"急温之"呢？张仲景所用的"急"字，其实就是在反证少阴脉沉的本质是一个急证，病情较重，预后欠佳，病况随时可能急转直下。若有失治误治，可以出现一系列的虚寒之象，如第 317 条"下利清谷，里寒外热，手足厥逆，脉微欲绝，身反不恶寒，其人面色赤，或腹痛，或干呕，或咽痛，或利止脉不出"的阴盛格阳证，第 315 条"下利，脉微"伴面赤如妆的阴盛戴阳证，"利不止，厥逆无脉，干呕，烦"的阴盛格拒证，第 316 条"腹痛，小便不利，四肢沉重疼痛，自下利……其人或咳，或小便利，或下利，或呕"的阳虚水泛证，第 304、305 条"口中和，其背恶寒""身体痛，手足寒，骨节痛，脉沉"的阳虚寒湿身痛证等。危重者，出现恶寒身蜷、手足逆冷、呕吐、下利、躁烦、头眩时时自冒、呼吸表浅、烦躁不得卧寐、脉不至，便是阳不胜阴的"死证"。由此可见，病入少阴可能导致人身元阳迅速亡失，生死存亡于顷刻之间。所以，"急温之"是在提示医者要及早抓住先机，及早治疗，以防生变。

少阴病阳虚阴寒证，当治以温阳散寒，可以用四逆汤。

张仲景在临床上碰见不少患有少阴虚寒证的病人。于是，他就开始思考，少阴病是较严重的病，失治误治的话，病人随时有生命危险。那么，怎样才能早些发现这类病人，预防病情恶化，避免发展为死证呢？

最后，他想到以脉象判断病情的方法。阳气虚弱的病人，阳气无力升提脉管，脉管下陷而沉藏于里。所以，切脉的时候，手指头要重按才能感觉到脉管的位置与搏动。仲景认为这种脉象不正常，为阳气亏虚、阴寒内盛之体征，此时不应该迟疑，应该紧急地用温阳的方法去治疗。因此，他认为这个时候适宜处方四逆汤。结合第281条提纲证提到的"脉微细"可以发现，少阴病虚寒证典型的脉象应该是脉沉而微细，摸到这种脉就肯定要用四逆汤了！

病人腹胀泄泻、身体疼痛，既有里证，又有表证。该怎样处理呢？仲景仔细地想了想，考虑病人腹胀泄泻的里虚寒证比较急，阳气损伤明显，而身体疼痛不至于危险，故他认为当"先温其里"，宜四逆汤。当里虚寒证得到解决之后，"乃攻其表"，宜桂枝汤。对于表里同病，一般的治疗规律是先表后里。而这里，仲景认为阳虚为急，随时生变，于是灵活变通，先治其急，后治其缓，顾护虚弱的阳气，预防阳气暴脱，就用了四逆汤。

（二）四逆汤

四逆汤原方：附子一枚，生用，去皮，破八片，干姜一两半，甘草二两，炙。

以水三升，煮取一升二合，去滓，分温再服。强人可大附子一枚、干姜三两。

汉代的一两约等于现在的 15 g，附子一枚约等于 20 g。折算后得出来的四逆汤的剂量是：附子（生，去皮，破八片）20 g，干姜 20~25 g，甘草（炙）30 g。再取三分之一的量，就是现今一剂四逆汤的常用量：附子（生，去皮，破八片）6~8 g，干姜 6~8 g，甘草（炙）10 g。

方中附子大辛大热，纯阳燥烈，力量雄宏，上行能温通心阳，下行能补肾阳益命火，祛逐寒湿，如果生用回阳救逆的作用更强，故为君药。附子分生附子和炮制过的附子。四逆汤中用的是有毒性的生附子，因为生附子的温肾回阳、逐寒破阴之力较强。干姜辛温守中，助生附子回阳散寒。炙甘草甘温养气，并减弱附子的毒性。

现今中医生处方时多用炮附子。附子经炮制之后，毒性会降低。由于炮制的方法与时间、质量的监控等不一，为安全起见，病人宜把炮附子先煎一小时，避免毒副作用。干姜辛热，温中散寒，助附子温心肾之阳，为臣药，此所谓"附子无干姜不热"；炙甘草甘温，补中益气，还可以缓干姜、附子的辛烈之性，为佐使药。三药相合，共奏回阳救逆之功。李中梓在《伤寒括要》中云："四肢者，诸阳之本，阳气不能充布，故四肢逆冷，是方专主是症，故名四逆也。"还在四逆汤方后指出：身体强壮者可用大附子一枚（约 25 g）、干姜三两（约 45 g），提示医生视病人病情轻重，判断缓急，根据病人身体强弱变化药量。

另外，《伤寒论》第 281 条："少阴之为病，脉微细，但欲寐也。"其中"但欲寐"指病人精神萎靡不振，体疲乏力，呈现似睡非睡的状态，此为阳气亏虚不能养神的表现，治宜急救回温，方用四逆汤。刘天鉴有一典型医案，简述如下。陈某，50 余岁，住大西门。某日陡然腹痛，吐泻大作，他的儿子也学过一些医，就给他用了藿香正气散，但是药物入口即吐，改用丁香、砂仁、柿蒂等药物，都没有效果，到傍晚时，病人已经出现了四肢厥冷，两脚拘挛，冷汗淋漓的症状，躺在床上气息低微，神志也昏昏沉沉，似睡非睡。家人急忙找到刘医生求助。刘医生到了病人家中一看，病人面色苍白，两目下陷，皮肤干瘪，气息微弱，所泻之物如米泔水，无腐秽气，只带腥气，切其脉，细微欲绝。刘医生说道：这是典型的阴寒内陷啊！真阳欲脱，势已危笃，要赶快回阳救急，马上开了大剂的四逆汤。当晚连喂 2 剂。次日早晨复诊，病人吐泻都停止了，四肢也有回温，脉细，故改用理中加附子汤，病人逐渐康复，化险为夷。从此案可见四逆汤方小力不小。

四逆汤为回阳救逆的代表方，现代还常用于治疗心肌梗死、心力衰竭、急性肠胃炎吐泻过度或者某些可见大汗出、休克等阳衰阴盛表现者，在顽固性风湿性关节炎、慢性肾炎中也有广泛应用。如果病人在温服四逆汤时出现拒药呕吐，这可能是实寒过盛格阳于外所导致，可以将汤药放凉服用。

（三）病案举隅

俞长荣医生有一例医案如下。苏某的妻子，30 多岁。有一次，她在月经期间洗澡时冲了一身冷水。起初，她没有特别的不舒服。可是，到了夜间，她开始感觉到寒冷，身体颤抖，于是就早早地上床休息，继而沉沉入睡。后来，苏某发现妻子不省人事，立即向俞医生求救。俞医生一摸，感觉病人的手脚冰冷得很，脉微细欲绝。为了使病人苏醒过来，俞医生立即针刺人中穴与十宣穴，使之出血，病人血色紫暗，而且难以挤出。针刺的时候，病人仍能呼痛，甚至睁开眼睛，几乎苏醒般，但是之后又呼呼入睡了。俞医生分析，认为病人神志不清、四肢厥冷、血色紫暗、脉微细欲绝是经期受寒，寒伤阳气，寒凝气血导致的。既然是阴寒太盛，阳气大衰之证，就应当温经散寒以挽扶阳气，方用四逆汤。处方：炮附子 24 g，北干姜 12 g，炙甘草 12 g。水煎，嘱分 4 次温服，每半小时灌服 1 次。

病人家属看到处方后就产生了疑问："我妻子的病那么严重，为什么还要将汤药分为四次服用，而不索性一次服下，让她尽快回暖苏醒呢？"俞医生就说："正是因为病人的情况严重，所以我才采取'重剂缓服'的方法。每半小时给她灌服一次药物，就是要让药力相继，慢慢地振奋体内阳气，驱散阴寒。如果急着把一剂重剂一次性服下去，恐怕病人的脉会暴出，之后转为无力，这样更为危险！打个比方，就好像冬天后冰雪满地，春天慢慢到来，冰雪就会自然融化。如果突然烈日当空，天气很热，冰雪一下子全融掉，反而会导致到处都是水湿。"听了俞医生的解释，病人家属就按他嘱咐的方法给病人服药。1 剂药还没有喝完，病人的手脚就慢慢转温，脉出，最后清醒如初。

刘渡舟老也有一例医案。75 岁的男性病人唐某在冬季的时候因保暖不够而感染风寒，旋即恶寒头痛，鼻流清涕。病人自觉发热，以为有热邪，于是把家中存放已久的羚翘解毒丸取出服用。其后，病人逐渐感到神疲乏力，手足发凉，昏昏欲睡。由于病情没有好转，其子就请刘老诊治。刘老看到病人的时候，病人精神萎靡不振，不愿意说话，摸其双手又感觉其肢体不温，让其伸手把脉病人却侧头欲睡。病人舌淡嫩而白，脉沉。刘老认为病人年事已高，肾阳虚衰，外感风寒复用寒凉之药，导致阳气进一步受损。阳虚阴盛，神失所养，故神疲而"但欲寐"，温煦不足故四肢发凉。病人一派寒象，很明显是病在少阴。而且，从脉象看来，脉沉，提示病情较急，当即刻顾护少阴阳气，温肾回阳救逆。所以，刘老毫不迟疑地用上了四逆汤。处方：附子 12 g，干姜 10 g，炙甘草 10 g。病人服 1 剂药后精神转佳，再进 1 剂后手足转温，疾病向愈。

李教授在门诊中也经常遇到脉沉的病人。张先生于 6 年前体检时偶然发现血糖升高，其时未有明显症状。经复查，诊断为 2 型糖尿病，口服降糖药治疗，但降糖效果不佳。现正服用阿卡波糖，每日 3 次，每次 1 粒以控制血糖。既往因为冠心病而置入支架 1 个，现仍服用阿司匹林以抗凝血。平素恶寒，间有头晕，视物不清，胸闷不舒，天气转冷时症状较为明显。胃纳颇佳，自我控制饮食，无明显口干口苦，大便偏稀，小便正常，睡眠尚可。舌淡，边有齿印，苔薄白，脉沉。

四诊合参，考虑病人正气不足，阳气亏虚，病以少阴为主。表阳不固致恶寒；阳气亏虚，清阳不升，清窍目睛失养致头晕、视物模糊；胸中阳气不能输布致胸闷；寒湿偏渗大肠致大便偏稀。舌淡有齿印，苔薄白腻，脉沉为虚寒之体征。于是，李教授以四逆汤为主方加味以温补肾阳，并兼顾脾阳，温通心阳。具体处方如下：附片 10 g（先煎半小时），干姜 10 g，炙甘草 10 g，盐菟丝子 15 g，补骨脂 15 g，淫羊藿 15 g，枸杞子 15 g，麸炒白术 30 g，红参 10 g（另炖 20 分钟），茯苓 20 g，丹参 15 g，瓜蒌仁 15 g，薤白 10 g，酒萸肉 30 g，黄连 10 g，苍术 30 g。7 剂。

张先生后来来电话说，吃完药以后怕冷没有原来明显了，大便也成形了，随着怕冷的减轻，头晕眼花胸闷都减轻了，自己照着原来的方子又抓了 7 剂来吃，现在感觉很舒服，觉得不用看病了。

这个病人没有典型少阴病的手足逆冷、寒吐、下利泄泻、欲寐、脉微细。然而，恶寒、便稀、舌淡、脉沉等症状体征均提示病位在里，病性属虚属寒。因此，脉沉就成了重要的鉴别信息，可以确定病人阳气不足，寒湿偏盛，宜用四逆汤。四逆汤有回阳救逆之功，其原方为生附子、干姜和炙甘草。其中生附子回阳救逆、干姜温中散寒，两药并用有辛温助阳胜寒之功。炙甘草甘温补气，除了能佐制附子的毒性，还能增强姜附的温阳作用。

张仲景遇到生死存亡之际的危急重症时，都使用生附子，如四逆汤、通脉四逆汤、白通汤、白通加猪胆汁汤、干姜附子汤、茯苓四逆汤等。生附子有毒，现在入药多用炮制过的附片来取代生附子。附片经炮制后，毒性会减低，但仍最好先煎，以防止毒副作用或不良反应。

除了回阳的四逆汤之外，李教授还喜用温补肾阳的菟丝子、补骨脂、淫羊藿，佐用滋阴养阴之枸杞子。明代医家张景岳提出"善补阳者，必于阴中求阳，则阳得阴助而生化无穷"。阴阳互根互长，在温阳的同时，酌加一味滋阴药，有助于阳气的化生。如能及时顾护阳气，少阴病脉沉就有恢复的转机，避免脉沉不复，正气一蹶不振，变症丛生的风险。

三、真武汤证

（一）辨证提要

《伤寒论》第82条："太阳病，发汗，汗出不解，其人仍发热，心下悸，头眩，身𥆧动，振振欲擗地者，真武汤主之。"

《伤寒论》第316条："少阴病，二三日不已，至四五日，腹痛，小便不利，四肢沉重疼痛，自下利者，此为有水气。其人或咳，或小便利，或下利，或呕者，真武汤主之。"

太阳病用汗法开表，透邪外去，应为正治之法，但疾病却没有痊愈，是为什么呢？因为治不如法之故。太阳、少阴相表里，治不如法则伤及少阴阳气。阳气外越而有发热感；水不化气，水气凌心则心下悸；水湿上犯清窍则头晕；水邪浸润，筋脉失养致身体筋肉跳动，震颤不稳而欲仆地。另外，少阴病时间久了以后，肾阳日虚，阴寒内盛。膀胱气化不行致小便不利；水湿浸渍胃肠，腹部失养致腹痛、下利；水湿浸淫肢体致四肢沉重疼痛。如果水气上逆，犯肺则咳嗽，犯胃则呕吐；肾虚膀胱失约则小便利；水寒下趋大肠则下利更甚。

张仲景用什么方去治疗肾阳虚衰兼有水气之证呢？两条条文都指出要用真武汤。真武汤的组成药物为：附子、白术、茯苓、生姜、白芍。其中附子辛温壮阳以主水，白术健脾燥湿以制水，茯苓淡渗祛湿以利水，生姜辛温发散以散水，白芍敛阴和营，制约附子刚燥之性。全方具有温肾阳、利水气之功。

（二）真武汤

《伤寒论》第316条："少阴病，二三日不已，至四五日，腹痛，小便不利，四肢沉重疼痛，自下利者，此为有水气。其人或咳，或小便利，或下利，或呕者，真武汤主之。"

真武汤原方：茯苓三两，芍药三两，白术二两，生姜三两，切，附子一枚，炮，去皮，破八片。

上五味，以水八升，煮取三升，去滓，温服七合，日三服。若咳者，加五味子半升、细辛一两、干姜一两；若小便利者，去茯苓；若下利者，去芍药，加干姜二两；若呕者，去附子，加生姜，足前为半斤。

汉代的一两约等于现在的 15g，附子一枚约等于 20g。折算后得出来的真武汤的剂量是：茯苓 45g，芍药 45g，白术 30g，生姜（切）45g，附子（炮，去皮，破八片）20g。再取三分之一的量，就是现今一剂真武汤的常用量：茯苓 15g，芍药 15g，白术 10g，生姜（切）15g，附子（炮，去皮，破八片）6~8g。

真武汤温阳利水。方中附子辛热，补命门之火，壮肾中之阳，能温阳散寒利水；茯苓、白术健脾制水，渗利小便；生姜辛散，助附子温里阳，散水气；芍药酸苦微寒，既能敛阴和营血，又能兼制附子刚燥之性，并能舒缓筋脉挛急，养血通脉。诸药相合，温肾阳以化气利水，培脾土以制水。吴仪洛《成方切用》云："真武北方之神，一龟一蛇，司水火者也，肾命象之，此方济火而利水，故以名焉。"

（三）病案举隅

某日，患有糖尿病的 76 岁的唐女士因头晕 3 个星期而来求诊。头晕发作时脑内昏沉，头重眼花，但没有天旋地转感。头枕部与后项酸软不舒，视物模糊。有左侧股骨头置换术病史，双足行动不灵活，伴有麻痹感，下肢比较怕冷。双腿浮肿，指按后呈凹陷性。平素活动后汗出明显。胃纳良好，自我控制饮食，大便干结难排，2~3 天一次，小便微黄，夜尿 3 次，睡眠正常。舌体胖，舌色淡，边有齿印，苔薄白，脉偏滑。

李教授认为，唐女士年纪较大，下肢活动欠佳，兼有恶寒汗出，为肾虚。小腿水肿，乃肾阳亏虚，水不化气，水湿内停的表现。头晕头重、视物模糊，与"头眩，身瞤动，振振欲擗地"相符，为水湿上犯，清窍受累之故。考虑她的病主要跟肾阳虚与水湿有关。于是，以真武汤为主方加减。具体处方如下：附片 10g（先煎半小时），茯苓 50g，白术 30g，白芍 30g，桂枝 10g，炙甘草 15g，泽泻 50g，粉葛 60g，虎杖 30g，盐牛膝 10g，瓜蒌仁 15g，苍术 30g，薏苡仁 30g，淫羊藿 15g，三七 5g，砂仁 6g（后下），生姜 10g。

服药 7 剂，诸证好转。效不更方，以真武汤为主方加减断续服药月余后，病人除双足不适及水肿消失以外，血糖也稳定了很多。

真武汤具有温阳化气利水的作用，可以治疗水肿病。那么，临床上是否碰到有水肿的病人，诉说晨起眼睑浮肿、面肿，或手肿、脚肿，都可以直接投真武汤呢？《素问·经脉别论》云："饮入于胃，游溢精气，上输于脾。脾气散精，上归于肺，通调水道，下输膀胱。"按中医的理论，与水有关的脏腑主要有肺、脾、肾、三焦。肺为水之上源，主通调水道，肺气肃降助水下输膀胱。肺失通调水道，水湿可停留于上，易致颜面浮肿。脾主运化水湿，脾失健运，水湿停留，或偏渗于四肢，或内停于腹部。肾主水，使水能化气。肾不能主水，则水气不化，易致下肢凹陷性水肿。三焦为气与水的通道，三焦功能失调，则部分气水可能停留于上焦、中焦或下焦。由此可见，水肿的发病不单独与肾有关，与其他脏腑也有一定的关联性。真武汤是以少阴阳虚水泛证为主，与肾不主水有关。即使病人没有明显的下肢水肿，只要辨证为肾阳亏虚，水湿泛滥，病在少阴，就可以以真武汤为主方。至于其他脏腑功能失调而导致的水肿病，宜采用对应的处方，以收速效。

四、猪苓汤证

（一）辨证提要

《伤寒论》第 319 条："少阴病，下利六七日，咳而呕渴，心烦不得眠者，猪苓汤主之。"

少阴病，阴虚有热，热扰心神，致心烦不得眠。另有水气，偏渗于大肠致下利，犯肺致咳嗽，犯胃致呕吐。水气内停，津不上承致口渴。这时，可以用猪苓汤。

《伤寒论》里提到猪苓汤的还有第 223 条："若脉浮，发热，渴欲饮水，小便不利者，猪苓汤主之。"阳明病使用下法之后，津液受伤，阳明余热犹在，故仍有脉浮、发热、口渴欲饮。热与水互结于下焦，膀胱气化失调致小便不利。两条条文合参，则第 319 条应当有小便不利症状。条文一在阳明，一在少阴，两者本身都有津液受损、阴分亏虚的一面，加上小便不利，水气内停，纵行三焦而成水气病。

看到这里也许有读者会有疑问，水属阴，为什么有阴虚津亏，又有水气内停呢？有水气不就应该没有阴虚津亏吗？其实，这里就涉及对生理与病理的认识。水属阴，是相对于火属阳而言的。这是从正常的生理角度去认识水与火、阴和阳，而阴虚津亏与水气内停是正邪两个方面的病理状态。当生理需要的津液受到损伤，机体不能获得滋养，那么相对阳气而言，阴分就显得不足，甚则亏虚，这是正虚的一面。至于水气，它并非生理需要的津液，水气增多，非但不能为机体所用，反而有害，这则是邪实的一面。由此可见，阴虚津亏与水气内停并不矛盾，可以同时存在。

（二）猪苓汤

《伤寒论》第 223 条："若脉浮，发热，渴欲饮水，小便不利者，猪苓汤主之。"

猪苓汤原方：猪苓去皮、茯苓、泽泻、阿胶、滑石碎，各一两。

上五味，以水四升，先煮四味，取二升，去滓，内阿胶烊化。温服七合，日三服。

汉代的一两约等于现在的 15 g。折算后得出来的猪苓汤的剂量是：猪苓去皮、茯苓、泽泻、阿胶、滑石（碎），各 15 g。本方的煎服法不同于前面的桂枝汤，是"以水四升（800 ml），煮取二升（400 ml），温服七合（一合约为 20 ml），日三服"。其原量就是现今一剂猪苓汤的常用量。其中阿胶烊化的方法已在炙甘草汤部分中解释过，此处不做赘述。

猪苓汤清热利水、育阴润燥，乃五苓散去温燥之桂枝、白术，加育阴清热的阿胶、滑石组成。方中猪苓、茯苓、泽泻甘淡渗湿以利水泻热；阿胶甘平，育阴以润燥；滑石甘淡性寒，清热通窍利小便。诸药相合，育阴而不碍利水，利水而不伤阴，清热而不劫阳。此乃本方之突出优势。本方可使水去而热无依附，则热邪自散。本条承《伤寒论》第 221 条，论阳明病误下后阴津耗伤而水热互结的证治。误下后阳明余热犹存，故脉浮发热，渴欲饮水；水热互结于下焦，水液不能下行，故小便不利。本证热结则渴欲饮水，水结则小便不利，故水热互结是病之关键。治宜清热育阴利水，方用猪苓汤。

《伤寒论》第 221 条栀子豉汤证、第 222 条白虎加人参汤证、第 223 条猪苓汤证，其文互有联系，反映阳明经热证误用汗、下后的几种转归。如汗下后余热在上焦，留扰胸膈者，方用栀子豉汤清透邪热；热在中焦而津气两伤者，方用白虎加人参汤辛寒清热；热在下焦而津伤水热互结者，方用猪苓汤清热育阴利水。此三个方证，被后世称为阳明"清法三证"。

（三）病案举隅

61岁的张女士8年前受凉外感后出现小便有血色，遂往当地医院检查，尿常规提示尿隐血（+++）、尿蛋白（++）。其后于中山大学第一附属医院肾内科住院，诊断为"隐匿性肾炎"，出院后以百令胶囊、多维片等药物治疗。4年前因腰部疼痛而到广州医学院第一附属医院（现广州医科大学附属第一医院）求诊，辅助检查：尿常规提示尿红细胞365.30/μl，B超提示"左肾囊肿"，诊断为"左肾囊肿"，行左肾囊肿摘除术。刻下病人小腹部胀痛不适，尿频量多，尿黄，尿道有灼热感，无尿痛。腰部酸痛，无放射痛。平素体虚恶寒，气短乏力，头晕，容易汗出，易紧张，心悸。纳寐正常，偶有口苦，无口干，大便日一行，质软成形。查体：双下肢未见凹陷性水肿。舌红暗，水滑，苔薄白，脉细数偏滑。

处方：茯苓20g，猪苓20g，泽泻30g，阿胶9g（烊化），滑石30g，白术20g，桂枝10g，白芍10g，黑枣10g，生姜10g，炙甘草6g，黄芪30g，防风10g，紫苏叶15g，淫羊藿15g，砂仁6g（后下），附片10g（先煎半小时）。

张女士服药7剂后小腹胀痛明显减轻，未见尿频和小便灼热，精神也大幅好转。

李教授认为，病人病久伴腰酸痛为肾虚，尿黄、尿道有灼热感、舌红暗、脉细数为阴虚有热，舌水滑、脉偏滑为有水湿，于是先拟猪苓汤。猪苓汤主治阴虚水热互结之证，有滋阴、清热、利水之功。当中猪苓、茯苓、泽泻淡渗利水，阿胶育阴润燥，滑石清热祛湿利小便。利水而不伤阴，滋阴而不碍水。小腹部胀痛不适，尿频量多，为膀胱气滞，水不化气，加桂枝、白术，合猪苓、茯苓、泽泻而成五苓散，以温煦膀胱、化气行水而行滞。考虑肾病多有外感为诱因，予桂枝汤以辛温解表，黄芪、防风、白术以益气固表，紫苏叶以解表理气。恶寒，气短乏力，头晕，容易汗出，易紧张，心悸等，考虑为阳虚，予淫羊藿、砂仁、附片以温补肾阳。

五、黄连阿胶汤证

（一）辨证提要

《伤寒论》第303条曰："少阴病，得之二三日以上，心中烦，不得卧，黄连阿胶汤主之。"张仲景所诊治的那个病人患少阴病不久，心里面有烦躁的感觉，晚上失眠，想睡又睡不着。为什么会这样子呢？少阴病不是应该出现"但欲寐"，老是犯困想睡觉的吗？原来，少阴病虽然常见阳虚寒盛的寒化证，但不要忘记，它也有热化证。上文提到，少阴以心肾两脏为主，心肾两脏一个为火，一个为水。当在下的肾水阴津亏虚的时候，在上的心火就会相对旺盛炽热，形成少阴阴虚热化证。肾水不能上滋心火，心火独亢，热扰心神，而见心中烦躁，又因为心神不安，所以难以入睡。

这样看来，是否只要看到病人心烦失眠，就可以直接投以黄连阿胶汤呢？中医重视四诊合参，有越多的有价值的相关症状和体征，就越有利于医生作出正确的辨证论治。推导一下，肾水亏虚，津液不足，心火亢盛，复又灼伤津液，津液损伤，不能够上承濡润口腔，所以患有少阴阴虚证的病人，当有口干咽燥的感觉，而且舌色红，苔很少，甚至舌面光滑无苔。脉管不够充盈，脉显得很细，但体内又有热，血脉流动得比平时要快，加上少阴病以脉沉为主，综合考虑，典型的少阴阴虚证病人会有沉细数的脉象。

（二）黄连阿胶汤

既然病人既有肾阴虚，又有心火旺，肾水与心火不能相互交通协调，那么，就得用药物来使心肾相交，不仅要滋肾阴，也要清心火，达到水与火协调，阴与阳平衡。黄连阿胶汤就有这个功效。

黄连阿胶汤原方：黄连四两，黄芩二两，芍药二两，阿胶三两，鸡子黄二枚。

上五味，以水六升，先煮三物，取二升，去滓，内胶烊尽，小冷，内鸡子黄，搅令相得。温服七合，日三服。

方中黄连、黄芩苦寒，清泻心火而治上实；阿胶、白芍、鸡子黄滋阴养血以治下虚。阿胶与鸡子黄又为血肉有情之品，入心肾，滋养心血之力宏。

相信大家看到这个处方的时候会感到很好奇，里面有阿胶与鸡子黄，该怎样煮这服中药呢？首先把黄连、黄芩与白芍三味药放在药煲内，用1200 ml的水煎煮出 400 ml 的药汁，之后把药渣取出，放入阿胶，让药汁的热力将其烊化溶掉，待药汁微温的时候，加入生蛋黄，用筷子或勺子和匀即可。一剂药分三服，每次温服 140 ml 左右。

（三）病案举隅

刘渡舟老曾经治疗一位 49 岁的李姓男子。这个病人已经患失眠症两年多。一到晚上他就觉得心里烦躁。如果烦得很，他得立即跑到空旷无人之地大声喊叫，才会感觉心里舒畅。躺到床上又很难入睡，整个晚上辗转反侧，不能成寐，即使稍稍入眠，也睡得不沉，似睡非睡。病人曾经到医院求诊，西医按神经衰弱来治疗，给予多种镇静安眠的药物以助他入眠。可是，治疗了一段时间后，效果仍然不好。这样持续心烦失眠的日子让病人很苦恼，于是只好找中医治疗。刘老问他是不是有什么烦心的事情引起了失眠。原来，这个病人平时喜欢在深夜工作，就算很疲惫，他也会喝一杯浓咖啡来提神醒脑继续工作。日子久了，这种习惯就成为自然。因此，在深夜他会精神兴奋，难以入睡，在白天则头脑昏昏沉沉，精神萎靡。刘老看他的舌光红无苔，舌尖红如草莓之色，把脉则是弦细而数，认为他这个病是由水亏火旺，心肾不交所致。所以，刘老用黄连阿胶汤以滋阴降火，交通心肾。处方：黄连 12 g，黄芩 6 g，阿胶 10 g（烊化），白芍 12 g，鸡子黄 2 枚。病人服用此方至第 3 剂的时候，便能安然入睡，心神烦乱好转。续服 3 剂后，失眠就痊愈了。

刘渡舟老还有另一个医案如下。1978 年的 10 月，43 岁的李姓病人不知道什么原因开始觉得双下肢发冷。后来，他发现冷意逐渐向上发展至腰部，向下至足心。病人甚至形容下肢冷得犹如赤脚立于冰雪之中，就连骨头里都感到寒冷不温。有时候他会觉得两腿冷得发麻，好像有虫子在皮肤内蠕动爬行。再过一段日子，寒冷又进一步发展到两胁之间。除此之外，还伴有阳痿不举，排尿不通畅，点点滴滴。就诊之前一年半的时间里，他几乎走遍北京的各大医院，经中西医多方治疗都没有效果，觉得肢体寒冷程度未有减退。刘老看他双目有神，面色红润，舌色绛，脉弱略数，考虑此病为肝胆气郁、阳气不达之阳郁厥证，于是投以四逆散加黄柏、知母。然而，这个病人复诊的时候却表示症状没有明显改善。刘老就觉得很奇怪，于是他就再次仔细地问诊。原来病人平时心里烦躁，睡的时间少，梦多，出汗以上半身为主。听到这里，刘老突然明白，这个病乃火气独在于上，故心烦不得眠而身半以上汗出；阳气不下达，故腰腿以下厥冷，而总的前提是肾阴不足。于是，以黄连阿胶汤治疗。处方：黄连9g，黄芩3g，阿胶9g，白芍6g，鸡子黄2枚。病人服药3剂以后，下肢寒冷、麻木等症状明显减缓，心烦汗出也大有好转。再次复诊时，上方加牡丹皮6g，并同时服用知柏地黄丸。最后，病人痊愈。

少阴是心肾两脏与经络阴阳气血等功能的综合体现。少阴为病，可以出现两种不同的病情：一种是寒化证，一种是热化证。寒化证实际上就是心肾阳虚证，表现为"脉微细，但欲寐"、恶寒、四肢逆冷、下利清谷、舌淡苔白等，治疗以四逆汤为主。热化证则是肾阴亏虚、心火上炎之证，表现为"心中烦不得卧"、口干、舌红少苔等，治疗以黄连阿胶汤为主。

少阴病常见于急症、危症、重症，稍有失治误治就容易转为"死证"。为了防止疾病加重，在见到脉沉，即有少阴病苗头的时候，就应该急于温煦阳气，顾护根本，体现"治未病"的指导思想。

第六节　厥阴病篇

一、厥阴病

厥阴病在《伤寒论》中是一种不容易被理解的疾病，被认为是一个难题，历代医家争论多年，也未能达成完全一致的认识。中医大家陆渊雷称"伤寒厥阴篇，竟是千古疑案。"这种争论并非无益的，不同医家从多个角度扩展了仲景思想的内涵，促使临床思路不断创新，解决了更新、更广泛的临床问题。

（一）厥阴

要理解厥阴病，首先需要了解"厥阴"的含义。《素问·至真要大论》中说："厥阴何也？……两阴交尽也。"根据中国古典哲学理论，阴阳对立消长，阴极当转阳，厥阴就是阴的极致状态，犹如每日黎明前的黑暗。对于正常人体来说，阴极之时，阴能转阳，就像春夏秋冬，四季流转，到了冬季，经过最冷的大寒节气之后，转为春季，万物复苏，人就健康无病。

厥阴包括人体十二正经中的足厥阴肝经和手厥阴心包经，以及其所属的脏腑阴阳与气血津液等。肝主藏血，肝主疏泄，性喜条达，且与脾胃运化功能密切相关。肝在五行属木，它的这些生理功能可形象地用树木的生长来理解。比如，树木都不喜欢被外力压迫而影响它的条畅之性；树木生长于土中，它的根系的蔓延在一定程度上可以疏松土壤，对于人体来说也就是加强"土"所对应的脾胃功能。"心包为心之外卫"，心包就像卫士一样保护着心，凡是有可能影响到心的邪气，大部分都由心包承受。肝与心包都对人体起着不可忽视的作用。

（二）厥阴病病因病机

厥阴病是外感病发展过程的最后阶段，人体或因外感风、寒、暑、湿、燥、火六淫邪气，正虚无力祛邪外出，久而久之病入厥阴，或因内伤七情、饮食劳倦而导致病入厥阴，故厥阴病多由传经而来，或病邪直中，或治疗不当，致邪气内陷。病邪侵犯厥阴，肝与心包皆受影响。病入厥阴，若人体阴气偏盛则厥逆，出现四肢冰冷，若阳气渐渐恢复，四肢温度可以复常。临床上常可根据四肢冰冷与四肢回暖情况来判断疾病的预后。厥少热多，是阳胜阴退，是病势向病愈方向发展；厥多热少，是阴胜阳虚，是病势向严重方向发展；厥与热相等，是阴阳已趋相对平衡，疾病常可不治而愈。

（三）厥阴病证候

厥阴病是六经病证的最后阶段，病情复杂，常表现为阴阳各趋其极，出现上热下寒的寒热错杂证，如《诸病源候论》所说："阴阳各趋其极，阳并于上则上热，阴并于下则下寒。"寒热错杂是临床上比较多见的一种症状，它的出现是因为人体正常的"阴平阳秘"状态受到外感、内伤的影响，而出现阴阳分离。阳性本热、本趋上、本浮，而阴性本寒、本趋下、本沉。所以，临床上多见病人上部出现"阳"的症状，如发热，口干口渴，喝水后不能解渴，胸痛，情绪烦躁等；而下部出现"阴"的症状，如有饥饿感但不想吃饭，腹泻，小腹发冷隐痛等。这也就是厥阴病提纲证所说的"厥阴之为病，消渴，气上撞心，心中疼热，饥而不欲食，食则吐蛔，下之利不止"。这种证型比较有代表性的是乌梅丸证。

除此之外，若厥阴受邪，阴阳失调，阴盛阳虚，常出现邪从寒化的厥阴寒证。病人表现出手脚末梢冰凉，疲劳乏力，妇女痛经，男性阴囊回缩等症状；

若厥阴受邪，阳盛阴虚，常出现邪从热化的厥阴热证，病人出现腹泻伴脓血，肛门灼热感，大便之前腹部疼痛明显，便时欲下不下感，便后仍持续有便意，或有发热、口干口渴等症状。

（四）厥阴病治法

厥阴病病情错综复杂，主要分为寒热错杂证、厥阴寒证和厥阴热证三种。寒热错杂证中，上热下寒、蛔虫内扰的蛔厥证，治宜清上温下，安蛔止痛，方用乌梅丸；胃热脾寒、上下格拒的吐利证，治宜清上温下，调和脾胃，方用干姜黄芩黄连人参汤；肺热脾寒、阳气内郁的唾脓血证，治宜发越阳郁，清肺温脾，方用麻黄升麻汤。

厥阴寒证中血虚寒凝的手足厥寒、脉细欲绝者，治宜养血通脉，温经散寒，方用当归四逆汤；兼内有久寒者，方用当归四逆加吴茱萸生姜汤；肝寒犯胃、浊阴上逆的干呕吐涎沫、头痛者，治宜暖肝散寒，和胃降浊，方用吴茱萸汤。

厥阴热证多由肝经湿热，下迫大肠所致，治宜清热燥湿，凉肝止利，方用白头翁汤。

二、乌梅丸证

乌梅丸是《伤寒论》厥阴篇治疗蛔厥的代表方，但如果把它归入单纯的驱虫方药却过于局限。根据乌梅丸的配伍特点和广大中医医家的临床经验，乌梅丸不但可以用于治疗蛔厥，而且可以广泛用于治疗肝、脾、肾功能失调而引起的寒热错杂的疑难杂症。

（一）蛔虫与蛔厥

先来认识一下蛔虫与蛔厥。50年前，蛔虫病是广泛见于农村地区的肠道寄生虫病。改革开放以来，随着人民生活水平的提高和卫生环境的改善，蛔虫病的发病率逐渐降低。在张仲景生活的时代，蛔虫之猖獗，蛔虫病之普遍，是我们现代人所难以想象的。

蛔厥是由人们误食沾有蛔虫卵的生冷蔬菜、瓜果或其他不洁食物而引起的。蛔虫寄生于人体内，天性喜温，性动好窜，善于钻孔，所以当人体阴阳失调，饮食过冷过热，或有全身发热疾患时，蛔虫就容易在腹中乱窜而引起多种病证。如蛔虫钻入胆道，使局部气机大乱，代谢失常，易出现脘腹剧痛，给病人造成极大的痛苦与不适。

蛔厥是指因蛔虫感染而引起急性腹痛和四肢厥冷的病证，现代已经很少见到了。发作的时候腹部绞痛，四肢发凉，疼痛严重时大汗淋漓，有些病人会吐口水，有些病人甚至吐出蛔虫，疼痛时发时止，伴有畏寒、怕冷或发热，胃肠功能紊乱等。古代没有现在的卫生条件，蛔虫病一直是困扰古代中国人的一个常见疾病。

《伤寒论》定下的治疗蛔厥的主方乌梅丸，直到今天都在发挥积极的作用，并且一代又一代的医家，不断扩展着乌梅丸所治疗疾病的范围。

（二）辨证提要

《伤寒论》中有关乌梅丸的论述只有1条，即第338条："伤寒脉微而厥，至七八日肤冷，其人躁无暂安时者，此为脏厥，非蛔厥也。蛔厥者，其人当吐蛔。今病者静，而复时烦者，此为脏寒。蛔上入其膈，故烦，须臾复止；得食而呕，又烦者，蛔闻食臭出，其人常自吐蛔。蛔厥者，乌梅丸主之。又主久利。"

这一条文前半句论述了脏厥。若病人出现脉微细欲绝，四肢冰冷，迁延日久发展至皮肤也开始发凉，轻者烦躁不安，重者手舞足蹈，难以自制，这一证候属于真阳虚衰，阴寒内盛，在临床上属于危重症范畴，较难恢复。

后半句重点论述蛔厥。蛔厥是由蛔虫在腹腔内窜动、扰动所致，所以病人出现的症状都是由这一病因而来。蛔虫天性喜温热环境，不喜寒凉，若病人脾虚肠寒，蛔虫上窜，会产生剧烈疼痛，使病人烦躁不得安宁，也就是条文中所说的"蛔上入其膈，故烦"，若身体反应强烈，吐出部分蛔虫，也就是"蛔厥者，其人当吐蛔"。若蛔虫安静不动，疼痛、烦躁都会消失，所以"须臾复止"。在病人进食后，蛔虫闻香而动，又开始窜动，则病人烦躁、疼痛复发，即"得食而呕，又烦者，蛔闻食臭出"。

根据这一条文所述，临床上遇到有吐出蛔虫病史，腹部、胃脘部疼痛，时痛时止，疼痛时伴有手足发冷，进食后易发生疼痛和呕吐的病人，要考虑是蛔虫作祟，应当用乌梅丸治疗。

用乌梅丸治疗蛔虫病的效果是显著的，但是乌梅丸却不是仅能用于驱虫，它还被广泛地用于治疗其他上热下寒、寒热错杂的病证。《素问·刺法论》中说道:"正气存内,邪不可干。"侵犯人体的细菌、病毒以及蛔虫,都需要一定的生存环境,否则无法生存。正是由于人体正气虚弱,导致阴阳失调,寒热错杂的气机、环境逐步形成,才有了邪气的入侵,也就是细菌、病毒或者蛔虫的寄生,并更进一步地侵害人体。所以,治疗应当以治"本"为主,培护人体正气,把局部郁结的气机疏通,把局部停留的浊气如大禹治水般进行疏导。失去了赖以生存的环境后,细菌、病毒、蛔虫自然消失。这也是中医"不治之治,方臻化境"的内涵。

乌梅丸是厥阴病的主方,而厥阴病主要是肝的病变。肝为刚脏,主动主升,性喜条达恶抑郁。肝就像一位刚正不阿的将军,行事直来直往,不喜欢拐弯抹角。所以,当机体处于抑郁状态时,肝可因所欲不得、所恶随之而为病。这里所说的抑郁状态不仅仅是指心情郁闷,还包括人体自身阴寒内盛,阳气衰微,机体功能活力低下,气机郁滞不畅的状态。如前面所说,人体内的阴阳二气,阳主动,阴主静;阳主升发,阴主凝敛。若阴盛阳衰,阴之静性大于阳之动性,阳气对机体的温煦、推动功能减弱,病人常表现出精神萎靡、喜卧欲睡、形寒肢冷、面色㿠白、脉微细等,整个机体功能呈现出一种压抑的状态。这时,肝这位将军,就容易"生气",当肝气被"激怒"后,常表现出易动、易升发的状态,"气有余便是火",逆上之肝气常常化火生热,因此在上述一派寒象的基础上又可见"消渴,气上撞心,心中疼热"的上热症状,形成厥阴病的上热下寒证。

足厥阴肝经出现异常而表现出的上热下寒、寒热错杂证,有时在治疗中要更进一步地刨根问底。肝主生发,性喜条达,有赖于脾肾功能的相助,才能生化有源,生发茂盛,木静而风恬。中医常说"肝肾同源",肝的正常生发需要有充足的肾阴和肾阳,才能有能量以及物质支撑肝发挥功能。同时,肝与脾胃也有密切的关系,正如树木的生长和它所植根的土壤一样。如果脾、肾虚寒,土不载木,水失涵木,便会导致肝经阴虚,化火上炎。而肝若发病又会木郁乘土,使土不制水,肝、脾、肾相互影响,终成虚实并见、上热下寒之证。

乌梅丸就是针对这些原因而制,下面就来详细讲讲。

（三）乌梅丸

乌梅丸原方：乌梅三百枚，细辛六两，干姜十两，黄连十六两，当归四两，附子六两，炮，去皮，蜀椒四两，出汗，桂枝六两，去皮，人参六两，黄柏六两。

上十味，异筛捣，合治之，以苦酒渍乌梅一宿，去核，蒸之五斗米下，饭熟捣成泥，和药令相得。纳臼中，与蜜杵两千下，丸如梧桐子大。先食饮服十丸，日三服，稍加至二十丸。禁生冷、滑物、臭食等。

汉代的一两约等于现在的 15 g，乌梅一百枚约等于 90 g。折算后得出来的乌梅丸的剂量是：乌梅 270 g，细辛 90 g，干姜 150 g，黄连 240 g，当归 60 g，附子（炮，去皮）90 g，蜀椒（出汗）60 g，桂枝（去皮）90 g，人参 90 g，黄柏 90 g。

乌梅丸是由十味药以及粳米、蜂蜜组成，在《伤寒论》中算是少有的复杂方剂了。方中，乌梅用了三百枚，是君药，起主要作用。乌梅味酸，酸能收敛，可以把过度疏泄的肝气敛回，同时，依据"肝体阴而用阳"，酸味的药物也可补充肝体，使肝的生发更为和缓有序。乌梅还可以生津液，望梅止渴故事中的主角就是它。因为蛔虫在酸的环境中潜伏不动，所以治疗蛔虫病时重用乌梅，在用苦酒，也就是醋浸泡之后，乌梅安蛔这一功效更为明显。蜀椒和细辛性味辛、热，可以温脏祛寒，其制法"出汗"即除去果柄及种子（椒目）以后，置于锅中炒至发响、油出后取出放凉。加用黄连、黄柏这两味苦寒药，是因苦味有泻下的作用，使用之后可以把蛔虫通过大便排出，所以黄连、黄柏用量也较大，而且由于人体上部风火相煽，用这两味药后可以清泄火气。附子、干姜、桂枝温脏祛寒，可以培护脾肾阳气，断绝致病的源头，而且可以使蛔虫安居肠内，不上窜而使人疼痛。人参、当归补养气血，扶助正气，正气足，邪气自然退却。在这基础上，把药粉与粳米一起蒸，使药物充分融合，且加粳米更能保护脾胃。最后加用蜂蜜调和诸药制成丸剂。

合而成方，寒热并用，寒以清上热，热以温下寒，酸、辛、苦并投，酸以安蛔，辛以伏蛔，苦以下蛔，共奏温脏安蛔之效。

任应秋的老师刘有余以善用乌梅丸治杂病而闻名。任老在一旁侍诊时，曾见刘有余老师半日时间内四次使用乌梅丸，一用于肤厥，一用于消渴，一用于腹泻，一用于吐逆。跟诊结束后他问老师用乌梅丸的原因，刘有余老师说：

"凡阳衰于下，火盛于上，气逆于中诸证都可以随证施用（乌梅丸）。"曾经有人说，真正弄懂《伤寒论》一字一方，即可受用一生，看来说得一点儿也不假。

乌梅丸起初只是治疗蛔虫证的驱虫药，但药物组成既有酸甘化阴配伍，又有辛甘化阳、酸苦泄热、苦辛顺其升降等法，可谓将寒热并用、刚柔共济、气血兼顾、扶正祛邪集于一身。

现代医家用乌梅丸广泛治疗多种杂病。比如李赛美教授运用乌梅丸治疗更年期综合征、神经源性膀胱炎等，李士懋教授运用乌梅丸治疗胃痛、呃逆、多寐等，还有医家用乌梅丸治疗结肠炎、不孕、口腔溃疡等。这些例子都证明了乌梅丸是一个多方面兼顾的好方子。只要对方证、对人体病理有深入的理解，《伤寒论》里面的方子都可以应用在多种杂病治疗上，这也正是古人一直强调的"伤寒钤百病"与"六经为病尽伤寒"的道理之所在。从下面的医案中，大家可以更深入地体会这一点。

（四）病案举隅

乌梅丸在临床中应用十分广泛，凡上热下寒、寒热错杂诸证皆可运用。

龚志贤医生曾治疗过一位50岁的女病人，病人有"蛔厥吐蛔史"，每次嘴馋，稍微多进食油腻的食物就会出现右上腹部疼痛。这次发病是由食用奶油夹心饼干导致的，病人进食后十余分钟突然右上腹部剧烈疼痛，门诊以胆囊炎、胆石症收住院。病人述说右胁下及胃脘部疼痛难忍，痛剧时好像有万千根针刺钻痛，且痛往右肩背部放射，病人还恶心呕吐，疼痛剧烈时腹部拒按，疼痛稍缓时触诊腹部平软。入院后用解痉镇痛法治疗48小时，疼痛仍昼夜不减，发作频率有增无减。经过详细检查排除了胆石症、胰腺炎诊断。疼痛发作剧烈时诊脉忽大忽小，手足冰冷，出冷汗，舌质淡，苔黄薄而润，龚老诊断为"蛔厥"，方用乌梅汤。处方：乌梅15 g，桂枝10 g，细辛5 g，炒川椒5 g，黄连10 g，黄柏10 g，干姜10 g，党参12 g，当归10 g，制附片12 g（先煎一小时），川楝子12 g，槟榔片12 g，使君肉9 g。急煎，每日2剂，每剂分4次温服。

病人服药后第二日疼痛明显缓解，仍每日服用2剂，服依前法。第三天上午，大便解出死虫一条，疼痛完全缓解。投以疏肝理气、健脾和胃之剂善后。

本案例病人所表现出的症状与乌梅丸证十分相似。本病主要由胃热肠寒、蛔虫上窜胆道所致，属于蛔厥证，正是乌梅丸主治。再加用杀虫之川楝子、槟榔、使君肉等品，使蛔虫退出胆道，则病人的疼痛就会立刻缓解，四肢冰冷也可以马上恢复。受此启发，现在乌梅丸也被广泛用于治疗胆道蛔虫病。

蒲辅周医生曾经治疗过一个42岁的男性病人。病人就诊时说上腹疼痛反复发作，多在深夜发病，疼痛难忍，辗转反侧，神疲乏力，呻吟不停，伴有恶心欲呕，每次发病后1~2天欲呕难以进食，病程已7~8年，近几年发病逐渐频繁，每月发作3~4次，曾多次在北京各大医院检查，胃、肠、肝、胆、胰等都没有异常，诊断为肠神经官能症，百治无效。蒲老仔细审查，发现病人形体消瘦，神情郁闷，四肢稍凉；询问得知其腹部喜热；舌质偏暗，苔灰微腻，脉沉细弦。初步考虑为肝郁脾虚，气机郁滞，先投四逆散合失笑散未效。后来考虑病人病程久，有寒热虚实错杂之势，与《伤寒论》乌梅丸证相符，遂改丸为汤，方用乌梅汤。处方：乌梅9g，花椒4.5g，马尾连9g，干姜6g，细辛4.5g，黄柏6g，党参9g，当归6g，肉桂4.5g，制附片6g。

病人服药1剂后疼痛未再发生，可谓效如桴鼓，病人不胜欣喜，进食也恢复如常，继续服用10剂彻底痊愈。一年后随访，病人述说未再犯病。

蒲老认为，肠神经官能症，轻者多为胆胃不和，可用四逆散加味治之。但在临床上，因此证为疑难杂症，多数病人来就诊时已患病数年，迁延日久，病证已经由气及血，由实证渐渐转为虚证，由腑入脏，逐步深入，呈现出虚实错杂、气血两伤、肝脾不调、土虚木克之病机，此时使用乌梅丸常可取得明显的疗效。

蒲老还曾经治疗过一名47岁的男性病人。病人患慢性腹泻3年，常有黏液样大便，每日3~5次，大便中常有不消化之物，非常苦恼。大便化验显示有少量白细胞；乙状结肠镜检查示肠黏膜充血、肥厚；钡餐检查示有慢性胃炎。近几个月来腹泻加重，食欲下降，稍多吃就出现腹胀，体重下降10余斤。半年前开始，易出现心慌、心悸，并渐加重，伴有疲乏无力，心电图示频发性室性早搏，有时呈二联、三联律，服西药及活血化瘀类中药之剂无效。脉沉细而结，舌尖边略红，苔灰。蒲老诊断后认为，该病人之疾属于久利，肠胃失调，厥气上逆，心包受扰。治宜酸以收之，辛以温之，苦以坚之，方用乌梅汤加味。处方：乌梅3枚，花椒4.5g，黄连6g，干姜4.5g，黄柏6g，细辛3g，党参9 g，当归6 g，桂枝6 g，制附片6 g，炙远志4.5 g。

病人服5剂药后，食欲大振，大便次数减少，黏液消失，心悸减轻，睡眠亦见好转，如获大赦。又服7剂，大便已成形，每日1次，心电图亦转为正常心电图。随访2年余，未再犯病。

《伤寒论》之厥阴病提纲第326条的"气上撞心，心中疼热"，可理解为是手厥阴心包经的疾病。第338条说乌梅丸"又主久利"。本案例用乌梅汤治愈慢性腹泻，病人之心悸亦渐消失。可见《伤寒论》之六经辨证虽然主要是治疗外感热病，但是它所论述的治疗脏腑病的理法方药规律，治疗杂病时也可借鉴，此即"百病皆伤寒"的道理。

三、干姜黄芩黄连人参汤证

（一）辨证提要

《伤寒论》第359条："伤寒本自寒下，医复吐下之，寒格更逆吐下，若食入口即吐，干姜黄芩黄连人参汤主之。"这条所描述之证候与乌梅丸证有所不同。对于临床上平时就有脾胃虚寒、常腹泻的病人，在出现伤风、感冒之后，没有正确处理，而误用吐法或下法，无异于雪上加霜，脾胃阳气会进一步受到损伤，腹泻会更加严重，而且会出现表邪内陷，入里化热，邪热被里寒阻挡，停留在人体上部，而身体本质的寒却仍留在下部作祟，形成另一种上热下寒的寒热错杂证。由此，病人会出现呕吐或进食即呕吐与明显的腹泻。所以，在临床上，如果病人平时就有食欲不佳、神疲乏力、腹胀腹痛、喜欢用热水袋敷腹部等脾胃虚寒的症状，又有口渴、口臭之类属热的症状，就需要用干姜黄芩黄连人参汤治疗了。

（二）干姜黄芩黄连人参汤

干姜黄芩黄连人参汤原方：干姜、黄芩、黄连、人参各三两。

上四味，以水六升，煮取二升，去滓，分温再服。

汉代的一两约等于现在的15 g。折算后得出来的干姜黄芩黄连人参汤的剂量是：干姜、黄芩、黄连、人参各45 g。再取三分之一的量，就是现今一剂干姜黄芩黄连人参汤的常用量：干姜、黄芩、黄连、人参各15 g。

病人来就诊时病证已经形成了上热下寒、寒热错杂的格局，此时用黄芩、黄连苦寒清胃热，干姜辛热温补脾阳，人参甘温扶脾以益中气。上热得清，呕吐即可消失；下寒得暖，腹泻即可立止；中气恢复，人体升降自然恢复正常。临床上，凡是符合这一病机的病人，即使致病的原因及经过与条文不同，也可放心使用干姜黄芩黄连人参汤。

（三）病案举隅

俞长荣医生曾经接诊过一位50岁的男性病人，病人患胃病多年。近来经常呕吐，胸闷憋胀，看到食物就想呕吐。为了维持体力，勉强进食，但吃下去后不久又吐出。如今还出现大便溏泄，每日2~3次，脉虚数。俞教授诊断后处方干姜黄芩黄连人参汤：党参16g，干姜10g，黄芩6g，黄连5g，每日1剂，分4次服。病人服1剂后，呕吐、腹泻都消失。表面症状虽然缓解，但是病根仍在，俞教授为了"治病求本"，嘱咐病人购买生姜、红枣，利用生姜辛热散寒，红枣甘温补中，每日取适量生姜、红枣与米饭一起蒸熟，以此培养病人的中气。病人服用一段时间后，胃病明显好转，食欲大振，面色好转，继续用这一方法养生，最终胃病痊愈，不胜欣喜。

这个病例中的病人脉虚数，由虚可知其身体正气不足，但还有数脉，可见病人有虚热，其余症状都是一派中下焦寒凉之气象，所以使用干姜黄芩黄连人参汤效果明显。但是要注意，这一例病人上热不明显，所以黄芩、黄连的量适当减少，而中气虚明显，所以党参、干姜适当加量。药证相应，覆杯即效。

四、麻黄升麻汤证

（一）辨证提要

《伤寒论》第357条："伤寒六七日，大下后，寸脉沉而迟，手足厥逆，下部脉不至，喉咽不利，唾脓血，泄利不止者，为难治，麻黄升麻汤主之。"这一条文也是针对误治而言，病人得病六七日后，畏寒、发热的表层症状还在，但是已有了部分邪气入里成为实证的可能，此时应当根据《伤寒论》的原则，先治表后治里。可惜与干姜黄芩黄连人参汤条文中一样，病人被误治，用了下法，反而使表邪内陷，阳气被遏制，进而伤阴损阳，产生一系列变证。邪气内陷在里，阳气抑郁，所以寸脉沉而迟，手足冰冷。热郁阻于身体上部，耗伤津液，出现咽部不利，灼伤肺络后出现脓血。病人还有脾虚的情况，所以腹泻不止，下部脉不至。这种寒热错杂、虚实互见之证比前两种更为复杂，病人来的时候以咽喉不利、唾脓血为急，如果用寒药清泄肺热，则会损伤虚阳，导致泄利更重，脉象更虚。反过来，如果侧重下利，用热药温补脾肾阳气，则咽候不利、唾脓血便会加重。也就是说，若单治寒会加重热的症状，若单治热会加重寒的症状，若用补法会加重实证，若用泻法又会加重虚证，所以说"难治"。因此，纯用寒药或热药都不能治好这个病。于是，张仲景寒药热药同用，治以清上温下、发越郁阳之法。

麻黄升麻汤证，总的来说是上有肺热，下有脾寒，正虚阳郁之证。用下法之后，阳虚里陷，致寸脉沉而迟，下部脉不至；阳气郁而不伸，未及四肢，致手足厥冷不温；下后阴液损伤，肺热络损，致咽喉不利、唾脓血；脾虚气陷，致泄利不止。

麻黄升麻汤证发病的关键在于阳气遏郁，难以敷布，所以用麻黄升麻汤发越阳郁，兼顾清上温下，滋阴和阳。

（二）麻黄升麻汤

麻黄升麻汤原方：麻黄二两半，去节，升麻一两一分，当归一两一分，知母十八铢，黄芩十八铢，葳蕤十八铢，芍药六铢，天门冬六铢，去心，桂枝六铢，去皮，茯苓六铢，甘草六铢，炙，石膏六铢，碎，绵裹，白术六铢，干姜六铢。

上十四味，以水一斗，先煮麻黄一两沸，去上沫，纳诸药，煮取三升，去滓，分温三服。相去如炊三斗米顷令尽，汗出愈。

汉代的一两约等于现在的 15 g，一两为 24 铢，故一铢约等于 0.6 g；一分等于 3.9~4.2 g。折算后得出来的麻黄升麻汤的剂量是：麻黄（去节）35~40 g，升麻 20 g，当归 20 g，知母 12 g，黄芩 12 g，葳蕤 12 g，芍药 3~4 g，天门冬（去心）3~4 g，桂枝（去皮）3~4 g，茯苓 3~4 g，甘草（炙）3~4 g，石膏（碎，绵裹）3~4 g，白术 3~4 g，干姜 3~4 g。

麻黄升麻汤是《伤寒论》中最为复杂的一首方剂，方中升麻与白术、干姜、茯苓、甘草、桂枝等健脾温胃之药合用治疗脾阳虚陷之泄利。后世中医脾胃大家李东垣领会了仲景之意，所拟补中益气汤就因于补气健脾药之中加用升麻、柴胡而成千古名方。只不过东垣重补脾胃，补中益气汤中以补中益气健脾之药为重，加升麻、柴胡以升阳举陷。而麻黄升麻汤以其下寒不重，故健脾温胃之药用量少。麻黄升麻汤中麻黄发越肺经火郁，升麻升散解毒，知母、葳蕤、黄芩、天冬、石膏、当归、白芍滋阴清肺，用以治疗咽喉不利、唾脓血。麻黄升麻汤中药物味数虽多，但配比得当，主次分明，实为有制之师。方后注明，"相去如炊三斗米顷令尽"是强调药需要在短时间内服完，以保证血药浓度，尽快祛除病邪。

（三）病案举隅

张玉明医生曾经治疗过一位38岁的男性病人，该病人一直被慢性肠炎所困扰。几个月前，病人因为潮热及夜寐时出汗而去医院检查，经X线摄片诊断为肺结核。来到张医生的门诊就诊时，病人就述说十天前不慎感冒，开始时发热恶寒，头痛，没有出汗。后来逐渐出现胸闷，咳嗽，痰多色黄。现在则表现为发热恶寒，头痛无汗，胸闷喘咳，痰稠黄带血丝，口渴但不想喝水，咽痛，烦躁，腹痛，大便较烂。张医生再检查，发现病人舌苔薄白，舌尖稍红，脉寸部浮滑，关尺部迟缓。于是，判断为表里同病，为上热下寒证，处方麻黄升麻汤，外解太阳寒邪，内清阳明之热，下温太阴之寒，又配加养肺阴之品，恰合病机。处方：麻黄、桂枝、白术、茯苓各8g，知母、黄芩、干姜、天冬、葳蕤、白芍、炙甘草各6g，升麻、当归各3g，生石膏20g。水煎服。病人服用1剂后全身微微汗出，服2剂后表证尽解，服3剂后完全康复。

数年前，李教授到马来西亚讲学，上午讲授《伤寒论》厥阴病篇，下午进行临床带教，指导同学如何应用经方。当时有一位求诊的男病人，身体消瘦，面白不华，自诉咳嗽，肢麻足冷，尿浊3年余。他的太太是当地中医学院的学生，所以他的太太会为他把脉开方，他曾先后用过麻杏甘石汤、理中汤、金匮肾气丸等，但症状一直未愈，反而逐渐加重，身体虚弱至不能驾车和正常工作。太太虽然尽她所能，但依然苦无良策。病人刻下感到胸部干燥疼痛，口干咳嗽，痰中带血，双下肢麻痹发凉，膝关节酸软，伴有腰部抽痛。食欲不错，但不知何故，大便日三四行，而且总是完谷不化，小便混浊而有泡沫。舌体胖，舌色淡暗，苔薄白，脉弦。

李教授对同学们说："这不就是《伤寒论》第357条描述的症状吗？'喉咽不利，唾脓血，泄利不止者，为难治，麻黄升麻汤主之。'"现场见习的同学一片惊叹，无不觉得十分巧合！于是，李教授以麻黄升麻汤为主方加减处方：炙麻黄 10 g，升麻 12 g，当归 10 g，生石膏 30 g（先煎半小时），知母 12 g，黄芩 12 g，天冬 12 g，玉竹 15 g，炙甘草 6 g，桂枝 10 g，白术 12 g，茯苓 15 g，干姜 12 g，黄芪 30 g，丹参 15 g。

麻黄升麻汤原方中用麻黄、升麻以发越郁阳；用当归温润养血以助汗源，且防发越之弊；用石膏、知母、黄芩、天冬、玉竹、白芍以清肺滋阴；用桂枝、白术、茯苓、干姜、炙甘草以温阳理脾。李教授处方中加用黄芪、丹参，意在加强益气活血之力。

服药 2 剂后，病人太太满面喜悦，代诉病人足部麻痹减轻，大便转佳，小便泡沫减少，于是继进 3 剂。共服 5 剂后，病人胸中已不觉灼热，只有少许干燥感，咳血消失，但仍有黄稠痰，双下肢麻痹更见减轻，且有温暖感，大便正常，小便转佳，稍有腥味，舌淡苔白，脉沉。效不更方，继守原方 5 剂。至李教授离开马来西亚时，病人前后共服了 10 剂中药，因疗效显著，诸症大减，精神大振，病人特意驱车前往向李教授致谢送行。最后，李教授嘱咐病人以六味地黄汤加减调理善后。

五、当归四逆加吴茱萸生姜汤证

（一）辨证提要

《伤寒论》第 351 条："手足厥寒，脉细欲绝者，当归四逆汤主之。"

《伤寒论》第 352 条："若其人内有久寒者，宜当归四逆加吴茱萸生姜汤。"

这里的手足厥寒，是由血虚感受寒邪，寒致凝滞，气血运行不畅，四肢失于温养所致。因为血虚寒凝，血脉不畅，故脉细而欲绝。如果伴有胃寒，则成肝胃虚寒，久治不愈的话，可以在当归四逆汤中加入吴茱萸和生姜。

（二）当归四逆加吴茱萸生姜汤

当归四逆加吴茱萸生姜汤原方：当归三两，芍药三两，甘草二两，炙，通草二两，桂枝三两，去皮，细辛三两，生姜半斤，切，吴茱萸二升，大枣二十五枚，擘。

上九味，以水六升，清酒六升和，煮取五升，去滓，温分五服。

汉代的一两约等于现在的 15 g，一斤等于十六两，吴茱萸一升约等于 50 g。折算后得出来的当归四逆加吴茱萸生姜汤证的剂量是：当归 45 g，芍药 45 g，甘草（炙）30 g，通草 30 g，桂枝（去皮）45 g，细辛 45 g，生姜（切）

120 g，吴茱萸 100 g，大枣（擘）25 枚。

"内有久寒"，指肚腹有沉寒痼冷。或为寒凝胞宫致月经不调、白带清稀、宫寒不孕；或为寒滞胃肠，水饮内停，而致脘腹冷痛、呕吐痰涎、下利；或为寒积下焦而致少腹冷痛、疝气等。当归四逆加吴茱萸生姜汤在当归四逆汤原方基础上，加入吴茱萸、生姜以散内外之寒。吴茱萸温中止痛，理气燥湿，重在降久寒之气逆，生姜辛散化饮，重在宣通，两者合用暖肝散寒，温胃化饮，降逆止呕，散久滞之陈寒。加用清酒增强活血祛寒的作用。

厥阴四逆，病在肝经。肝主藏血而内寄相火，虽有沉寒，不可妄用干姜、附子等辛热之品，恐其扰动风火，耗伤阴气，但加吴茱萸、生姜宣泄苦降，直达厥阴。而少阴四逆，为阴寒内盛、阳气衰微所致。少阴主肾，为寒水之脏，非干姜、附子回阳不能振水中之火。

当归四逆加吴茱萸生姜汤的现代临床应用与当归四逆汤相似，多用于治疗神经痛、少腹痛、腹疝痛、冷症、腰部椎管狭窄、更年期障碍、股骨头无菌性坏死、肢端青紫症、冻疮、阳痿、外伤性阴囊肿大、痛经、阴缩、肢端动脉痉挛等，证属血虚寒凝、内寒较甚者。临床药理研究表明，当归四逆加吴茱萸生姜汤能够提高人体深部体温，增加心排出量和末梢血流量。

岳美中曾有一典型案例。朱某，女，已婚，自述于 1958 年 12 月发现两手发紧、麻木、厥冷、抽搐、发绀。3 个月前两手指尖发白，继而青紫、麻木，放入热水中则刺痛，诊断为"雷诺现象"。至 12 月份，右手食指末梢发现瘀血青紫小点，逐渐扩大如豆粒，日久不消，最后破溃，溃后日久，稍见分泌物，创面青紫。诊其两脉细弱，舌尖红，两侧有白腻苔，双手置于冷水中 5 分钟后指尖变暗，10 分钟后指尖即发绀，15 分钟后发绀更加明显，尤以中指为甚。投以当归四逆汤以通阳和营：当归 9 g，细辛 3 g，木通 1.5 g，白芍 6 g，炙甘草 4.5 g，桂枝 6 g，大枣 5 枚。

服药 3 剂，手指遇冷则青紫如前，唯左脉现紧象。前方加吴茱萸 4.5 g，生姜 6 g。服 30 剂，指尖发紫大为减退，右手食指创口愈合，舌两侧之苔渐退，指尖冷水试验疼痛减轻，脉已渐大，唯晨起口干，右手指抽痛。原方当归、白芍各加 3 g。又服 6 剂停药观察。随访手指坏疽未发。

（三）病案举隅

每隔一段时间，李教授的门诊就会出现一些身患疑难疾病的病人。40 多岁的陈先生初次前来求诊，李教授问他有何不舒服，陈先生用手掌按了按头顶，第一句话就说："我经常感觉到头顶有一股冷气冒出来……"他的话还没有说完，李教授与身旁的研究生们就格外好奇了！"还有，我左边腋下和两个涌泉穴都有寒气。这些问题，起码有二十多年了！差不多同时期，我开始觉得左胸部有闷胀、紧缩感。胀的时候连背后肩胛骨也会疼起来，但是我没有心慌心悸的症状。"这个病人以前学过医，患病期间曾经到不同省市，向许多中医专家求诊过，药中的附子量从 30 g 开始增加到 200 g，吴茱萸用到 50 g，处方中也用过马钱子之类的有毒中药，但是不知何故，病情总是反复。

陈先生继续说他的症状："吹风之后，我两颧会有闷胀或刺痛感。怕冷，天冷的时候双手特别冷，冷得皮肤发紫。左腹偶尔会痛，还有腰酸软，看东西也模模糊糊的，不怎么出汗。"这个病人后来还说到他的胃纳不错，没有口干口苦，很少会口渴喝水，大便不会稀烂，小便不频不黄，睡眠正常。舌淡，苔色淡黄而厚腻，舌上有痰线，脉细。

陈先生的症状看起来好像是一派寒象，是少阴病吗？应该用四逆汤吗？但是，他之前也曾经用过含附子的大温大热、扶阳助阳之方，是继续用附子呢，还是要换一个思路呢？

陈先生患病已有二十多年。综观他诉说的症状，都与厥阴肝有关系。中医称头顶部为巅顶，与腋下、侧胸胁肋同为厥阴肝经循行所过之处。肝寒可感这些部位冒冷气、寒气。肝开窍于目，肝经连目系，肝血亏虚，目睛失养则视物模糊。血虚寒凝，四末失养而肢冷发紫。陈先生之病以厥阴肝为主，而症状以虚寒证较为突出。于是，李教授处方以当归四逆加吴茱萸生姜汤为主，佐用疏肝理气、祛痰化湿之品。具体处方如下：桂枝 10 g，白芍 10 g，黑枣 10 g，炙甘草 6 g，当归 15 g，细辛 6 g，吴茱萸 10 g，熟党参 30 g，川芎 10 g，茯苓 20 g，泽泻 30 g，广藿香 10 g，姜厚朴 15 g，法半夏 15 g，柴胡 10 g，枳壳 10 g。

病人服药 7 剂，诸证改善。

当归四逆汤的组方有桂枝、白芍、大枣、炙甘草、当归、细辛与通草，即桂枝汤去生姜，倍用大枣，加当归、细辛、通草。当归配白芍，补血养血，柔肝和营；桂枝配细辛，温通经脉以散寒；大枣、甘草养胃补气；通草通行血脉。全方具有调和营卫、温经散寒之功。若加吴茱萸、生姜，则兼温中散寒之意。

六、白头翁汤证

（一）辨证提要

《伤寒论》第 317 条："热利下重者，白头翁汤主之。"

《伤寒论》第 373 条："下利，欲饮水者，以有热故也。白头翁汤主之。"

"热利"是指热性痢疾，而"下重"是指腹中急迫且肛门坠重。若病人腹部疼痛，肛门有急迫坠重的感觉，泄泻，有脓血黏液便，口渴欲饮水，这时可以运用白头翁汤。这种下利并不是太阴虚寒的"腹满时痛，自利益甚"，也并非少阴阳虚的下利或下利清谷，而是伴有热象的下利。此乃肝热夹湿邪下迫大肠，大肠气滞壅塞，脉络受损，导致的腹痛、里急后重、便脓血。因此，张仲景说"以有热故也"。也正因为有热，热伤津液，所以会出现口渴欲饮。这明显与少阴下焦阳虚、气化不利、津液不能上承而致的口干不同。

（二）白头翁汤

白头翁汤原方：白头翁二两，黄柏三两，黄连三两，秦皮三两。

上四味，以水七升，煮取一升，去滓，温服一升，不愈，更服一升。

汉代的一两约等于现在的 15 g。折算后得出来的白头翁汤的剂量是：白头翁 30 g，黄柏 30 g，黄连 30 g，秦皮 30 g。

本条虽叙证简略，但"热利下重"对白头翁汤证下利的病性和特点做了明确概括。热利，当有下利脓血、红多白少、肛门灼热、大便臭秽、发热、口渴尿赤、舌红、苔黄、脉数等症。下重，即里急后重，可见腹痛急迫欲下，肛门重坠，欲便而不爽。本证因厥阴肝经湿热，气滞壅塞，下迫大肠，湿热邪毒郁滞肠道，伤及肠道络脉所致。治宜清热燥湿、凉肝止利，方用白头翁汤。

本证与桃花汤证都可见下利便脓血。桃花汤主治为脾肾阳虚之寒证，证见脓血杂下，白多红少，或纯下白冻，气腥而不臭，伴腹痛绵绵，喜温喜按，里急后重不甚，口不渴，舌淡苔白，脉迟无力等症，治以温中祛寒、涩肠止利。

而本证为厥阴肝经湿热、气滞壅塞之实证，治以清热燥湿、凉肝止利。

白头翁味苦性寒，归大肠与肝经，能入血分，善清肠热，解毒凉血而止利，为治热毒赤痢之要药，为君药；黄连、黄柏苦寒，清热燥湿，坚阴厚肠止利；秦皮苦寒偏涩，归大肠经，主热利下重。四味合用，清热燥湿、凉血解毒、涩肠止利，构成了治疗湿热或热毒下痢的主要方剂。

本方以苦寒直清里热、坚阴厚肠、凉肝解毒为显著特征，多用于治疗细菌性痢疾、阿米巴痢疾、急性肠炎和慢性非特异性结肠炎等。此外，凡与肝经湿热火毒相关疾病，均可酌情应用本方，如妇科带下病（肝经湿热下注）、乳痈（肝经布胁肋）、眼科暴发火眼（肝开窍于目）等。

（三）病案举隅

在李教授的门诊里，周先生忆述两年前吃完辛辣食物后，出现便血。曾在当地医院诊断为慢性结肠炎，对症治疗后症状未有缓解。便血反复发作，吃辛辣燥热之品或情绪急躁时，便血明显加重，曾多次在门诊求诊治疗，症状依旧未愈。刻下病人大便稀烂不爽，夹有鲜红血色，无黏液，肛门有灼热感，便前左侧少腹部隐痛急迫。周先生平素恶寒，容易疲倦，双下肢怕冷，胃纳较差，小便清长，睡眠多梦。舌红苔薄黄腻，脉弦。具体处方如下：白头翁 30 g，秦皮 15 g，黄连 10 g，黄柏 10 g，附片 10 g（先煎半小时），熟党参 30 g，干姜 10 g，麸炒白术 30 g，炙甘草 6 g，淫羊藿 15 g，砂仁 6 g（后下），木香 6 g，柴胡 8 g，白芍 10 g。

周先生喝了五天药以后，便血便很少出现了，又抓了 7 剂来喝，之后怕冷症状就基本没有出现了，双下肢都温暖了很多，结肠炎在一年内基本没有复发。

病人的腹痛、下利便血、舌脉象均提示有湿热，因此李教授先处方白头翁汤。白头翁汤以白头翁清热凉肝，秦皮凉血，佐以黄连、黄柏清热燥湿厚肠。然而，病人有恶寒、下肢冷、小便清长等症状，考虑其脾肾偏于阳虚，如果纯用白头翁汤，便可能因寒凉伤阳而致阳虚更甚，发生变证。所以，李教授合用附子理中汤以温补脾肾。在清肝热的同时温补元阳，标本兼顾。

厥阴病的证候错综复杂，变化多端，或寒或热，或虚或实。从六经病来看，厥阴病是六经病发展的最后阶段，病人阴阳气血已耗伤殆尽，阴竭阳亡，阴阳之交已绝的格局已经形成。但由于阴尽阳生及正邪胜复，病变多表现为阴阳对峙、寒热错杂。

乌梅丸乃寒热并用的经方，有清上温下之功。它除了可以治疗蛔厥外，还可以治疗其他上热下寒的病证。因此，它被视为厥阴病寒热错杂证的代表方。另外，本讲还介绍了干姜黄芩黄连人参汤与麻黄升麻汤，两方都有各自的特点。

除了寒热错杂证以外，厥阴病较常见的证候类型还有厥阴寒证、厥阴热证。厥阴寒证方有当归四逆汤、当归四逆加吴茱萸生姜汤、吴茱萸汤。厥阴热证方用白头翁汤。

厥阴病的预后也要看正邪交争、阳气进退之势。阳气回复则可愈，但是如果治疗稍有迟疑或者治不得法，阳气败退，就会转为危重证或死证。

第五讲
明医诊室里的经方故事

经方的魅力，在于其独特的临床价值。总有人质疑，这1800多年前的方子，在今天还有用吗？答案是肯定的。我们将在本讲中列举30则李赛美教授的门诊临床案例，展示经方的辨证思维，及独到的疗效与魅力，论证古方完全可以治今病。在这30则病案里，有普通的外感病，如感冒、咳嗽；也有各式各样的内科杂病。这些内科杂病中，有些是我们常见的，如失眠、痔疮、月经不调、痤疮等；有些则是症状特殊的，如奔豚、蛔厥；有些是现代医学的常见病，如糖尿病、甲亢等；有些则是运用西药后效果不甚理想的疑难病。在处方思路上，有些症状典型，李赛美教授直接运用方证对应的辨证思想；有些较为特殊，则需要对其病因病机进行辨识。在所用方药上，虽然不离经方，然而又包括了后世诸方。下面，我们将一一介绍。

一、六经辨证治愈糖尿病

在现今社会，因为饮食油腻、运动缺乏、工作压力增大，患糖尿病的人越来越多。下面这一则病案的主人翁为52岁的郑女士。

在一般人的脑海里，得了糖尿病，就得终身吃降糖药。李教授认为虽然糖尿病的治疗也称得上是当今医学的一大难题，但是我们也不能一听到糖尿病就被吓到了。别忘了我们中医在很久以前就已经对糖尿病有一定的认识了。糖尿病属于中医"消渴病"的范畴，《素问·奇病论》就说："肥者令人内热，甘者令人中满，故其气上溢，转为消渴。"意思就是说，吃油腻、甜腻的精细食物或者味道浓厚的东西就容易得消渴病。

那么运用中医的辨证思路，糖尿病要怎么治疗呢？李教授认为，糖尿病的动态演变进程与《伤寒论》中六经病的转归息息相关，因而我们可以用六经辨证的思路来治疗糖尿病。正如病案中的这位郑女士，在经过李教授不到一年的中药调理后，原来居高不下的血糖就恢复到正常水平了。

2011 年 5 月 14 日，郑女士第一次到门诊找李教授看病。

郑女士说："在半年前一次单位体检中，我发现自己血糖高了，当时感觉自己怎么那么倒霉，好端端地惹上这么个病，于是就自己严格控制饮食，甜的、肥的全部都戒掉，而且每天跑步，想通过饮食和运动控制血糖，可是每次自己再测血糖，血糖都还是那么高，而且还有逐渐升高的趋势，心中焦虑不安，觉也睡不好，并且还感觉身体到处都不舒服了，有人告诉我，这些可能都是糖尿病的并发症，把我吓得不行，于是专门花了一天时间，自己去做了一个糖尿病的专科检查。这是我的检查结果。"只见检查单上写着：空腹血糖 7.5 mmol/L，餐后 2h 血糖 14.39 mmol/L，而空腹胰岛素 24.8 mU/L，餐后 2h 胰岛素 229.9 mU/L，糖化血红蛋白 6.2%。李教授说："从医学上的诊断来说，只要空腹血糖 > 7 mmol/L，餐后 2h 血糖 > 11.1 mmol/L，就可以确诊糖尿病了。所以郑女士，您确实得了糖尿病。"

听到李教授这样说，郑女士打了一个寒战："那我以后是不是都得靠吃药过日子了？不用打胰岛素吧？我看我有一些得了糖尿病的朋友，天天得往自己身上扎针，看着都疼呀。"李教授说："您不用那么担心，从您的检查单来看，您的胰岛功能还不错，而且您得糖尿病的时间也很短，所以我打算给您用纯中药治疗，还是有可能会痊愈的。"郑女士开心地说道："真的吗？"李教授说："真的，中医治病，着眼点在您的症状上，根据不同的症状处以不同的方药，另外，我们医院还自己制了一个中成药，叫降糖三黄片，配合一起吃，到时候您不但血糖能恢复正常，而且身体上的其他不舒服的症状也会改善。您现在具体是哪里不舒服呢？"郑女士说："我现在感觉胃不舒服，很凉的感觉，口苦，不口干，看东西不清楚，还流泪，左肩疼痛，有麻木感，还放射到左手臂这里，睡眠很差，总是睡不着，又容易醒，有时候又会拉肚子。"

察舌诊脉示：脉沉细弦，舌苔白腻。李教授分析道："口苦，左肩疼痛，提示病在少阳，所以治疗的关键是疏利少阳；另外，胃中凉、腹泻提示病还在太阴，所以要疏利少阳与温补太阴同用。"处方：党参 30 g，白术 15 g，黑枣 15 g，当归 15 g，干姜 10 g，炙甘草 10 g，柴胡 10 g，法半夏 10 g，白芍 10 g，桂枝 10 g，黄芩 10 g，姜黄 10 g，三七 10 g，生姜 10 g。共 7 剂。隔天 1 剂，以水 600 ml，煎取 200 ml，倒出药液，再加水 600 ml，复煎取 200 ml，将头煎与第二煎药汁混合，分温日二服。配用院内纯中药制剂降糖三黄片，每次 8 片，每天 3 次，饭后服。

这个方子由柴胡桂枝汤合理中汤加味组成。《伤寒论》第 146 条："伤寒六七日，发热，微恶寒，支节烦疼，微呕，心下支结，外证未去者，柴胡桂枝汤主之。"柴胡桂枝汤对于治疗肩背疼痛有非常好的效果。从经络来说，肩背这里，正好是手太阳小肠经和手少阳三焦经所过之处。肩背的疼痛，多与太阳、少阳密切相关。虽然说六经辨证的经和经络的经有着不一样的地方，但是六经的辨证也离不开经络的辨证。小柴胡汤能疏利少阳的经气，桂枝汤能疏利太阳的经脉，用柴胡桂枝汤恰好能使得这两条经的经气运行正常，肩背的疼痛自然就能顺利解除。长期的经气不行，容易导致气滞血瘀，所以加上当归、姜黄、三七活血祛瘀，以更好地止痹痛。而理中汤则是太阴病篇的主方，胃中凉、腹泻都与太阴脾阳虚有莫大的关系。

2011 年 5 月 28 日，吃完 7 剂药以后，郑女士如期过来复诊。郑女士说："吃了药后，我的空腹血糖降了一些，以前是 7.5 mmol/L，现在是 6.8 mmol/L了，不过我的肩膀还是痛啊，而且好像范围还扩大了，感觉没怎么好转。"

李教授把脉，发现郑女士的脉比较浮，就问："您感冒了吧？"郑女士说："这两天是有点流鼻涕，鼻塞，还咳嗽，对了，还有点怕冷。"李教授说："难怪您没好，您是感冒了。"

当感受外寒后，寒邪容易阻滞经络，所以肩背会仍然疼痛。《伤寒论》开篇第 1 条就说了，"太阳之为病，脉浮，头项强痛而恶寒"，在第 14 条说，"太阳病，项背强几几，反汗出恶风者，桂枝加葛根汤主之"，《伤寒论》还说"其外不解者尚未可攻，当先解其外"，所以李教授就在原来的方子上加了葛根，形成了桂枝加葛根汤，疏利太阳经气，以解肩背疼痛之苦。调整处方：葛根 60 g，党参 30 g，白术 15 g，黑枣 15 g，当归 15 g，柴胡 15 g，干姜 15 g，炙甘草 15 g，法半夏 15 g，白芍 15 g，桂枝 15 g，黄芩 15 g，姜黄 10 g，三七 10 g，生姜 10 g。共 7 剂。隔天 1 剂，以水 600 ml，煎取 200 ml，倒出药液，再加水 600 ml，复煎取 200 ml，将头煎与第二煎药汁混合，分温日二服。继续配用院内纯中药制剂降糖三黄片，每次 8 片，每日 3 次，饭后服。

临床真的是一天一个样，病人每次来都会出现不同的症状，有着不一样的表现，这就使得我们永远要记住"观其脉证，知犯何逆，随证治之"。

2011 年 6 月 11 日，郑女士又来了，她说吃了上次的药之后，肩膀疼痛的感觉已经明显地改善了，不过有天出去好像是淋了点儿雨，回来之后就又出现了腰酸，以及膝关节的疼痛，而且感觉很累，整天没精神，大便偏烂，每天拉 3~4 次。

察舌诊脉：舌淡苔白厚腻，脉沉细无力。

本来郑女士就脾阳不足，现在又不小心淋了雨，导致寒湿困阻脾阳。脾以升为健，现在脾阳不升，所以出现了精神疲累、腹泻，故处方以补中益气汤补益中气，健运脾阳。处方：黄芪 30 g，木瓜 30 g，党参 30 g，补骨脂 15 g，菟丝子 15 g，淫羊藿 15 g，枸杞子 15 g，白术 15 g，当归 10 g，防风 10 g，紫苏叶 10 g，陈皮 10 g，升麻 6 g，柴胡 6 g，炙甘草 6 g。共 7 剂。隔天 1 剂，以水 600 ml，煎取 200 ml，倒出药液，再加水 600 ml，复煎取 200 ml，将头煎与第二煎药汁混合，分温日二服。继续配用院内纯中药制剂降糖三黄片，每次 8 片，每日 3 次，饭后服。

除经方外，后世的许多医家在对《伤寒论》领悟的基础上，发展创制了很多新的方子，也取得了非常好的临床疗效，我们在临床中没有必要束缚住自己，限定自己只能用仲景的方，只要效果好，当用则用。就如这里用的补中益气汤，是金元四大家之一李东垣创制的，凡是由脾阳不升导致的腹泻、困倦等症状，都可以考虑用补中益气汤治疗。

这个处方里面，除了补中益气汤外，还有肾四味。肾四味是补骨脂、菟丝子、淫羊藿、枸杞子四味药，用肾四味是李可老中医的经验，腰为肾之府，所以腰酸和肾精亏虚有莫大的关系，肾四味与补中益气汤合用可以很好地温补脾肾。

2011 年 6 月 25 日，郑女士因为喉咙不舒服来诊，她说："吃了上次的药之后，精神也好了，也不腹泻了，腰不酸，腿不疼了。这次我喉咙不舒服，感觉喉咙里面有个东西，吞又吞不进去，吐又吐不出来，李教授您说我怎么老是这里不舒服、那里不舒服呀？"李教授说："您就是想得太多了，别担心，无论您的症状怎么变化，中医都有办法为您解决。您除了喉咙不舒服，还有哪里不舒服？都一次全说出来吧。"郑女士接着说："其实我的肩膀是比刚来的时候好了很多的，可是也没有完全好，还是有点儿不清爽，膝盖貌似还有点儿酸，另外，眼睛有点儿矇，有点儿口苦，吃饭睡觉还行。我儿媳准备生娃了，可能最近一个月没空来了。"

察舌诊脉：舌淡胖苔薄白，脉沉弦细。

处方：党参30 g，厚朴15 g，紫苏叶15 g，枸杞子15 g，菊花15 g，柴胡10 g，黄芩10 g，法半夏10 g，黑枣10 g，桂枝10 g，白芍10 g，牛膝10 g，生姜10 g，炙甘草6 g。共7剂。隔天1剂，以水600 ml，煎取200 ml，倒出药液，再加水600 ml，复煎取200 ml，将头煎与第二煎药汁混合，分温日二服。继续配用院内纯中药制剂降糖三黄片，每次8片，每日3次，饭后服。

这次的方子，是由半夏厚朴汤合柴胡桂枝汤组成。

郑女士描述的"喉咙里面有个东西，吞又吞不进去，吐又吐不出来"，就是中医里面说的梅核气。《金匮要略》里面有一个专门治疗梅核气的方子，就是半夏厚朴汤。《金匮要略·妇人杂病脉证并治》载："妇人咽中如有炙脔，半夏厚朴汤主之。"肩膀痛，继续用柴胡桂枝汤；眼睛矇，就用枸杞菊花来滋肝明目；又加牛膝来补肝肾以强筋健骨。

李教授说："这次的方子，将您说的每个方面都考虑到了，如果您觉得吃了舒服还可以再多抓7剂吃，要坚持每天吃降糖三黄片。等您从老家回来了，测一下糖化血红蛋白，带来给我看，保证结果会漂亮不少。"

眨眼工夫，一个多月过去了，2011年8月6日，郑女士高兴地来到门诊，一坐下就开心地和李教授说："您看，我的糖化血红蛋白是6.0%，在正常范围内。"李教授说："是呀，别看只是降了0.2%，来之不易啊，这证明您这三个月血糖控制得很好，我建议您把降糖三黄片也停了。您还有没有觉得身体哪儿不舒服？如果没有，中药也停了，您说好吗？"郑女士说："我现在感觉可好了，儿媳又生了娃，我可开心了，现在您又说我连降糖的中成药都不用吃了，真的是双喜临门呀。这表示我的糖尿病就完全好了吗？"李教授说："还不能完全确定，您把药停了之后，自己时不时测一下血糖看看。我考虑您的体质是脾肾都比较不足，给您开另外两种中成药，补一下您的脾肾。您就安心带孙子吧。如果有什么不舒服，您随时过来看。"

这两种中成药是健脾养荣片以及杞菊地黄丸。中医讲究祛邪，更讲究固本。脾胃为后天之本，肾为先天之本，只要脾胃好、肾气足，人体各方面就能正常地运作，自然就不容易再得病。

郑女士很久都没再来，一直到 2012 年的 1 月 7 日，郑女士出现了。李教授关切地问："您这几个月还不错吧？看您精神、面色各方面都挺好的。"郑女士说："是呀，我久不久自己测血糖，空腹血糖都在 7 mmol/L 以下。"李教授说："我想给您再做一次糖尿病的专科检查，看看您糖尿病是不是真的好了，我觉得您现在应该是完全好了。"郑女士说："好，我也想知道。"

开了化验单后，郑女士就去抽血了。到中午接近下班的时候，郑女士拿着检查报告过来了。检查结果显示：空腹血糖 6.0 mmol/L，餐后 2h 血糖 7.7 mmol/L，而空腹胰岛素 13.1 mU/L，餐后 2h 胰岛素 31.1 mU/L，糖化血红蛋白 5.9%。

李教授说："您看，您都停了差不多半年的药，而检查结果全部正常，我想，您现在已经不是糖尿病病人了。"郑女士说："我原来知道自己得了糖尿病还担心得要命，还想着我要终身服药呢，现在真的好了？"李教授说："是的，不过您也不能粗心大意，糖尿病和生活习惯密切相关，您还是要注意饮食，多运动，保持健康、愉快的心情，这才是最重要的。"

二、中西药结合降血糖获奇效

李赛美教授善于运用经方治疗糖尿病，她认为糖尿病演变进程与六经病转归息息相关。糖尿病由初发至中期、晚期，与六经病由表入里、由轻转重、由腑传脏、由实及虚、由热化转寒之动态发展、转归具有良好的一致性。《伤寒论》中八法之运用，尤其是仲景创立的寒温并用、攻补兼施、表里同治之大法，经方加减及合用之灵活性为糖尿病及其并发症的辨治带来了巨大的运用空间，是其他辨证体系所不能比拟的。在李赛美教授的门诊中，有很多来求诊的糖尿病病人是因为西药降糖效果不理想而寻求中药治疗以期更好地控制血糖的。下面的这则病案，便很能体现李赛美教授治疗糖尿病的辨证思想。

黎某，男，2012 年 3 月发现血糖升高，于 2012 年 4 月 5 日在当地某家西医医院就诊，当时检查空腹血糖是 9.3 mmol/L，医生建议服用阿卡波糖片和二甲双胍片控制血糖。服药之后，虽然血糖有所下降，但空腹血糖仍然居高不下，并自觉身体不适，双下肢乏力。因希望能得到更有效的降糖方案和缓解身体的不适，病人找到李赛美教授求医。

刚来到李教授门诊时，病人反复强调自己两腿很无力，为此感到非常痛苦，而且胃口比较差，不想吃东西，大便一天两三次，大便偏烂，晚上一般要起来解小便三次。病人舌淡，苔白而厚，伴有瘀斑，脉细数。分析病人的病情状况及治疗方案时李教授说："你吃了那么多降糖药，效果都不好，我干脆给你上中药，然后帮你把之前的大部分西药停掉，只吃一种，而且一天只吃一次。"

黎某听后感到欣喜，原来每天要吃三次西药，而且两种还不能一起吃，其中一种要和第一口饭一起吃，另一种又要饭后吃，又担心副作用，搞得心情极差。现在只吃一种，只需配合中药，不得不说是件幸事。

在中医辨证方面，李教授认为此病人本有脾肾阳虚，脾虚不能运化导致胃口不好、没有食欲，肾虚不能固涩而夜尿多，脾肾阳虚水湿内停引起水肿，所以处方以四逆汤合四君子汤为主，且 5 月份的广州天气比较湿热，病人大便次数多，质烂，考虑中焦和下焦湿热，加用葛根芩连汤以祛湿热，石斛、天花粉清热生津，金樱子、覆盆子固肾缩尿、涩肠止泻。处方：红参 10 g（另炖 20 分钟），白术 15 g，炙甘草 10 g，附子 6 g（先煎半小时），干姜 6 g，苍术 30 g，黄连 15 g，石斛 10 g，天花粉 15 g，葛根 15 g，金樱子肉 15 g，覆盆子 15 g。每日 1 剂，水煎煮为 250~300 ml，饭后一次温服，共 7 剂。

而在西药降糖药上，李教授选择了格列美脲，每日 1 次，饭前服用。并配合小檗碱片，及医院自制的一种中成药——降糖三黄片，每日 3 次，饭后服用。

7 日后，病人第二次来看病，高兴地说现在查空腹血糖已经正常，身体上的不适也有了明显的改善，现在大便已经正常，胃口也有改善，双下肢乏力也得到了缓解，但是最近不慎感冒了，现在咳嗽，咳白色痰，流清鼻涕，经常打喷嚏，无汗，胃口和睡眠都比较好，大便正常，夜尿 2~3 次。病人刻下舌质偏淡，苔黄厚腻而干，脉浮弦数。对于病人此时的症状及脉证，李教授认为该病人本有脾虚，今又外感风寒，内有水饮停滞，寒邪闭表，郁而化热，治疗应用四君子汤合用小青龙汤加减，以祛风寒，兼清里热，且健脾，温化水饮，表里同治。处方：麻黄10 g，桂枝10 g，白芍10 g，炙甘草6 g，干姜10 g，细辛3 g，五味子6 g，法半夏10 g，生石膏30 g（先煎半小时），炒白术30 g，茯苓20 g，党参30 g，酒萸肉10 g，黄连15 g，苍术30 g。每日1剂，水煎取250~300 ml，饭后一次温服，共7剂。

7日后，病人第三次来到门诊，他说现在空腹血糖在正常值范围内，维持在5.2 mmol/L左右的水平。黎某觉得非常高兴，也很惊讶，怎么一开始西药吃得多，而且吃了那么久，血糖还是居高不下，而现在西药吃少了，反而一下子降下来了，而且一直维持在正常范围，最关键的是自己的身体状态越来越好了。不但精神好了，胃口也好了，睡眠也改善了，脚也有力了，大小便也正常了，也不会老是在大半夜爬起来去厕所了。唯独还有点咳嗽、咳痰，偶有前额痛。查病人的舌脉：舌淡暗，苔黄白腻，有裂纹，左关沉，寸尺浮，右脉弦数。李教授认为病人本质还有脾肾阳虚水湿内停，于是以真武汤、四逆汤合四君子汤为底方加强补益脾肾，兼浙贝母、桑白皮、地骨皮化痰、止咳、平喘。处方：茯苓15 g，白芍15 g，附子10 g（先煎半小时），白术10 g，桑白皮15 g，地骨皮15 g，炙甘草6 g，党参30 g，干姜10 g，葛根30 g，淫羊藿15 g，砂仁6 g（后下），浙贝母15 g，生姜10 g。每日1剂，水煎取250~300 ml，饭后一次温服，共7剂。

服药之后，病人咳嗽及双腿乏力的症状得到了缓解。糖尿病是慢性疾病，并发症多，需要长期服药和调理以维持血糖及防止并发症的出现，所以之后病人还偶尔来门诊复诊，血糖基本稳定。

老百姓习惯性地认为急重病找西医，慢性病找中医。这观点看来不太正确。其实西医和中医虽然治疗疾病的理论体系不一样，但完全可以结合起来使用，这样能更加有效地降糖，提高病人的生活质量。在治疗某些疾病中，中医药辅助西医治疗不只能改善临床症状，减轻西药治疗中的毒副作用，且能增强疗效，提高机体免疫功能等。

三、脉静，身凉，汗出，热退

在当下的医疗体制和环境下，西医掌控了大部分的话语权。即使是在中医院里，医生与医生之间的交流，或病例讨论时，也是以西医知识、观点为主导，而中医似乎只是一个可有可无的陪衬。所以，大部分中医院的学生都把精力放到西医上，都以西医水平高低论英雄。但即使在这样的环境中，仍有一些人坚持学习中医，坚持接受中医治病。本案病人小莫就是其中的一员。

《伤寒论》太阳病篇，首论太阳伤寒、太阳中风，并告诉我们可以用麻黄汤、桂枝汤治疗，而其疗效是否真如《伤寒论》中说得那么神奇？是否真能"一剂知，二剂已"？而服药后，正邪如何抗争？怎么达到"脉静，身凉，汗出，热退"的效果？中医学院的同学小莫因为发热求诊于李赛美教授，用她的亲身经历告诉我们《伤寒论》所言不虚。

小莫，女，23岁，既往IgA肾病史，2012年4月27日下午到李教授门诊就诊。当时小莫正发高热，体温39.0℃，伴寒战。据述，小莫之疾乃因天气骤变，本来的大热天忽转为雨天，温度骤降，冷热交替下人体特别容易感冒，加之处在经期中的小莫正气较虚，运动后大汗出，调护不慎，最终内外因共同作用而起病。面对发热伴寒战的小莫，李教授考虑其有IgA肾病史，于是让其先作一个血液分析，结果回报：白细胞$6.57×10^9$/L（正常），淋巴细胞$0.38×10^9$/L（偏低），中性粒细胞百分率86.3%（偏高），淋巴细胞百分率5.8%（偏低），考虑是病毒感染，病情并不是太严重。

有了血液分析的结果，李教授才开始中医的辨证。病人症见发热恶寒而无汗，头侧痛，腰骶痛，大腿股骨处酸痛，口渴不苦，全身乏力，无恶心呕吐，无胸闷胸痛，无双下肢及颜面部水肿，纳一般，二便调。咽微赤，舌尖边偏红，苔薄白腻，脉寸略浮，关软偏数。李教授认为小莫是太阳、少阳两感。发热恶寒而无汗，头痛腰骶痛，大腿股骨处酸痛，这是典型的太阳病表现，麻黄汤、葛根汤主之。《伤寒论》曰："太阳病，头痛发热，身疼腰痛，骨节疼痛，恶风无汗而喘者，麻黄汤主之。""项背强几几，无汗恶风，葛根汤主之。"小莫头侧痛，头侧为足少阳经所过之处；口渴，并在经期获病，这也提示邪在少阳。《伤寒论》第144条："妇人中风，七八日续得寒热，发作有时，经水适断者，此为热入血室，其血必结，故使如疟状，发作有时，小柴胡汤主之。"咽赤、舌边尖红，乃内有蕴热；苔薄白腻，素夹湿气。考虑完后，李教授以葛根汤合小柴胡汤为方治之。

处方如下：葛根 60 g，生麻黄 10 g，桂枝 15 g，白芍 15 g，生姜 15 g，大枣 15 g，柴胡 40 g，黄芩 15 g，法半夏 10 g，党参 20 g，炙甘草 6 g，茯苓 20 g，苍术 30 g。上方 3 剂，以水 600 ml 煎煮为 300 ml。并交代小莫，按桂枝汤方后调护法服药，服药后，喝粥并覆被令汗出。一服汗出病好就停药，若病证犹在，则更服至二三剂。

在后来的随访中，我们得知小莫当天晚上就煎药服下，且当晚热退，今将当晚经过详述如下。

当晚 18：00 煎药，当时体温高达 39.4℃。18：30，服第一剂药，并覆被取汗。据诉，上半身出汗明显，而下半身汗出不畅，且感皮肤瘙痒；发汗前腰痛剧烈，摸上去腰部的温度比全身其他部位都高，腰部温度随着汗出渐降。可能是汗出不畅之故，她自觉膝关节有烧灼感，就像热量在往外释放。当晚 20：00，自测体温 38.9℃，服用少量粥水补助津液，再战邪气。20：30 服第二剂药，如前发汗，汗时下半身不似第一次发汗时伴瘙痒感，汗出颇畅，21：30 自测体温 38.1℃。体温有所下降，但头痛暂未缓解，便自行将驱风油涂于翳风、风池、风府、太阳等穴位，于当晚 22：00 安然就寝。次晨 7：00，测体温 36.6℃。大热已退，不再服药，注意病后调养，以清淡饮食为主，慎避风寒，注重调护。后来小莫说起，自患肾病以来，感冒时有发生，总是缠绵难愈，时常两三星期都好不了，且好后不久就又发，但都没有发过热。根据学过的中医知识，她认为自己是正气不足，无力抗邪，所以热不起来。故当发现头痛、腰痛、腿软等与以往感冒时相似的症状时，小莫便使用灸法，同时灸百会、肾俞、阴陵泉三处，灸后一小时即高热至 39℃。这可能是灸疗鼓舞了正气，正气奋起抗邪，才发热了起来，再加上药物的作用，热能快退，邪能快祛。

从小莫的病案中可见，中医在治疗外感发热类疾病是有显著优势的。李教授常对我们说，治疗外感发热类疾病是中医的基本功，而经方治疗外感发热类疾病有三类方剂，即桂枝类、麻黄类和柴胡类。桂枝类方剂包括桂枝汤、桂枝加附子汤、桂枝加桂汤、桂枝加厚朴杏子汤等，麻黄类方剂包括麻黄汤、大青龙汤、小青龙汤、越婢汤、麻黄附子细辛汤等，柴胡类方剂包括小柴胡汤、柴胡桂枝汤、柴胡桂枝干姜汤等。一般来说，发热恶风（恶寒）汗出则用桂枝汤，发热恶寒（恶风）无汗则用麻黄汤，而凡具"寒热往来，胸胁苦满，嘿嘿不欲饮食，心烦喜呕"中一两证者，即可用小柴胡汤。

有人会问，南方气候温热，麻黄桂枝等温药能用吗？不是说"南人无伤寒"吗？怎么能用麻桂剂呢？在南方不该用温病方吗？在李教授看来，这不仅是对经方的误解，更是对人体发热抗邪的误解。南人无伤寒，此乃旧时之错论。吴鞠通医案中记载："鞠通自医，丁巳六月十三日，时年四十岁。先暑后风，大汗如雨，恶寒不可解。先服桂枝汤一帖，为君之桂枝用二两，尽剂毫无效验。次日用桂枝八两，服半剂而愈。"吴鞠通尚且对症施治而用桂枝汤，且桂枝用至八两，何以说南方不能用麻桂剂呢？且人体发热是正气抗邪的结果，不是热邪造成的伤害。

陆渊雷在《伤寒论今释》中就此问题作了阐述："生活体为欲产生体力，以供其行动云为，故营新陈代谢，起缓慢燃烧，而发生体温。体力之需要有常度，故代谢燃烧以至体温，亦皆有常度。倘体力之需要有所增加，则代谢机能亢进，而体温亦为之增高。故食后需消化之体力，劳役之际需倍常之体力，体温皆为之略高焉。患流行性热病者，于日常体力之外，骤需抵抗毒害性物质之力，故代谢亢进，体温增高而为发热。于此而欲强退之，必抑减其代谢机能而后可。代谢机能被抑制，则无以产生抗毒之体力，体力不足以抗毒，则毒害性物质愈益滋生，此取死之道也。故治太阳病，用寒凉抑热者，非是，视太阳方为退热剂者，亦非是。"由此可知，麻桂剂是助正气抗邪，而非直接灭邪，这是麻桂剂的效力，也是中医治疗外感不同于西医的地方之一。故只要辨证准确，麻桂剂也可用于南方。

而对于南方的湿热气候，李教授喜用小柴胡汤加减。《世医得效方》记载："小柴胡汤治挟岚嶂溪源蒸毒之气，自岭以南，地毒苦炎，燥湿不常，人多患此。其状血乘上焦，病欲来时，令人迷困，甚则发躁狂妄，亦有哑不能言者，皆由败毒瘀心，毒涎聚于脾所致。于此药中加大黄、枳壳各五钱。"故小柴胡汤对岭南湿热气候所致疾患有独到疗效。小柴胡汤为和解之剂，有人服后会汗出病解，有人服后会泻下病解，反应不一。"柴胡特能产生少阳之抗毒力，与毒害性物质结合，而成无毒之物，故不假祛毒，而病自愈欤"（《伤寒论今释》）。一些感冒的病人伴消化道症状，如呕吐、纳差、恶心等，或胸闷、肝区不适、口苦、咽干等，都可选用小柴胡汤，"但见一证便是，不必悉具。"

李教授常常强调，应用经方治疗外感类疾病时，必须辨证准确，不然，不仅没有疗效，反而会加重病情。《医学衷中参西录》记载了张锡纯友人毛某之妻，因伤寒无汗（本为麻黄汤证）而误服桂枝汤，汗未得出而烦热恶心，最终用鲜梨片蘸生石膏细末治愈的医案。由此可知，经方虽疗效显著，但误用害处也大，故须辨证准确。

所以，只要认真学习《伤寒论》《金匮要略》，专研经方，融会贯通，中医是可以治疗很多病的。就感染而言，西医主要依赖抗生素，但抗生素的副作用、耐药性等问题也颇受关注。回看陆渊雷的一段议论，我们便会对中医的未来有所期盼："中西药物，可以直接制伏毒害性物质者较少，即或有之，其性亦毒，用少则不足以愈病，用多则人体先受其害。直至近世，始有磺胺类及抗生素，而品类不多。临床家经验，或谓抗生素之效力，今日已不如初发明之日，盖细菌亦逐渐产生抗药力也。在仲景之世，流行性热病当然无特效药品，惟幸人体感染病毒后，必立起反应而产生抗毒力，此种抗毒力，即西医所谓自然疗能，中医古书，则谓之正气，其治疗热病，亦惟凭借此正气，从而利导匡救。第三，内科病之证候，多非疾病之本体，而是正气抵抗病毒时所发生之现象，故观察证候，可以测知正气抗病之趋势。于是选用方药，以利导匡救，而达治疗之目的。明乎此三者，然后可以释太阳病，而全部《伤寒论》亦不难知矣。"（《伤寒论今释》）临床症状多是机体抗邪产生的，这是陆氏的观点。由此而想，一些重病在痊愈的过程中是否也应伴随一些剧烈的反应呢？而这些剧烈的反应在现代医学看来是不是重大疾病的急性发作呢？如果是这样，那所谓的对症处理就是抑制疾病的痊愈了。当然，这只是我们的臆想，但希望能由此引发思考。

四、神奇的"退热药"

发热，几乎每个人都体验过。说起退热药，更是不稀奇。不小心感冒发热，就去药店买白加黑、泰诺、日夜百服宁等，一般吃几粒就见效；或者去医院吊几瓶水，一般也能解决问题。可万事有例外，当把这些办法都用尽，还是反反复复发热不退，持续 2 个多月，该怎么办呢？

这是 2002 年 8 月 15 日由李教授电话接诊的一个病例。主人公林女士，时年 58 岁，本是广东人，后移居南京，经朋友介绍前来求医。2000 年，她不幸患胆管癌，还好发现及时，经过手术、化疗等，癌症得到控制，病情稳定，只是体质像"林妹妹"一样娇弱，怕风畏寒，因此一直吃药调理。2002 年 6 月，林女士莫名其妙出现发热。

是感冒吗？没有受风寒，没有鼻塞流涕，没有咳嗽咳痰。是更年期反应吗？没有夜间出汗，没有心烦易怒，没有头晕健忘。是癌症复发吗？没有局部疼痛，没有恶心呕吐，没有监测指标的异常。

林女士说这种"热"非常奇怪，与活动、情绪兴奋有关系，一般外出散步或家中来客人时便出现，如果安静躺着休息不动，"热"可能会自己退下来。去医院作血液分析、尿组合、胸部 X 线片等全身检查都没有发现异常。曾经在当地找中医生看病，发现舌淡，脉沉细，结合癌症术后的情况，辨证是气虚发热，一直服用补气的药物，但是效果不满意。2 个多月来发热一下好一下坏，而且近 2 周来发作的间隔缩短了，不能控制，热也难自然退却，所以心里开始着急，没有信心，不知道该怎么办。

李教授询问其有没有其他不舒服的症状。林女士答道："这个病让我紧张兮兮的，不敢出去散步，不敢喊客人来家里玩，也不敢兴奋开心。很怕冷，喜欢暖的东西，想喝热水，穿衣服要比别人多。口很淡，吃东西没什么胃口，有时候会胃痛，乳房下两侧胁肋部位会胀胀闷闷的。为什么我会这么不幸？以为癌症控制就没事了，没想到现在又这样。李教授，我还有没有救？"李教授笑着说："癌症你都挺过来了，这发热有什么可怕的？我想到一个方法，但是这个方法有点儿特别，有点儿麻烦，一会儿短信发到你手机，你先坚持吃两天试一试。"短信内容如下："此方法共有两个处方。白天吃处方一（小柴胡汤加味），具体药物是：柴胡 15 g，黄芩 10 g，生姜 10 g，法半夏 10 g，大枣 10 g，太子参 30 g，炙甘草 6 g，青蒿 15 g，白薇 15 g，葛根 15 g；晚上吃处方二（麻黄细辛附子汤合麻黄附子甘草汤），具体药物是：炙麻黄 6 g，细辛 3 g，熟附子 15 g（先煎半小时），炙甘草 6 g。记得按要求准时交替服药。上二方各 3 剂，以水 600 ml 煎煮为 300 ml，早晚分服。"

过了两天，林女士准时打电话汇报病情：第一天早上吃中药后，下午出现情绪兴奋，当晚体温上升至 37.8℃，赶紧去床上休息，并同时服用晚上的中药。等到凌晨 2 点的时候，体温降到 36.8℃。第二天煮药时，觉得太子参 30 g 补得太多，可能会以热助热，就随手减了一半，结果没有再出现前一天的反应，体温保持正常。"我太高兴了，要是在以前，肯定第二天也会发热，看来我有希望了！"听着林女士信心倍增的话语，电话这头的李教授也十分欣慰，嘱咐守原方再吃 5 剂，观察病情变化。此后随访 1 个月，林女士均未发热，让人不得不赞叹这"退热药"的神奇！

后记：某次李教授与学生分享此病例，学生们都好奇当时怎么会"分早晚，分两方"服药，希望李教授能详细解释用药原因。李教授只提醒三点，让大家自己去思考：一是发热时发时作，常在情绪兴奋或外出散步时发作；二是以前有胆管癌病史，胃口不好，有时会胃痛，两侧胸胀闷；三是做完手术、化疗，很怕冷，喜欢暖的东西。想想《伤寒论》第 97 条："正邪分争，往来寒热，休作有时，嘿嘿不欲饮食。藏府相连，其痛必下，邪高痛下，故使呕也。小柴胡汤主之。"第 301 条："少阴病，始得之，反发热脉沉者，麻黄细辛附子汤主之。"第 302 条："少阴病，得之二三日，麻黄附子甘草汤微发汗。以二三日无证，故微发汗也。"聪明的你是否有了答案呢？

五、再遇大黄

说起中药里的将军，大家都知道是指大黄。这种说法首见于三国时期医家李当之所写的《李当之药录》。大黄可拨乱反正，戡祸乱，拓土地，世人皆认为其性刚烈，用于重症、急症，常常可以收获奇效，只是一旦用错，就会造成严重后果。

2006 年的春天，有一名姓周的女士，孕三月，感到有些恶心、呕吐，食欲不振，希望李教授为她开些药调理，以助安胎。妇人妊娠，容易脾胃不和，运化不足，于是李教授就开了 1 剂四君子汤加味，希望补脾益气，以助其减轻早孕反应。周女士满怀欣喜地拿着药回家，煎煮好，慢慢地喝下第一碗，谁知事与愿违，喝完后感觉整个肚子翻江倒海，上吐下泻，把周女士的母亲吓坏了，赶紧打电话给李教授。李教授当时也吓到了，心想，肯定是药弄错了，嘱咐周女士的母亲立刻去买几十克红参，炖好了当水喝，一定要把胎保住，并让她去查查剩下的几包药，看看是不是抓错药了。果不其然，当周女士的母亲一边炖着参水，一边去翻查其他药袋里的药的时候，发现里面没有大枣，而多了大黄。想必是药房抓错药了。是什么原因使药房的人错把大枣看成大黄了？我们不得而知。幸运的是，折腾了一晚上的周女士的胎保住了。

由此可见，大黄是"虎狼之药"，并不是瞎说的。大黄药性苦寒，涤荡，许多人非急症、重症不敢用，用之前总是慎之又慎。然而李教授常常教导自己的学生大黄也可用于各种慢性疾病，尤其用于胃肠道慢性病，是因为大黄还有"健胃肠"之功！这一点恐怕很少有人知道了。

还是前文所说的周女士，八年后的一个炎热的午后，周女士带着她8岁的孩子来看病。这位在母亲腹中就亲尝大黄的小男孩，八年后的今天又再遇大黄。事情是怎样的呢？

周女士说："孩子最近感冒了，昨天晚上，突然间觉得头晕，呕吐，还发高烧，体温都到39℃了，立马带他去医院急诊科。到了医院后，医生给他输液，还让他吃了一些退烧药。本来在医院烧已经退了，结果一回到家又开始发烧了，唉！我就赶紧带他过来找李教授看看。"李教授说："现在体温多少？主要是哪里不舒服？"周女士说："38℃，儿子你自己说说哪里不舒服？"小男孩一脸疲倦的样子，趴在诊桌旁边，说："全身都不舒服。"李教授一个一个问题地问，小男孩每次只用一个字回答。"头痛吗？""痛。""头晕吗？""晕。""脖子痛吗？""痛。""出汗吗？""不。""怕风吗？""怕。""口干吗？""干。""口苦吗？""苦。""想吐吗？""想。"而遇到稍微需要用多几个字回答的问题，小男孩就默不作声，望望妈妈，想让妈妈帮着回答。"大小便怎么样？"周女士说："他放屁很臭，大便也很黏，冲厕所都冲不干净的。小便应该没什么特殊的。"

察舌诊脉：舌尖红，苔黄腻，脉数。

这是一个太阳少阳合病。太阳病，项背强几几，无汗恶风，葛根汤主之。患儿感冒起病，即是外感寒邪，项痛是太阳中风的一个比较特别的症状，是经脉受邪，气血运行不畅导致的，不通则痛。患儿不出汗、恶风等症状也符合条文论述。另外，患儿还感到口苦，头晕，想吐，此正合少阳病小柴胡汤的主证。《伤寒论》第 263 条："少阳之为病，口苦，咽干，目眩也。"第 96 条："伤寒五六日，中风，往来寒热，胸胁苦满，嘿嘿不欲饮食，心烦喜呕……小柴胡汤主之。"少阳居半表半里之位，少阳胆火内郁，火热循经上扰，故出现口苦，头眩。邪入少阳，枢机不利，胆木横逆，木邪犯土，则脾胃受害，故欲呕吐。另外，患儿苔腻、大便黏腻不尽，还提示内有湿邪。

李赛美教授开方葛根汤合小柴胡汤加减。处方如下：麻黄 3 g，桂枝 10 g，炙甘草 6 g，黑枣 10 g，柴胡 15 g，黄芩 10 g，熟党参 15 g，白芍 10 g，法半夏 10 g，粉葛 30 g，虎杖 15 g，青蒿 20 g，莱菔子 15 g，山楂 10 g，广藿香 10 g，布渣叶 10 g，生姜 10 g。上方 3 剂，以水 600 ml 煎煮为 300 ml，早晚分服。

李教授还交代患儿及其母亲："要注意观察，不要一下子出太多汗。"

凡用发汗药解表，皆要注意用法，防止过汗伤阳，张仲景在桂枝汤方后的调护法中明示："不可令如水流漓，病必不除。"所以李教授特地叮嘱要注意观察汗出多少。这个方子里除了小柴胡汤和葛根汤外，还有虎杖、青蒿、莱菔子、山楂、广藿香、布渣叶等药。青蒿善于清透少阳邪热，助小柴胡汤以解少阳之邪。小孩不同于成年人，其生理特征为心、肝常有余，肺、脾、肾常不足，脾常不足的特性，又使得小儿较易出现食积内停，或湿邪内滞，甚或腑气不通的病证，如呕吐、纳差、大便黏腻不爽、舌苔厚腻等。所以治小儿病时还须注意小儿的脏腑特点，辨证用药。而方中莱菔子、山楂善于消食除胀；虎杖又称"土大黄"，能通腑泄热。在南方的夏季，暑湿之邪较重，人常易被湿邪所困，而出现身体困重乏力的症状，故用藿香、布渣叶芳香化湿，以解暑邪。尤其值得一提的是，布渣叶为岭南习用草药，见于《本草求原》，气微香，味淡、微酸、微寒，解一切蛊胀、药毒、清热、消食积、黄疸。

3 剂药后，周女士又带着儿子过来看病了。周女士说："孩子吃了 1 剂药之后出了很多汗，热是退了，但感觉他还是有些感冒症状。"李教授问小男孩："那你现在感觉怎么样？今天有力气自己说了吗？"小男孩说："现在还是觉得头痛头晕，咳嗽，很多汗，有点怕风，没有胃口，觉得肚子胀，两天没有大便了。"周女士补充道："感觉他大便很不好，还老是放屁，很臭，好像食积在里面了。"

察舌诊脉：舌红，苔黄，脉弦滑。

处方如下：桂枝 8 g，白芍 8 g，黑枣 8 g，炙甘草 3 g，粉葛 15 g，茯苓 15 g，白术 10 g，鸡内金 10 g，山楂 10 g，大黄 3 g，苦杏仁 5 g，姜厚朴 8 g，白芷 8 g。上方 3 剂，以水 600 ml 煎煮为 300 ml，早晚分服。

李教授笑着对小男孩说道："你知道吗？你在妈妈肚子里面的时候，就不小心吃了大黄，现在我得给你再用一次大黄。"小男孩一脸不解地看着李教授。李教授解释道："你刚到你妈妈肚子里不到 3 个月的时候，你妈妈找我安胎，谁知道，药房抓错药，把大枣误抓成大黄了，幸好把你给保住了。"周女士担心地问道："那这次怎么又要开大黄呢？大黄会不会药力太猛呀？"李教授说："大黄并非只有药力峻猛的一面，大剂量用自然是泻下，但小剂量用能清胃、和胃气，而且煎煮法不同，它的作用也会发生变化。你看他都两天不大便了，胃口又不好，舌苔又厚，这是胃肠有热、胃气不和的表现，所以我得给他来点儿大黄。"

为什么会有胃气不和的表现呢？本来病在太阳，用药后正气趋向体表抗邪，不能顾护于里，则里气失和。若服药后汗出过多，容易损伤津液，损伤胃气，便会致胃肠燥，大便难解。《伤寒论》第 71 条指出："太阳病，发汗后，大汗出，胃中干，烦躁不得眠，欲得饮水者，少少与饮之，令胃气和则愈。"为了和胃气，轻者，我们可以"少少与饮之"，那重者呢？《伤寒论》第 29 条说："若胃气不和，谵语者，少与调胃承气汤。"这句提示我们，还可以取调胃承气汤之意，借助大黄来清胃热，和胃气。

其实服用发汗药，是很讲究的。张仲景在桂枝汤证后面写着："微似有汗者益佳，不可令如水流漓，病必不除。"可是现在不小心发汗太过，导致大汗淋漓，"病必不除"，虽然已经不发热，但还有头痛头晕、咳嗽、恶风、汗出等症。

现在少阳病的症状已经不明显，而汗出、恶风、咳嗽正为太阳中风的主证，《伤寒论》第 18 条："喘家作桂枝汤，加厚朴杏子佳。"故予桂枝加厚朴杏子汤，解肌发表，调和营卫，降气止咳。患儿病后胃纳不佳，此为脾气不足，食积内停，故又加上白术、茯苓、鸡内金、山楂健脾祛湿，消食化积。另外，患儿还出现了腹胀、大便不畅的症状，此一来是由于脾气虚，不能运化；二来是因为此前发汗，汗出过多，损伤津液，病有转属阳明之势，故用大黄清胃热，并通腑泄热。很多人认为大黄药性峻猛而不敢用。但是，大黄其实不是狼虎猛兽。《神农本草经》说过，大黄有推陈生新、通利水谷、调中化食、安和五脏的效果。仲景在运用承气汤的时候，秉承了《神农本草经》的思想，常用承气汤以"和胃气"。如《伤寒论》第70条："发汗后，恶寒者，虚故也。不恶寒，但热者，实也，当和胃气，与调胃承气汤。"又如第250条："太阳病，若吐，若下，若发汗后，微烦，小便数，大便因硬者，与小承气汤和之愈。"又有第251条："得病二三日，脉弱，无太阳柴胡证，烦躁，心下硬，至四五日，虽能食，以小承气汤，少少与，微和之，令小安。"如果我们将大黄视为虎狼之药，弃而不用，那才真是可惜！《本经疏证》讲到大黄时说："今之人则不然，于攻坚破积则投之不遗余力，而凡涉虚者则畏之如砒鸩，殊不知有病因实成虚。"所描述的现象与现在相似，可见人们对大黄的误解由来已久。

　　大黄在《伤寒论》中，无论用量、用法、功效都灵活多变。《伤寒论》中用到大黄的方剂有：大承气汤、小承气汤、调胃承气汤、大黄黄连泻心汤、桃核承气汤、抵当汤、抵当丸、大柴胡汤、柴胡加龙骨牡蛎汤等，这些方中大黄的用量有二两、三两、四两、六两、如博棋子五六枚之别。而大黄的煎煮方法，或先煎，或后下，或更煮一二沸，或以麻沸汤渍之。在不同的方剂中，大黄的功效也不尽相同。大承气汤、小承气汤、大柴胡汤中，大黄荡涤肠胃；抵当汤、桃核承气汤中，大黄泄热除瘀，破热与血结；大陷胸汤中，大黄与甘遂配合以泄热逐水，破热与水结；大黄黄连泻心汤中，大黄破火热气痞；茵陈蒿汤中，大黄破湿与热结。

　　看了以上关于大黄的分析，大家是否开始对大黄有点儿好感了呢？

　　服完这3剂药后，周女士第三次带着孩子来到门诊，诉患儿服前方后，大便已下，溏烂，汗止，无头晕头痛，无发热恶寒，仍稍有咳嗽咳痰，食肥甘厚腻则咳喘更甚，舌红淡暗，苔薄白，脉细滑。

　　李教授分析道："现在患儿表证已解，唯余咳嗽一症，这与小孩脾常不足的特点密切相关。脾气不足，加之大病初愈，故脾气仍不能很好地运化吸收，食油腻食物更加重脾胃的负担，土不生金，故导致肺气上逆而咳嗽咯痰。现在当以健脾益气为法。处柴芍六君子汤。"

处方如下：炙甘草 3 g，陈皮 6 g，茯苓 15 g，白术 10 g，党参 20 g，法半夏 8 g，柴胡 6 g，白芍 6 g，浙贝 8 g，山楂 10 g，鸡内金 10 g，五味子 5 g，干姜 3 g，当归 5 g，桂枝 5 g，生地黄 10 g。上方 5 剂，以水 600 ml 煎煮为300 ml，早晚分服。

5 剂药后，患儿母亲来电诉患儿诸证痊愈。

此案中，横跨 8 年，患儿与大黄结下不解之缘。大黄性烈，几致患儿母亲胎元损坠，但大黄又有"温柔"的一面，能清胃和胃，患儿用之亦不怯。

六、出汗也是种痛苦

说到出汗，大家可能都认为这是一件很普通的事，特别到了夏天，谁不是天天出汗的？可出汗过多、时时出汗却会使出汗变成件痛苦的事。为什么这么说呢？虽然出汗是身体排毒的一个途径，但从中医的角度来说，出汗过多表明身体阴阳不和、营卫失调、卫阳不固、腠理开阖不利，是一种病理状态。中医在治疗汗出过多上是很有特色的。某年冬天，李赛美教授的门诊上来了一位由于出汗过多而求诊的病人。本来到了冬天，天气渐凉，大家都不怎么出汗了，可是这位病人却说他出汗很多，让他觉得很难受、很痛苦，甚至影响到了自己的生活和工作。

这位病人虽然身体状态看起来还不错，但其全身皮肤偏黄，一看就知道脾虚。他说话声音很低，没有力气，感觉自己很疲倦，很没有精神。他说平时容易出现口腔溃疡，容易感冒，怕冷，也比较爱出汗。十余天前他因感冒曾服过发汗的中药，打喷嚏、流鼻涕的症状已经不明显了，但是时不时地有点发热，并且出汗特别多，好像一天到晚都在不停地出汗，不知道是不是因为汗出太多而出现了疲倦、乏力，而且还偶尔感觉胃脘部胀痛，口很淡，吃饭没胃口，稍吃一点就感觉肚子胀，睡眠比较差，大便偏烂，小便偏黄。这位病人的舌质暗红，苔黄厚腻，脉弦滑。通过询问了解病人的情况后，李教授考虑这位病人本就脾气虚，不能运化，湿邪蕴结，加上痰湿阻滞，故表现出腹胀、口淡、纳呆、眠差、大便偏烂；痰湿郁而化热故口腔溃疡、小便偏黄、舌质暗红、苔黄厚腻。病人虽感冒已十多天但现仍时有发热，说明表证未解；营卫不和故汗出不断，所以需要表里同治。治疗时予三仁汤加健脾药，重在健脾化湿，宣畅气机。

处方：杏仁 10 g，白蔻仁 15 g，法半夏 10 g，薏苡仁 30 g，厚朴 15 g，连翘 15 g，党参 30 g，白术 15 g，茯苓 20 g，炙甘草 6 g，苍术 15 g，茵陈 30 g。每日 1 剂，水煎取 250~300 ml，饭后一次温服，共 4 剂。

李赛美教授除用经方外，也常用后世时方。三仁汤由杏仁、滑石、通草、白蔻仁、竹叶、厚朴、生薏仁、半夏组成，出自《温病条辨》，是温病学中的一首名方，具有清利湿热、宣畅气机的功效。南方湿邪较重，因而在南方生活日久之人，很容易被湿邪所困，而表现出身体困重、苔白厚腻等症状，此时就要用芳香药物，化湿醒脾，宣透气机。

服完 4 剂中药后，病人感觉自己的身体状况和精神状态都改善不少。但这次出现了右侧胁肋隐痛的症状，疼痛时而发作，时而自行缓解，仍然觉得气短不想说话，口淡，没胃口，大便和小便正常了，睡眠一般。舌淡暗，舌苔白略黄，根部厚腻，脉弦。李教授认为此病人肝胆有热、脾胃有寒。因为这次来看诊时病人除了有脾虚的症状（如气短不想说话，口淡，没胃口等），还出现了少阳病小柴胡汤证（如胁肋偶尔隐痛）。这些症状很符合张仲景在《伤寒论》第 96 条中所论述的小柴胡汤证——"伤寒五六日，中风，往来寒热，胸胁苦满，嘿嘿不欲饮食，心烦喜呕，或胸中烦而不呕，或渴，或腹中痛……小柴胡汤主之。"张仲景在《伤寒论》第 101 条也提出"伤寒中风，有柴胡证，但见一证便是，不必悉具"，所以此时不用犹豫，用小柴胡汤加减一定有效。处方：柴胡 10 g，黄芩 10 g，法半夏 10 g，党参 30 g，黑枣 10 g，炙甘草 6 g，当归 15 g，赤芍 15 g，川芎 10 g，茯苓 20 g，泽泻 15 g，白术 15 g，牡蛎 30 g（先煎半小时），炒麦芽 15 g，生姜 10 g。每日 1 剂，水煎取 250~300 ml，饭后一次温服，共 5 剂。

服完 5 剂药后，病人第三次来到门诊，特别高兴地说服完中药后感觉不像以前那样容易感冒了，口腔溃疡减轻了，出汗也减少了，大便、小便都正常，胃口好，睡眠好，但还有点腰酸。望诊见舌淡，苔黄偏厚。分析病人的病情时，李教授说，脾阳不足的病人，随着时间的推移，由于各种原因很容易出现肾阳也虚。这个病人现在出现的症状如口腔溃疡、腰酸、疲倦、恶寒、大便偏烂等都是脾肾阳虚的表现，因此在治疗上要注意补益脾肾，予附子理中汤加补肾化痰药。处方：附子 10 g（先煎半小时），牡蛎 30 g，红参 10 g（另炖 20 分钟），龙骨 30 g，牛膝 10 g，菟丝子 15 g，肉桂 2 g，淫羊藿 10 g，茯苓 15 g，白术 10 g，补骨脂 15 g，陈皮 10 g，酒萸肉 30 g，炙甘草 10 g，砂仁 6 g（后下）。每日 1 剂，水煎取 250~300 ml，饭后一次温服，共 7 剂。

之后病人又数次来到门诊调理，处方基本以小柴胡汤或理中汤为主加补肾药，除痰湿，活血行气，另外根据症状的变化而随证加减。如肾虚见耳鸣、腰酸加补骨脂、菟丝子、淫羊藿、枸杞子、牛膝、杜仲等；脾虚痰湿不运，痰湿内阻，清阳不升导致疲倦、口淡、胃口不好加砂仁、陈皮、干姜、炒麦芽、鸡内金、白豆蔻、广藿香、苍术、黄芪、升麻等；肝木郁滞，失其疏泄见胁肋不适、易闷气、睡眠差、口干口苦加白芍、枳壳、黄连、栀子、郁金、煅龙骨、煅牡蛎等。

半年之后，这个病人再一次来到门诊，但这次不是因为自己不舒服想来看病，而是介绍另外一个朋友来找李教授看病。说到自己身体的情况，病人非常高兴，也非常感激李教授，因为吃了李教授开的药后他感觉身体比较舒服，现在汗出已经正常，即使是夏天，出汗也不会太多，就和一般人一样，工作和生活再也不会因为汗出过多而受影响了。

《明医指掌·自汗盗汗心汗证》中描述了多汗症的表现："夫自汗者，朝夕自汗出也。"意思是说这种人时时汗出，如潮汐般一阵阵地汗出，活动时汗出更多。引起汗出过多的原因有很多，临床以阳气虚，不能固护肌表，导致营卫不和时时汗出者较多见。而一些容易焦虑的病人，容易肝郁，或思虑过多而心神不足，肝木克土，心脾两虚而引起汗出过多。多汗症是个小病，但有时候会给病人带来不少的麻烦。因此，为了避免这些烦恼，为了有更健康的生活，每个人都应当注意饮食起居，避免损伤阳气，同时要懂得自我调节，以平常心面对困难，保持良好的心态！

七、产后体虚，汗出不止

2012 年的夏日，李赛美教授的门诊上来了一位特殊的病人。此病人姓王，是个来自东北的年轻女病人。在炎热的夏日，这位女病人居然穿了两件长袖衬衣，外加一件偏厚的外套，还带着一顶帽子，当她走入诊室的时候，我们都觉得有点儿奇怪。要知道，广州的夏日异常炎热，气温能有 35℃ 以上，加上诊室人多，又不太通风，即使我们把空调和风扇同时打开，也感觉有点儿闷。

王女士进入诊室后，安安静静地坐在凳子上候诊，整个人显得十分疲倦。诊室的风扇摆着头，努力向外输送凉风，而王女士显然十分讨厌风扇，因为每当风扇吹向王女士时，她就立即把外衣裹得紧紧的。李教授见王女士状态不太好，就优先给她看病。详细询问病情后才知道，王女士才生完孩子 56 天。自生了孩子以后，她整个人就变得非常疲倦，汗出非常多，而且怕冷、怕风，腰部酸痛，双下肢没力，口干，心烦易怒，胸闷，爱叹气，吃饭没胃口，晚上较难入睡。王女士还描述了一个细节，说她有一次与老公吵架后，觉得腹部非常疼痛，想上厕所，上厕所时发现阴道出血，血量比较少，颜色较暗，里面兼有杂物，从那次之后，左下腹就会时不时地出现疼痛。病人舌质红，苔黄腻，脉沉滑弦。李教授分析王女士的病情，认为其产后体虚，气血阴阳均不足，导致卫气不固，营血不能润养而见怕冷，怕风，汗出比较多，并有下半身乏力，腰部酸痛，双下肢没力等症状，如《伤寒论》第 14 条所描述的"太阳病，项背强几几，反汗出恶风者，桂枝加葛根汤主之"，第 20 条所描述的"太阳病，发汗，遂漏不止，其人恶风，小便难，四肢微急，难以屈伸者，桂枝加附子汤主之"；此外病人还有口干、心烦易怒、胸闷、爱叹气、吃饭没胃口等少阳证的表现，正如《伤寒论》第 96 条所描述"伤寒五六日，中风，往来寒热，胸胁苦满，嘿嘿不欲饮食，心烦喜呕，或胸中烦而不呕，或腹中痛……小柴胡汤主之"。于是治疗上李教授选用桂枝加葛根汤、桂枝加附子汤合小柴胡汤加减，以调和营卫、扶阳固表、生津舒筋。

处方如下：柴胡 10 g，黄芩 10 g，法半夏 10 g，红参 10 g（另炖 20 分钟），黑枣 10 g，炙甘草 6 g，桂枝 10 g，白芍 10 g，葛根 60 g，郁金 15 g，合欢花 10 g，附子 10 g（先煎半小时），煅龙骨 30 g（先煎半小时），煅牡蛎 30 g（先煎半小时），炒麦芽 30 g，枸杞子 15 g。上方 5 剂，水煎取 250~300 ml，饭后一次温服。

这个方子，除了小柴胡汤、桂枝加葛根汤、桂枝加附子汤以外，还有郁金、合欢花、炒麦芽、枸杞子、煅龙骨、煅牡蛎等药。其中，煅龙骨、煅牡蛎有很好的收敛止汗的作用，用以治标。考虑到王女士的情绪较抑郁，故加郁金、合欢花、炒麦芽等药以疏肝调畅情志，促进病证的康复。

5剂药后，王女士来到门诊复诊。王女士说服药后口干、乏力、腰部酸痛明显改善，但双下肢仍感到没力，吃饭不香，睡眠不好，难入睡，小便偏黄。察舌诊脉：舌红，苔薄黄，脉沉滑涩。看到病人这次来看病时比上次有精神，说话也有力气了，也不躲闪电风扇了，李教授认为上次的诊断思路没错，方药是有效的，所以这次便在桂枝加葛根汤、桂枝加附子汤调和营卫、扶阳固表、生津舒筋的基础上合用四逆散、肾四味加强疏肝补肾。

处方：葛根60g，白芍15g，黑枣10g，炙甘草10g，桂枝15g，附子10g（先煎半小时），补骨脂15g，枸杞子15g，淫羊藿15g，菟丝子15g，炒麦芽30g，鸡内金15g，柴胡8g，枳壳10g，黄芩5g，独活10g。上方7剂，水煎取250~300ml，饭后一次温服。

7剂药后，王女士再次来到门诊复诊，这次，王女士穿的是一件比较薄的长袖衬衫。她高兴地告诉李教授，她现在心情比以前好多了，没那么烦躁，人也精神多了，汗出得没那么多了，腰也不酸痛了，出门不用穿那么多衣服，感觉整个人都轻松多了。现在还是感觉有点儿疲劳，双下肢还是有点儿酸痛，不耐久站，微微怕风，饭量偏少。察诊舌脉：舌质偏红，苔薄白，少津，脉沉细。这次李教授认为病人是产后体虚，脾虚有阴火，加上阳虚夹风，所以在桂枝加葛根汤、桂枝加附子汤的基础上合肾四味、补中益气汤加减。

处方：红参10g（另炖20分钟），黄芪20g，炒白术30g，当归15g，陈皮6g，升麻6g，柴胡6g，补骨脂15g，淫羊藿15g，桂枝10g，白芍15g，黑枣10g，炙甘草6g，附子10g（先煎半小时），葛根60g，连翘15g。上方7剂，水煎取250~300ml，饭后一次温服。

此次复诊之后一两个星期，王女士一直没有来门诊，通过电话访问才知道王女士服完药后症状基本缓解，身体未见特殊不适，已经离开广州，带着孩子回了东北老家，至今身体和精神状态都非常好。

八、喷射状的痔疮出血

俗语说，"十人九痔"，痔疮这一看似不大不小的疾患，困扰着很多人。

那么痔疮是怎么来的呢？《黄帝内经》上说："因而饱食，筋脉横解，肠澼为痔。"饮食不定时、起居不规律，导致每日生活节奏混乱，这是痔疮产生的主要原因。

2013年3月12日李教授门诊上来了一个被痔疮折磨了半年之久的病人，这位先生姓吴，来自台湾。他说："这半年来，我几乎每天都在便血，只要一大便，鲜血就会从肛门喷射而出，有时候差不多能喷出来一碗鲜血，我现在一想起大便，就内心恐惧。人们都说便血应该是热证，就让我去喝点儿凉茶试试。"

凉茶是广州的特色之一，满大街的凉茶铺，也算是广州的一道靓丽的风景线，广州本地的居民，无论男女老少，若感到身体不适，第一反应不是去医院，而是到附近的凉茶铺去喝碗凉茶，如果症状没好转，才会想起到医院就诊。所以吴先生也入乡随俗，曾几次走进家里楼下的凉茶铺，学着喝上几碗凉茶。

吴先生说："喝了凉茶后，便血的量就会减少一些，可是我的胃受不了，估计是凉茶太凉了。我的胃一直不好，吃不得凉性的东西，一吃就感觉胃里面冷痛冷痛的。唉，我都不知道该怎么办了。"

李教授听闻吴先生出血那么严重，就查看了一下他的指甲和眼睑，发现他的指甲和眼睑都是淡白色的，舌质也是淡白色的，不甚红润，估计已经有点贫血了。而且吴先生面色萎黄，很不好看，脉也是细弱无力的。

李教授问："你有没有感觉到头晕啊？"吴先生说："那倒是没有。""你平时大小便怎么样？""小便还好，但比较黄。大便则很困难，比较硬，要用很大的力气才能排出来，而一用力呢，血就喷出来。我一想起去大便，心里面压力就大，总感觉肛门有重坠感。"正说着，吴先生咳嗽了两声。李教授问："你还有点咳嗽？"吴先生说："是啊，这个咳嗽也困扰我好久了，时不时总要咳嗽几声，一阵一阵的，有时候正讲着话，突然感觉喉咙很难受，就猛地咳，咳得像喘一样，觉得喉咙里面有痰，把痰咳出来就会舒服很多。"

中医认为，肺与大肠相表里，肺气当降不降，就会影响到大肠，造成腑气不通，而大肠腑气当通不通，又会影响肺气的宣降。所以吴先生在下感觉大便困难、痔疮出血，在上则咳嗽频频，两者互相影响，日久不愈。

李教授接着问："你有没有感觉怕冷，怕风？"吴先生说："那倒是没有。"

情况了解得差不多了，李教授为吴先生处方如下：白头翁30 g，秦皮15 g，黄连6 g，黄柏10 g，柴胡10 g，枳壳10 g，虎杖30 g，炙甘草6 g，黄芩10 g，黑枣15 g，法半夏10 g，党参30 g，五味子5 g，干姜10 g，玄参15 g，地榆炭10 g。上方7剂，以水600 ml煎煮为300 ml，早晚分服。

吴先生看了一下药方，问："这方子有黄连，还有黄柏、黄芩，会不会很凉啊？李教授，我吃不来凉的东西。"李教授笑着说："你吃吃看，吃了就知道了。"

接着李教授和跟诊的同学分析道："吴先生的情况，正好对应《伤寒论》的白头翁汤和大柴胡汤。当厥阴风热下迫大肠，灼伤肠络，即会引起便血，故用白头翁汤清热凉血。而大柴胡汤能和解少阳，通腑泄热。虽然从症状上来看，吴先生体内的热邪颇盛，但是其平素胃脘喜温怕冷，加上便血日久，正气已伤。虽然仲景的大柴胡汤没有党参、炙甘草，但我们为了顾护中气，还是应当加上。吴先生还有点儿咳嗽，《伤寒论》小柴胡汤的方后注中写：'若咳者，去人参、大枣、生姜，加五味子半升、干姜二两。'给吴先生开的这个方子里虽然不去党参，但是加上了干姜、五味子以温中化饮、敛肺止咳，而玄参、地榆炭能凉血止血，加强疗效。"

7剂药后，吴先生来复诊。吴先生说："真神奇，我上次还担心这药太凉了，怕像以前去喝凉茶一样，喝了胃痛，结果一点儿都不痛，喝了之后感觉身体很舒服！我现在便血明显减少了，而且咳嗽也好转了不少。"李教授说："是的，我们用方讲究寒温并用，而且讲究辨证论治，给你的不是一派的寒凉药啊！你大便情况怎么样？"吴先生说："我大便时间还是比较长，而且偏硬，还是难解，不过现在大便的时候心理负担小了很多，不会再一用力就喷血了。另外，我小便还是偏黄。"

察舌诊脉：舌淡红，苔薄白，脉弦细弱。

处方如下：白头翁30 g，柴胡10 g，枳壳10 g，虎杖30 g，炙甘草15 g，黄芩10 g，黑枣15 g，法半夏10 g，熟党参30 g，五味子10 g，干姜10 g，地榆炭10 g，白芍30 g，茯苓20 g，白术30 g，当归15 g，生姜10 g。上方7剂，以水600 ml煎煮为300 ml，早晚分服。

李教授分析道："这次我把方子调整了一下，因为吴先生大便仍干硬难解，故还是继续守大柴胡汤，通腑泄热；而便血已经不多了，热邪内盛之象已经不甚明显，所以仅保留白头翁清热凉血，而去黄连、黄柏、秦皮。痔疮的形成与气血瘀滞有关，故加上当归、白芍行瘀去滞，白术、茯苓健脾祛湿。"

　　又过了一个星期，吴先生过来复诊。吴先生说："哎，我以为没事了，结果前两天和朋友喝了点酒，我又开始便血了，量像原来一样多，每次都可以接满一碗，一天可能会有好几碗。"听到吴先生的描述，在场的同学都惊讶得不行。

　　察舌诊脉：舌质淡，苔薄白，脉细弱。

　　李教授分析道："吴先生这次的出血量太多了，气随血脱，更容易损伤阳气，所以在止血的同时，要补气、补血，还要补阳，在大柴胡汤的基础上加用当归、黄芪、附子。"

　　处方：柴胡10 g，枳壳10 g，虎杖30 g，炙甘草15 g，黄芩10 g，法半夏10 g，党参30 g，五味子6 g，干姜10 g，地榆炭15 g，白芍30 g，茯苓20 g，白术30 g，当归30 g，黄芪30 g，附片6 g（先煎半小时）。上方7剂，以水600 ml煎煮为300 ml，早晚分服。

　　李教授接着说："你这次出血量比较大，本来这个方子里面应该再加点儿三七止血的，可是现在三七太贵了，云南白药散里面主要成分是三七，止血效果也很好，我给你开了几小瓶云南白药散，你每次喝药的时候就拿一小瓶兑到中药里一起喝。"

　　又过了一周，吴先生又来复诊。吴先生的脸色好看了一些，红润了一些。吴先生说："上次的药，我只吃了三包血就止住了。不便血了，心情就好了，整个人的精神状态也好了很多。"李教授接着问："那你大便的情况怎么样？现在大便还有压力吗？""现在去大便，不会心情紧张了，不过，还是觉得大便比较困难，要很费力才能排出来，大便比较干，比较硬，而且可能是大便很费力的缘故，每次都感觉肛门有个肿物脱了出来，需要用手托回去，但不觉得痛。""那你咳嗽的情况如何？""咳嗽好了很多，现在总觉得有痰堵在喉咙，很难咳出来，总想清嗓子。"

　　察舌诊脉：舌淡红，苔薄白，脉沉细滑。

李教授分析道："目前的关键，是要解决大便的问题，腑气不通，很容易湿热瘀滞，导致再次出血。所以要继续守方大柴胡汤。大便干结，主要与阴液不足有关，出血那么多，肯定会伤阴，所以要加生地黄、麦冬滋养阴液。

处方：柴胡 10 g，枳壳 10 g，虎杖 30 g，炙甘草 15 g，黄芩 10 g，法半夏 10 g，党参 30 g，干姜 10 g，地榆炭 15 g，白芍 30 g，茯苓 20 g，白术 30 g，当归 30 g，生地黄 20 g，麦冬 30 g，附片 6 g（先煎半小时）。上方 7 剂，以水 600 ml 煎煮为 300 ml，早晚分服。

又过了一个星期，吴先生又来复诊了。吴先生说："我感觉自己现在的症状就剩下咳嗽了，喉咙总是一阵阵地不舒服，然后就一阵阵地咳嗽，大便已经挺正常了，也没有出血了。就剩这个咳嗽了，挺困扰我的。"

察舌诊脉：舌淡红，苔薄白，脉细。

李教授说："之前，你的主要问题是便血，现在便血好了，大便也好了，咳嗽的问题就突显出来了。所以我们这次要针对咳嗽的问题去处方。"

处方：柴胡 10 g，黄芩 10 g，法半夏 10 g，党参 30 g，黑枣 10 g，炙甘草 6 g，虎杖 20 g，玄参 15 g，炒僵蚕 10 g，蝉蜕 15 g，制竹蜂 3 g，茯苓 30 g，白术 10 g，干姜 10 g，淫羊藿 15 g，砂仁 6 g（后下）。上方 7 剂，以水 600 ml 煎煮为 300 ml，早晚分服。

李教授分析道："这次的方是小柴胡汤、升降散合理中汤加减。《伤寒论》第 96 条云'伤寒五六日，中风，往来寒热……或咳者，小柴胡汤主之。'小柴胡汤有和解少阳、疏利三焦气机、调达上下升降、宣通内外表里之功效。而升降散，由姜黄、大黄、僵蚕、蝉蜕组成，并非仲景之方。升降散有升清降浊的功效，僵蚕、蝉蜕升阳中之清阳，姜黄、大黄降阴中之浊阴，一升一降，可使阳升阴降，内外通和。另外，再配合玄参、制竹蜂以清热祛痰止咳。吴先生的整个病程已经非常久了，容易伤及脾肾，所以加了理中汤及淫羊藿、砂仁，温补脾肾。"

接下来的两个月，吴先生都没有来，也不知道他吃了那个方效果怎么样，或许不来就表示好了吧。但又过了两个月后，吴先生再次出现在门诊。

李教授问："好久不见，你最近还好吗？"吴先生说："要是好，我就不会过来了。我这两个月去尼泊尔了，饮食作息都不正常，吃的东西多燥热，还熬夜，结果又便血、咳嗽了。回来之后我清淡饮食了一段时间，又好好地休息了一下，对了，有人教我直接用冷水对着痔疮冲洗，我试着冲洗了一下，出血量确实减少了，这两天都基本没有出血了。休息好了后，咳嗽也相对好一些了，就是总觉得喉咙痛，喉中有痰。"

察舌诊脉及咽喉：舌淡红，苔薄白，脉沉，咽部红肿。

李教授说："记得你以前胃一直都不好，怕凉，是吗？"吴先生说："是的，胃一直都不好。我感觉自己胃寒。"李教授说："吴先生的脉非常的沉，舌质一直淡淡的，《伤寒论》说：'脉沉者，急温之。'这就提示我们要用温法。所以我考虑用附子理中汤温补脾肾之阳，加当归、黄芪益气补血。可是，吴先生的咽部又是红肿的，所以还得清热利咽。在《伤寒论》里面，有几首方子专门治疗少阴咽痛证，分别是治肺肾阴虚、虚火上扰的猪肤汤，治邪热客于咽喉的甘草汤、桔梗甘草汤，治痰浊痹阻、咽喉不利的苦酒汤，以及治寒客咽喉、痰湿凝滞的半夏散及汤。而吴先生的咽痛明显是邪热客咽引起的，所以考虑使用桔梗甘草汤，再加僵蚕、蝉蜕、制竹蜂三味虫类药，因为它们有很好的祛风、祛痰、利咽的功效，最后再重用连翘至30 g，清热解毒，散结消肿。"

处方：附片10 g（先煎半小时），炙甘草10 g，党参30 g，炒白术30 g，干姜5 g，黄芪30 g，当归30 g，桔梗10 g，炒僵蚕10 g，蝉蜕15 g，制竹蜂3 g，连翘30 g，甘草10 g。上方5剂，以水600 ml煎煮为300 ml，早晚分服。

又过了一个星期，吴先生过来复诊了，看起来很开心的样子。果不其然，吴先生说："吃了这次的方后感觉很舒服，特别是喉咙，感觉特别润，不咳嗽了，各方面感觉都很好，痔疮也没有出血了。"

李教授查看了一下吴先生的咽喉，原来咽喉的红肿已经消失了，变得非常正常。而脉象上，虽然脉还是沉的，但已经没有原来那么沉了，舌质也没有那么淡了。

李教授说："既然效果那么好，就再开5剂药，巩固一下疗效吧。"处方同上。

李教授接着说：千万不要以为咽痛一定是热证，就上一堆清热解毒的药；同样也不要以为便血一定是热证，就一味地清热凉血。要结合病人的体质辨证用方。就像吴先生，虽然疾病表现出来的好像是热证，但是他的体质却是寒的，所以在用药时就要注意标本兼顾、寒热并用。

九、养血固冲的胶艾四物汤

那天是六一儿童节，门诊异常的安静，正当李教授和跟诊的学生议论儿童节的时候，来了一对母女，少女满脸愁容，面色萎黄而暗淡。李教授关切地问："怎么你有点儿不开心啊？今天不是儿童节吗？"她妈妈说："我这女儿，来月经50多天了，到现在都没干净，看了蛮多医生，也吃了蛮多药，可这血怎么都止不住，唉！""喔，怪不得！那是要赶紧治疗，来了50多天月经，谁受得了啊。孩子你多大了？第一次来月经吗？"女孩子的母亲说："她今年16岁了，12岁就开始来月经。以前她来月经都不会这样子的，一直都很正常，不知道为什么这次会这样。"李教授接着问："这次月经是从几号开始的呀？量多不多？"她母亲说："从4月8日开始来的，所以到现在已经持续了50多天了。至于量多不多，你自己说好吗？"母亲拍了拍女孩子的肩膀，希望孩子自己说。女孩子说："刚开始的几天，就和平时来月经一样，量是正常的，到第5天也像往常一样干净了，但是停了一天就又来了，一直断断续续的，有时候量多，有时候量很少。"李教授接着问："是什么颜色的？"女孩子说："刚开始是鲜红色的，可是后来就变成黑色的了，有时候是棕色或者橙色的，有时候是淡黄色的。""有感觉肚子疼吗？""有，有时候小肚子疼。""你以前来月经的时候月经的颜色都正常吗？以前有没有痛经？周期都正常吗？"女孩子的妈妈说："她以前的月经都很正常的，一般35天来一次，一般6~7天干净，她有点儿痛经，每次来月经的时候，我都给她弄热水袋捂着肚子，而且她一来月经就特别累，整个人都没精神。"李教授接着说："16岁，是女孩子最漂亮、最青春的时候，估计是出血太多天了，现在你脸色都不是很好看了，我给你好好调一下，让你赶紧漂亮起来。"

察舌诊脉：舌淡苔薄白，脉沉细弱。

李教授分析道："她月经淋漓不尽50多天，舌质很淡，脉很细弱，脸色也不好看，所以现在务必先把血止住。再出血的话，就会越来越虚。先开几服中药，再开点儿中成药。"

处方：红花10g，当归10g，川芎10g，熟地黄20g，白芍15g，炙甘草

6 g，阿胶 9 g，艾叶 15 g，三七 5 g，补骨脂 15 g，菟丝子 15 g，淫羊藿 15 g，枸杞子 15 g，知母 10 g。上方 3 剂，以水 600 ml 煎煮为 300 ml，早晚分服。

中成药：龟鹿补肾丸，每次 1 袋，每天 2 次；补中益气丸，每次 8 颗，每天 2 次。

这个方子是以胶艾四物汤为底方，加上肾四味等药组成。胶艾四物汤出自《金匮要略》，其原文是这样的：师曰：妇人有漏下者，有半产后因续下血都不绝者，有妊娠下血者，假令妊娠腹中痛，为胞阻，胶艾汤主之。

芎归胶艾汤方：芎䓖二两，阿胶二两，甘草二两，艾叶三两，当归三两，芍药四两，干地黄四两。

而肾四味，由补骨脂、菟丝子、淫羊藿、枸杞子四味药组成，具有很强的补肾固肾的功效。这来自已故名老中医李可的经验。

或许有人会问，出血不是应该止血，应该多用些炭类药物吗？如荆芥炭之类？而在这个方子里面，虽然有补血、补肾的药，但是当归、川芎、红花这些药都有活血的作用，这样不会导致出血更多吗？当然不会。

李教授分析道："从这个小女孩的症状来看，她的出血很显然是虚寒性的出血，出血量一直不多，颜色也比较淡，按她描述是橙色的，而且少腹部一直隐隐作痛，舌质淡，脉沉细弱，这些都提示她的出血是冲任虚损，血虚兼寒，冲任之脉不能约制经血导致的，这时就应该养血温经，调补冲任。而《金匮要略》的胶艾四物汤就是为治此证而设。妇科名方四物汤，其实就是从胶艾四物汤变化而来。"

"为什么要用一些活血的药呢？这是因为唐容川在《血证论》中说'凡血证总以祛瘀为要'，《傅青主女科》谈到崩漏时也说'治法须行血以祛瘀'，否则'补不兼行则滞，塞不兼通则瘀，清不兼行则凝'。这些话都是在提示我们要行血祛瘀以止血。"

"《傅青主女科》中还有一句很有名的话：'经水出诸肾'，所以加肾四味的目的，也是为了补肾以固冲止血。虽然我们没有用炭类的药物，可是我们用的药全部是为止血而设。"

一周之后，小女孩和她妈妈再次来到了门诊，小女孩的脸上多了几分恬静，并露出了淡淡的笑容。李教授问："现在情况怎么样？"小女孩说："吃了 3 剂药以后，就彻底干净了。不过现在白带很多，像水一样。"李教授说："你们看，《金匮要略》的胶艾四物汤，真的非常好用，对这种冲任虚损、血虚兼寒的崩漏，效果确实非常好。"李教授接着问小女孩道："你现在觉得精神好点儿了吗？还腰酸肚子疼吗？胃口怎么样？"小女孩说："现在精神确实好多了，就是白带很多，总觉得不舒服。没有腰酸了，肚子也不疼了，胃口也好了很多，但觉得口特别淡，想吃味道重一点的东西。"小女孩的母亲补充道："她最近好像特别喜欢吃辛辣的东西，不是很想吃清淡的东西。"李教授又问："有口干、口苦吗？"小女孩说："没有。"

察舌诊脉：舌质淡，舌苔薄白，脉沉细弱。

李教授分析道："她现在主要问题是白带量多，而且像水一样，这和脾虚有关系。脾气虚，脾阳不足，就不能运化水湿，温化水饮，就会下注成为白带。口淡，也是脾虚的一个征象。再从舌脉来看，舌质比较淡，脉也很沉，很细，还比较弱，这提示气血不足，脾肾也不足。女子以肝为先天，带下、月经的异常，与肝气郁滞、肝的疏泄失常有很大关系，所以在治疗上应该疏肝健脾、滋补肝肾、补气补血，还要温阳化水。"

"疏肝健脾，可以用四逆散加四君子汤。四逆散出自《伤寒论》第318条：'少阴病，四逆，其人或咳，或悸，或小便不利，或腹中痛，或泄利下重者，四逆散主之。'乍一看，这个条文中描述的症状和女孩子的症状毫不相关，然而我们分析后却发现，《伤寒论》原文中所描述的症状，都是由肝郁气滞、阳气郁遏、气机不畅引起的。阳气内郁、气机不畅会引起非常多的症状，所以这条条文或然证很多，如或咳、或悸等，这就提示我们不要拘泥于书上描述的症状，而要明白凡是与肝郁气滞、气机失畅的病机相关的症状都可以用四逆散来治疗。四君子汤出自《太平惠民和剂局方》，它其实是由理中汤去掉温中的干姜，加上祛湿的茯苓变化而来。因为女孩子脾阳不足的症状还比较明显，所以我保留了干姜。我很喜欢把四逆散和四君子汤一起用以疏肝健脾。"

"滋补肝肾方面，我用了二至丸及淫羊藿、砂仁。二至丸由女贞子、旱莲草两味药组成，具有很好的滋补肝肾的功效。淫羊藿、砂仁是我很喜欢用的药对，可以很好地补肾固肾。"

"补气补血当然少不了当归、黄芪。虽然在当归补血汤里面当归和黄芪的比例是 1∶5，不过我觉得把当归和黄芪等量使用，补气补血的作用会更强。"

"那温阳化水靠什么呢？苓桂术甘汤。《伤寒论》第 67 条：'伤寒，若吐、若下后，心下逆满，气上冲胸，起则头眩，脉沉紧，发汗则动经，身为振振摇者，茯苓桂枝白术甘草汤主之。'前面我们说了，不管什么症状，只要病机相同，就可以用同一个方治疗。分析《伤寒论》第 67 条，我们可以看出，苓桂术甘汤可以温阳健脾、利水渗湿，所以脾阳不足、水湿下注的带下病，可以用苓桂术甘汤来治疗。"

处方：茯苓 20 g，桂枝 10 g，柴胡 10 g，白芍 10 g，枳壳 10 g，炙甘草 10 g，党参 30 g，炒白术 30 g，连翘 15 g，女贞子 15 g，墨旱莲 15 g，黄芪 30 g，当归 30 g，淫羊藿 15 g，砂仁 6 g（后下），干姜 6 g。上方 3 剂，以水 600 ml 煎煮为 300 ml，早晚分服。

又过了一个星期，女孩子和她母亲又来到了诊室。女孩子的母亲说："这两天她总说乳房痛，我在想是不是她月经快来了。"李教授问："你吃完上次的药后有什么感觉呢？白带有没有少一点儿？"女孩子说："我吃完上次的药后白带就少了很多，精神也好了一点儿，不过这两天我又感觉有点儿累了。"李教授问："主要是觉得乳房痛，是吗？还有别的什么不舒服吗？"女孩子说："主要是很胀，碰一下就痛，觉得全身说不上来的不舒服，我也感觉快来月经了。"

察舌诊脉：舌淡红，苔薄白，脉弦细。

李教授分析道："这次我们还是用胶艾四物汤，并合上逍遥散。前面我们用胶艾四物汤来止血，这次我们用它来活血养血，助月经顺利来潮。胶艾四物汤有很好的养血和血、调补冲任的功效。如果冲任虚损而不能固摄经脉，会导致月经淋漓不尽；如果营血不足，血海亏虚，会导致月经后期或者经血量少。现在她的月经欲至而未至，舌还比较淡，脉也无力，说明还是气血不足，所以我们要用胶艾四物汤养血和血。同时，因为血虚日久容易致瘀，所以加上桃仁、红花以加强活血祛瘀的效果，助月经顺利来潮。"

"逍遥散大家应该很熟悉，它是一首名方，其方名的意思是吃了药，肝气活泼畅通，心情也随之开朗，烦恼抛诸脑后，好似神仙一般逍遥快活。逍遥散实际上脱胎于张仲景的四逆散与当归芍药散这两首方。四逆散和当归芍药散，一个可以疏肝解郁，一个可以疏肝养血、健脾祛湿，而逍遥散则把这两个方的功能合并在一起了，既可以疏肝解郁，又可以养血健脾。她的乳房胀痛与肝郁气滞有莫大的关系，故用逍遥散来疏肝养血。"

处方：柴胡 10 g，炒白术 30 g，白芍 15 g，当归 15 g，炙甘草 6 g，薄荷 10 g，炮姜 10 g，茯苓 20 g，川芎 15 g，熟地黄 20 g，红花 5 g，阿胶 9 g（烊化），艾叶 10 g，桃仁 6 g，淫羊藿 15 g，砂仁 6 g（后下）。上方 5 剂，以水 600 ml 煎煮为 300 ml，早晚分服。

李教授说："估计你吃完这 5 剂药，月经就会来了，月经干净后再来找我看看，希望这次不要又拖很多天！"

半个月之后，女孩子和母亲再次来复诊。李教授问："怎么样？来月经了吗？"女孩子说："嗯，来了，刚吃完 5 剂药就来了。""来了几天？这次月经正常吗？没有一直拖着不结束吧？"女孩子说："来了 8 天，现在已经结束了，没有拖着。月经的量也和以前一样，没特别多，也没特别少，是红色的。"女孩子的母亲补充道："这次来月经的那几天，她精神挺好的，而且没有痛经，我也没给她用热水袋。"李教授说："那就挺好的！希望以后这种淋漓不尽的现象不要再发生了。现在有什么不舒服的吗？白带多不多？"女孩子说："感觉腰酸，还是比较容易累，白带量很多，而且是黄色的，非常黏，感觉人有点儿热，出汗很多。其他都还好。"

察舌诊脉：舌质淡红，苔白厚腻，脉细滑。

李教授分析道："以前一直是虚象，以寒湿为主，现在湿邪有点化热的趋势，所以带下色黄，舌苔也比较厚腻，证明体内之湿还是比较重。而且肾气还是比较虚，所以腰酸、疲累。处方时既要祛邪，也要疏肝健脾补肾。处方继续以逍遥散为底方，然后加上补肾药，以及三妙散清利湿热。三妙散由苍术、黄柏、薏苡仁三味药组成，虽然不是《伤寒论》中的方子，不过对于下焦的湿热有很好的清利作用。"

"从这里我们也可以看到，我们临床上处方用药的时候，辨证论治要以经方为法，但是不必拘泥于《伤寒论》《金匮要略》的方子，后世的很多时方，都可以为我所用。"

处方如下：柴胡 8 g，炒白术 30 g，白芍 15 g，当归 15 g，炙甘草 6 g，桂枝 10 g，炮姜 10 g，茯苓 20 g，川芎 15 g，熟地黄 20 g，淫羊藿 15 g，砂仁

6 g（后下），菟丝子 10 g，薏苡仁 30 g，黄柏 8 g，苍术 10 g。上方 5 剂，以水 600 ml 煎煮为 300 ml，早晚分服。

又过了差不多半个月，女孩子和母亲再次来到门诊。女孩子的母亲说："自她上次来完月经，到现在已经快一个月了，想在来月经之前给她再开点药调理一下。"李教授说："好的，可以再调调。现在白带不多了吧？主要还有什么不舒服呢？"女孩子说："吃完上次的药，白带就干净了，整个人状态都挺好的，现在也没什么不舒服，都挺好的，就是乳房有点胀，不过不会像以前一样痛了。"她母亲补充道："吃了药她整个人的状态好了很多。以前都会痛经的，上次来月经也不痛经，都没用热水袋。以前来月经前，乳房会胀痛得厉害，现在都没怎么胀了。以前来月经前肯定精神状态不好，这次就没有。"

察舌诊脉：舌淡红，苔薄白，脉细滑。

李教授接着说："我看她的脸色也比之前好了一些，之前脸色比较白，现在红润点儿了，舌质也比以前红润了一些。不过我们还是要给她养血补血，继续用胶艾四物汤吧，加上逍遥散。"

处方：柴胡 8 g，炒白术 30 g，白芍 15 g，当归 15 g，炙甘草 6 g，桂枝 10 g，炮姜 10 g，茯苓 20 g，川芎 15 g，熟地黄 20 g，淫羊藿 15 g，砂仁 6 g（后下），菟丝子 10 g，薏苡仁 30 g，橘络 5 g，艾叶 10 g。上方 3 剂，以水 600 ml 煎煮为 300 ml，早晚分服。

李教授说："估计吃完这 3 剂药月经就会来了，如果没有什么不舒服，就不用再来复诊了。"

胶艾四物汤既可以用来固冲摄血以止血，治疗月经淋漓不尽，又可以用来养血补虚，以促进月经来潮。虽然看似治疗的目的相反，不过只要病机相同（都是由血虚血寒、冲任虚损所导致），就可以异病同治。

十、那些"止痛"的经方

小陈是一位 26 岁的年轻白领，高高瘦瘦，青春靓丽，平时工作时间固定，生活作息也很规律，今年即将结婚，看起来蛮幸福的。然而，痛经却是她每个月一次的固定烦恼。之前进行过几次中西医治疗，病情时好时坏，症状反复，十来年过去了，她逐渐失去了治好的信心，最近几次痛经，都是靠吃镇痛药布洛芬扛过去的。今年来广州访友时，经好友推荐，她抱着一线希望，来李教授门诊就诊。

2013 年初，小陈第一次来李教授门诊，向李教授描述了她的情况。

小陈从月经初潮起就开始痛经，到现在已经十余年了，每次月经第一天，小腹就会胀痛五六个小时，痛的时候什么都干不成，甚至痛到在床上打滚，相当痛苦。不过随着月经的排出，腹痛就好转了，在疼痛能忍耐时，用热水袋捂着肚子也会好一点儿。平时月经周期规律，量正常，月经颜色偏暗，偶尔有血块。接着，她又描述了一下其他体质情况：平时容易怕冷，手脚常常是冰凉的，手心、脚心也容易出汗。胃口正常，容易口干。尽管作息规律，但睡眠不太好，做梦也很多。大便一天两到三次，便质偏硬；小便正常。检查她的舌脉：舌淡苔薄白，脉弦。

痛经是现代年轻女性的常见病，有原发性和继发性之分。小陈这样的痛经就是原发性的；由盆腔器质性病变（比如盆腔炎、子宫内膜异位症、宫腔性疾病）引起的痛经为继发性痛经，常见于育龄期妇女。其实很多女性在经前或经期都会有小腹或腰部的不适感，但一般不会影响日常生活和工作，属于经期正常生理现象，不作为疾病讨论。但像小陈这样痛起来什么都做不了的痛经，就最好去就医了。

痛经的治疗原则是以调理冲任、胞宫气血为主，根据不同的证候体质，或行气、或活血、或散寒、或清热、或补虚、或泻实……常用的方有桃红四物汤、膈下逐瘀汤、圣愈汤、调肝汤等。自古以来，中医都很重视广大妇女的健康和感受，明末医家傅山有《傅青主女科》这样的专著。而两千年前仲景的《伤寒杂病论》里也有专门的篇章去论述妇人疾病，现收归在《金匮要略》里的第 20 至 22 篇，即《妇人产后病脉证治》《妇人妊娠病脉证》和《妇人杂病篇》。其中治疗癥瘕的代表方桂枝茯苓丸，治疗妊娠漏下的胶艾汤，治疗带下病的蛇床子散等，以及活用以治疗妇科杂病的小建中汤、白头翁汤等，即使在现代也很常用。

李教授说，像小陈这样的病人，望诊就能看出是属于气血很亏虚类型的痛经，但她又有得温痛减、有血块、舌淡苔薄白等寒凝血瘀的表现，而且她还胃口不好，中焦脾胃虚寒，所以治疗上既要温经活血，也要益气温阳。我们来看看李教授的处方：桂枝 10 g，白芍 30 g，黑枣 15 g，细辛 6 g，炙甘草 15 g，鸡血藤 30 g，当归 15 g，乌药 10 g，川芎 15 g，熟地黄 20 g，红参 10 g，麸炒白术 15 g，茯苓 20 g，淫羊藿 15 g，砂仁 6 g（后下），吴茱萸 6 g，生姜 6 片。共 7 剂，每日 1 剂，水煎取 250~300 ml，饭后一次温服。

此方以当归四逆加吴茱萸生姜汤、八珍汤合方为主方，但方中还有当归芍药散、芍药甘草汤的影子。我们来一一分析。

《伤寒论》厥阴病篇论述厥阴寒证时，第 351 条说："手足厥寒，脉细欲绝者，当归四逆汤主之。"第 352 条说："若其人内有久寒者，宜当归四逆加吴茱萸生姜汤。"针对血虚寒厥兼久寒证，在当归四逆汤通阳散寒养血的基础上，加吴茱萸、生姜温中散寒，对寒凝胞宫而致脘腹冷痛的痛经有良效。所以，在此将它用作主方。

芍药甘草汤出现在《伤寒论》太阳病篇阴阳两虚证里，"……若厥愈足温者，更作芍药甘草汤与之，其脚即伸"，说的就是用芍药和炙甘草酸甘化阴、滋养筋脉，则脚挛急即伸。芍药甘草汤可用于血虚津伤的各种痉挛和疼痛。

《金匮要略·妇人杂病篇》云："妇人腹中诸疾痛，当归芍药散主之。"虽然仲景没有专门开辟一个篇章详细论述痛经怎么治（估计古人生活简单也不常吃雪糕之类的，仲景也就在杂病篇用一两句带过了），不过他所拟的当归芍药散疏肝健脾，活血化瘀，至今仍是现在治疗各种脾虚肝郁血瘀所致痛症的常用方。

八珍汤，用清代名医柯琴的话来讲："古人治气虚以四君子，治血虚以四物，气血俱虚者以八珍，更加黄芪、肉桂，名十全大补，宜乎万举万当也。"它是由四君子汤和四物汤组成的，可谓气血双补。不过，在这个病例中，李教授添用砂仁和淫羊藿，以行气温中并温补肾阳。

最后，再加有行气止痛、温肾散寒之功的乌药；有活血舒筋、养血调经之功的鸡血藤。整方既能温补气血，又能行气活血，效果怎么样呢？

小陈吃了药之后，痛经明显减轻了！这让她高兴了很久，从小就困扰她的痛经看来也不可怕嘛。第二个月时，小陈没有吃药，结果又开始痛经了，于是她赶紧又去找李教授。

李教授问了她的情况，认为与上次见她时症状体征相似。于是，只是稍微调整了一下原方：桂枝 10 g，白芍 30 g，黑枣 15 g，细辛 6 g，炙甘草 15 g，鸡血藤 30 g，当归 30 g，乌药 10 g，川芎 15 g，熟地黄 20 g，红参 10 g，麸炒白术 15 g，茯苓 20 g，淫羊藿 15 g，砂仁 6 g（后下），吴茱萸 10 g，生姜 10 g。共 7 剂，每日 1 剂，水煎取 250~300 ml，饭后一次温服。

李教授这次加大了当归和吴茱萸的用量，以便更好地补血温阳，另外又开了滋肾育胎丸 3 瓶，让她吃完中药后继续吃中成药巩固疗效，调理体质。当我们六月初回访时，她说要介绍两个有类似情况的同事来向李教授求诊。至于她自己，她说："药挺管用的，这俩月例假一点儿都不痛！"

十一、满面愁容的产妇

都说生孩子是世界上最痛的事情，那么刚生产完结束生产痛的妈妈应该是喜笑颜开才对，可 2012 年 4 月来就诊的黄女士却是例外，她满面愁容，丝毫感受不到生产后的喜悦。仔细一问，原来产后她"百病缠身""周身不适"。这到底是怎么回事呢？让我们一起来听听。

12 天前，她的儿子顺利出生，本是特别开心快乐的，但快乐的脚步总是太过匆匆，还沉浸在产后幸福中的她忽然生起了"怪病"：非常容易出汗，全身怕冷，手足冰凉，多穿衣服、盖被子都暖和不起来；皮肤起了很多小水疱，痒得特别厉害；不断干呕，严重的时候还边呕边漏尿；眼睛花，看东西时感觉有只蚊子在飞；阴道还在出血，血中能看到一些血块；左侧大腿发麻，双手不自觉发抖；一直拉肚子，睡得也不好，听到一点点声音都会惊醒。

黄女士越说越激动，一直在问为什么自己会有这么多毛病。李教授耐心地倾听后，仔细观察她皮肤上的小水疱，并察舌诊脉，见其舌暗红，边有瘀点，舌苔微黄厚腻，左脉弦，右脉滑略沉，心中便有了主意。处方：葛根 30 g，黄芩 10 g，黄连 10 g，炙甘草 6 g，苍术 30 g，土茯苓 30 g，姜厚朴 15 g，白豆蔻 10 g，黑枣 15 g，白头翁 20 g，秦皮 15 g，黄柏 10 g，附片 6 g（先煎半小时），熟党参 20 g，当归 15 g，川芎 10 g。上方 3 剂，每日 1 剂，以水 600 ml 煎煮为 300 ml，早晚分服。

黄女士认真看完处方单，一脸怀疑地问道："我刚刚生完孩子，又怕冷，又出汗，还上吐下泻的，明显很虚弱，你怎么开了黄连这么苦、这么凉的药？"李教授笑着回答："中医方药是一个整体，你只看到了处方中的黄连，却没看到其他药物，它们是搭配在一块起作用的。你的情况属于虚实夹杂，虽然有怕冷等产后虚象，但从皮肤起水疱、阴道流血、拉肚子、舌脉看，是有湿热瘀血困在里面的，所以给你开了很特别的药，包含好几个方子。其中的葛根黄芩黄连汤、白头翁汤是凉的，用来清湿热；附子理中丸及黑枣是温补的，帮助脾胃运化、提高正气。"李教授让黄女士放心吃3剂试试，如果有什么情况变化就马上就医，同时安慰黄女士，鼓励她平静心情，树立信心，积极面对。

三日后，黄女士如期而至。询问其具体情况，她说觉得状态稍微好转，阴道流血减少了，但出汗很奇怪，一会儿左边身体出汗，一会儿换成右边身体出汗，交替发作；而怕冷、上呕下泻、眼睛花、手抖、湿疹没有明显改善，同时肩和小腿酸胀。察舌诊脉：舌红，苔黄，脉滑数。黄女士不安地等待开方，李教授说："你不用这么紧张，今天你还是要吃黄连的，不过方子换成了黄连温胆汤，继续清湿热痰火。两边身体交替出汗，就用柴胡剂，因为它管'中间'，就像门开开合合不稳定的时候，我们就要定住门中间的转轴。还要用上桂枝汤，桂枝汤是治疗出汗的好方，能调和营卫。这次还要给你补补血，活活血。5剂吃完再来看。"处方：柴胡10 g，黄芩10 g，法半夏10 g，熟党参30 g，黑枣10 g，炙甘草10 g，桂枝15 g，白芍15 g，熟地黄20 g，当归15 g，川芎10 g，陈皮5 g，竹茹15 g，茯苓20 g，红花10 g，黄连6 g，生姜10 g。上方5剂，每日1剂，以水600 ml煎煮为300 ml，早晚分服。

服完5剂药后，正值"五一"假期，故黄女士没来复诊。"五一"假期刚结束，黄女士便来了。一来便埋怨说这些中药使得她拉肚子更明显了，一天要拉四五次，精神状态非常不好，除了手抖轻些外，其他症状都没有好转。不论白天黑夜都出很多汗，身体像一直在漏水似的，怕风怕冷，晚上容易鼻塞，阴道少量流血，胃也不舒服，腰酸，左臂和左小腿麻。察舌红，苔如白奶，寸浮短，关弦，尺细。李教授悉心解释道："吃了上次的药拉肚子也没关系，是正常的反应，可以帮助你排出湿热痰瘀这些病邪。现在清湿热活血的药还是保留，但出汗不'交替'的话就不用柴胡剂，加附子、党参提高正气，让你精神状态好一点儿，抗击敌人更有力量。不过产后20天，仍然阴道流血，还是要去做个子宫附件B超检查，下次带结果来复诊。"具体处方：桂枝10 g，白芍 10 g，黑枣 10 g，炙甘草 6 g，附片 6 g（先煎半小时），法半夏 10 g，化橘红 15 g，枳实 15 g，竹茹 15 g，茯苓 15 g，黄连 5 g，当归 15 g，川芎 10 g，赤芍 15 g，红花 10 g，熟党参 30 g，生姜 10 g。上方 5 剂，每日 1 剂，以水 600 ml 煎煮为 300 ml，早晚分服。

5 剂药后，黄女士带着子宫附件 B 超结果再次来到诊室。"你看，子宫里还有残留物，需不需要做手术清理它？是不是它让我这么痛苦？"李教授笑而不语，接着询问她这几天吃药后的症状变化。怕冷出汗好转，但双手及左脚皮肤麻，手发抖，干呕，容易脱发。"你的不舒服确实跟子宫残留物有关系，所以我开药帮你把它排出来，应该不需要做手术。今天开'生化汤'，很多广东人都听说过生化汤，'归芎桃草酒炮姜'，它很合适产后喝。记得煮药的时候放一些黄酒冲兑。""我整天身体不舒服，就不想喂奶，而且小孩子也不太吸奶，乳房很胀很痛，有什么好办法治疗吗？""那就往中药里加些麦芽，可以回乳。注意不要刺激乳房。"处方：当归 15 g，川芎 10 g，桃仁 10 g，炮姜 10 g，炙甘草 6 g，赤芍 15 g，黑枣 10 g，粉葛 15 g，黄芩 10 g，黄连 5 g，熟党参 20 g，生麦芽 30 g。上方 5 剂，每日 1 剂，以水 600 ml 煎煮为 300 ml，早晚分服。

过了几天，李教授接到一个陌生来电，对方情绪非常不稳定，一直说吃药"中毒"了，教授乱开药害人，说要投诉，一问才知道是黄女士。"我吃了 4 服上次的'生化汤'，今天忽然出现阴道大量出血，颜色鲜红，夹黑色血块，全身怕冷发麻，半身出汗，心悸得厉害，上呕下泻，感觉跟要死了一样。"李教授心想："生化汤"是辨证使用的，已连续服用四天，不会导致病情突然变化，必然有其他原因，于是详细追问她这几天生活、服药等情况。原来王女士有垂体瘤病史，一直在服用西药溴隐亭，而溴隐亭的常见副作用就是呕吐、腹泻、头晕、心悸、手抖、汗出等。李教授嘱咐王女士立刻停服溴隐亭，并做 B 超复查，再来门诊复诊，同时悉心开导黄女士，让她平复心情，重拾面对疾病的信心。

隔天黄女士就出现在门诊，不过脸上堆着惭愧的笑。李教授便问："小黄，今天心情还可以嘛，不投诉我了？"黄女士不好意思地笑了笑，打开 B 超单——宫腔已经干净、无残留物。她说："李教授，我昨天态度不好，真是对不起您，以后一定听您的话，绝对相信您开的药。我不吃溴隐亭之后，情况就好了很多，现在阴道也不流血了。但身上还是麻，双手、左脸、左手臂、左肩膀都麻，左边半身出汗，一天拉三次肚子。拜托您再帮忙想想办法。"李教授若有所思，说道："那天阴道大量流血，夹黑色血块，就是吃药以后把残留物排出来的表现，中药是非常神奇的！脉右边沉细无力，左边浮细无力，提示你现在元气大虚，所以这次要炖红参、阿胶、鹿角胶这些血肉有情的药物大补元气。我开两个处方，一个大补元气，另一个是柴胡桂枝干姜汤合四君子汤，清湿热的同时补脾肾。你再试试效果如何。"黄女士看了处方，见终于不用吃黄连而用补药了，不禁高兴了一阵子。

处方一：柴胡 8 g，桂枝 10 g，干姜 10 g，牡蛎 30 g，黑枣 10 g，炙甘草 6 g，党参 30 g，黄芩 6 g，炒白术 30 g，茯苓 20 g，淫羊藿 15 g，砂仁 6 g（后下），荷叶 10 g，枸杞子 15 g，炒麦芽 30 g。上方 5 剂，每日 1 剂，以水 600 ml 煎煮为 300 ml，早晚分服。

处方二：红参 10 g，阿胶 10 g（烊化），鹿角胶 5 g（烊化），桂圆肉 10 g，生姜 15 g，大枣 15 g。上方 5 剂，每日 1 剂，以水 300 ml 炖服。

10 天后，黄女士照常复诊，此时已经是产后 38 天。这次她身体好了很多，但仍然单侧出汗，怕冷怕风，眼前有黑点移动，还出现心不自主地怦怦跳，双腿沉重、关节痛，口腔溃疡，很难睡着，人比较烦躁。"是不是越来越虚了？补药要不要加大量？"李教授诊察舌脉，见舌暗，舌苔白腻，脉虽沉细但较前有力，认为目前主要矛盾不是虚，而是产后经络营卫气血失和，功能失调，经气不利，运行受阻，筋脉阻滞，痹阻关节，不通则痛，病久还有痰湿、瘀血停留。《伤寒论》载"支节烦疼"可用柴胡桂枝汤加减治疗，何不一试？因此以柴胡桂枝汤为主方，加用四妙散（苍术、黄柏、牛膝和薏苡仁）帮助清下肢湿热，用煅龙骨、煅牡蛎敛汗、重镇安神。嘱咐黄女士服药后可能出现小便多或拉肚子，到时不要惊慌，有其他变化可以随时联系。处方：柴胡 10 g，黄芩 10 g，法半夏 15 g，党参 30 g，桂枝 10 g，白芍 30 g，黑枣 10 g，炙甘草 6 g，煅龙骨 30 g（先煎半小时），煅牡蛎 30 g（先煎半小时），粉葛 15 g，苍术 20 g，黄柏 10 g，牛膝 10 g，薏苡仁 30 g，生姜 10 g。上方 7 剂，以水 600 ml 煎煮为 300 ml，早晚分服。

一周后的门诊，黄女士一见到李教授便说："教授，您真是神了！吃了上次的药，果然拉肚子，但是身体麻、重基本都好了，就剩脚底板有一点点感觉。关节也没那么痛了，有时候隐隐约约痛一会儿就没事了，而且可以多睡一点儿时间。但我还是半边身子出汗，有时觉得有股气从胃、腰这里冲上来，这是为什么呢？"李教授微笑着察其舌，把其脉：舌红，根部舌苔白厚，脉滑略沉，然后说："上次的药对你挺有效果，说明治疗思路是对的，根据你的情况，现在主要是脾胃不好，运化不行，吃进去的东西不消化，都停在身体里，成为食积、湿聚了，需要帮你消消食，健健胃。"处方：柴胡 10 g，黄芩 10 g，熟党参 30 g，桂枝 20 g，白芍 15 g，黑枣 10 g，炙甘草 6 g，粉葛 60 g，薏苡仁 30 g，炒白术 30 g，茯苓 20 g，荷叶 15 g，鸡内金 10 g，生姜 10 g，炒麦芽 30 g。上方 7 剂，每日 1 剂，以水 600 ml 煎煮为 300 ml，早晚分服。

半个月后，黄女士一脸忧郁、眉头紧锁地坐在诊台前，没聊上几句就泣不成声。她觉得这个病太折磨人：两天前心突然又怦怦跳，感觉全身有一股气往上冲，吃乌鸡白凤丸后稍微好转；全身没力气，睡不着觉，心情非常郁闷，一点儿小事不满意就想发脾气，想想这个病好不了就忍不住哭。李教授递上纸巾，示意她擦干眼泪，平复一下心情，说道："谁说这个病治不好？我很有信心，你自己更要有信心。在治病过程中你的情绪很重要，如果像现在这样又郁闷又哭泣，绝对百害而无一利。我再调整一下方子，加龙骨、牡蛎把气潜下去，加合欢花、郁金让你开心点儿。配合服用逍遥丸、温胆片这两种中成药，会慢慢好起来的。放开心怀，来，笑一笑。"处方：柴胡 10 g，黄芩 10 g，法半夏 10 g，熟党参 30 g，黑枣 10 g，炙甘草 10 g，桂枝 10 g，白芍 10 g，生龙骨 30 g（先煎），生牡蛎 30 g（先煎），合欢花 15 g，郁金 15 g，茯苓 20 g，苍术 30 g，炒麦芽 30 g，鸡内金 15 g，生姜 10 g。上方 7 剂，每日 1 剂，以水 600 ml 煎煮为 300 ml，早晚分服。

又是一周过去，这次黄女士紧皱的眉头舒展了一些，从容地讲述了这周的变化：心情好了很多，不那么容易发脾气了，心也不跳得那么厉害了，口腔溃疡愈合，上冲的气只是有时候从腰背的位置上冲。但还是单侧身体出汗，而且奇怪的是，侧睡的时候压住哪边哪边就不出汗，没压住就出汗，手足还是有点儿麻，看东西还是有飞蚊，拉烂便一天 3~5 次，两脚冰凉但有时感觉灼热。详察其舌，把其脉，脉象弦滑略细，舌红润苔薄白，根部厚。李教授认为经过调理，她身体的寒热已不明显，不需要再清热。从出汗、拉肚子来看，"汗""拉水便"和"湿"是同类，关键是脾虚湿困，所以要健运脾胃、祛湿止泻。处方：党参30 g，茯苓15 g，白术15 g，扁豆花10 g，陈皮10 g，薏苡仁30 g，山药30 g，砂仁6 g（后下），桔梗10 g，黑枣15 g，莲子10 g，炙甘草6 g，荷叶10 g。上方7剂，每日1剂，以水600 ml煎煮为300 ml，早晚分服。

一周之后，我们再次见到黄女士时，差点认不出她来了，她变得容光焕发，穿着一条美丽的连衣裙。仔细询问情况得知，她出汗明显减少，全身基本不麻了，看东西少有飞蚊，拉肚子也缓解很多，精神、胃口都很好。这次主要是想继续调理，让怕冷缓解一些、睡眠更好一些。李教授听完满足地笑笑，说："之前说过要有信心、能治好的，对吧？你自己不要总是有心理包袱，现在效果非常不错，还是要继续吃中药巩固疗效，按上次的方向，健运脾胃，这次用附子理中丸合香砂六君子汤。你舌头有点儿红，苔黄腻，左脉弦右脉浮滑，得稍稍清一下火，估计你最近胃口好就吃东西不注意了，记得饮食还是要以清淡为主，暂时不需要进补药。"黄女士问道："是不是又得吃黄连？黄连好苦，看来我还是自己吃东西小心为好。""对啊，你都吃出经验了，这次加了第一次你看病时用的葛根黄芩黄连汤。不过当时的你跟现在的你有天壤之别啊！"处方：粉葛15 g，防风15 g，黄芩10 g，黄连6 g，炙甘草6 g，熟附片6 g，炒白术30 g，熟党参30 g，干姜6 g，木香6 g，法半夏10 g，当归15 g，川芎10 g，砂仁6 g（后下），炒麦芽15 g。7剂。

其后半年，黄女士曾因睡眠差、感冒等不适间断于门诊调理身体，但满面愁容已烟消云散。她一边努力工作，一边幸福地带孩子，生活充实美好。

回顾对黄女士前面近2个月的治疗，虽然每次都更新方药，但扶正祛邪的总体思路未变，既补益脾肾、健运脾胃，又清热祛湿、活血化瘀，只是每次针对就诊时的不同矛盾进行权衡、调整。

此外，需要特别提到的是与病人沟通的问题。黄女士从最初质疑、埋怨、甚至指责、投诉李教授，变成最后彻底相信李教授，原因不只在于李教授精湛的医术和药物较佳的疗效，更在于李教授耐心解答疑问，真心共情苦痛，诚心解决病患的身心痛苦。在医患关系尤为紧张的今天，这"三心"显得更为珍贵，值得从医者认真学习！

十二、那年掉进冰水后……

2013 年年初，48 岁的病人李女士特意从老家新疆飞来广州，想找中医帮她解决困扰她二十多年的寒湿病。她刚坐下来就对李教授说道："我从 1993 年开始白带就很多，像水一样，而且腥臭得很！看了不少的医生都没有治好。回想起来，我怀疑是跟我在 1986 年……"李教授一边听着，一边看着学生写好的病历，突然惊讶地说："掉到冰水里去啦？还来着月经！""是的！那年春天，我在上班途中一个不留神就掉到河水里去了，那个时候的水还是很冰冷的！还有，当时正好是我来月经的第二天。第二个月开始，我就觉得小腹部疼痛剧烈，吃了很多的抗生素和镇痛药都不行。1993 年，我摸到小腹部有包块，西医说我有子宫内膜异位症，做了子宫次全切手术。手术之后，我的白带就开始变多了，清稀如水，还有腥臭气味！一直看西医吃药，效果都不好。"

李教授继续细心聆听病人讲述病情："2009 年我曾经在阿勒泰地区的中医院看中医，当时的方子里附子、麻黄、黄芪、半夏用量都很大，我感觉症状有了比较大的改善。后来，在山西吃过一位中医的处方，可能方子太寒凉，我的身体越来越差，晚上睡觉时开着电褥子也会觉得冷，头冷得我睡不着。即便睡着了，我也会梦到自己在冰水里走，或者穿得很单薄地在河边躺着，然后就会冻醒！这五年来，我几乎没有出过汗。手遇到水之后，很容易有白色的细小皮疹。还有，鼻尖和双手都好像在冰水泡着一样！"

李女士接着说："李教授，我这个病治了好久也治不好！我知道你是治伤寒病的，我感觉我这个病是寒引起的，症状也是寒的，所以我是专程从新疆飞来广州找您看病的！"

李教授点了点头，便跟学生们说："这不就是个怪病、疑难病么！"接着，她就用肯定的语气对李女士说："虽然《伤寒论》不是治疗'伤寒病'的，但凡是怪病、疑难病，我们都有信心把它治好！"之后，李女士表示自己胸闷有压抑感，烦躁，耳鸣，食欲尚可，口甜，口干，但不想喝水，大便稀烂，小便清长，夜尿 1 次，经常失眠。李教授再观察她的舌，把其脉，见她舌淡暗有瘀斑，边有齿印，苔薄白而腻，脉细，右寸脉浮、关脉弦，就开出了处方。具体方药如下：麻黄15 g，桂枝15 g，白芍15 g，炙甘草15 g，干姜10 g，细辛10 g（先煎半小时），五味子10 g，法半夏15 g，柴胡10 g，枳壳10 g，附片10 g（先煎半小时），黄芪60 g，红参10 g（另炖20分钟），茯苓50 g，白术30 g，佩兰10 g。共7剂。2剂同煎，煮取250~300 ml，饭后一次温服。

这个病人的发病原因、过程、症状，给人的印象都是以寒邪为主。寒伤阳，脾阳受损则不能运化水湿；肾阳受损则阴寒内生，水不化气。寒邪闭阻腠理，肢体皮毛失于温煦则恶寒、无汗、手鼻冰冷。寒湿下注带脉致白带清稀；下趋大肠致大便稀烂。水饮内停，不能化生津液则口甜、口干但不欲饮。寒邪为甚，神明不安，所以失眠或入睡后梦见冰水。肾阳不足，膀胱气化无力则小便清长、夜尿。此外，久病气机不畅，致胸闷有压抑感、烦躁、耳鸣。舌淡脉细为虚象，舌边有齿印、苔薄白腻、右关脉弦为有寒湿，舌暗有瘀斑为有瘀，右寸脉浮为有表证。因此，综合考虑，这个病人是表里同病，虚实夹杂，既有寒湿，又有气郁。病以太阳、少阴为主，涉及少阳和太阴。治疗当以解表散寒、温补脾肾、祛寒化湿、调理气机为法。

《伤寒论》第40条提到"伤寒表不解，心下有水气"，即太阳伤寒证未罢，心下胃脘部有水饮。这里的"心下"泛指"里"。此病人恶寒、无汗、脉浮，考虑表寒未解；白带清稀、大便稀烂等症状虽非在心下胃脘，但仍为里有寒湿之象。李教授认为这是表有寒，里有饮，遂先拟小青龙汤以辛温解表，涤化水饮。然而，小青龙汤适合表里俱为实证的病人，考虑到此病人少阴阳虚寒盛，兼有表证，所以加附片以温阳固本；合麻黄、细辛而成麻黄细辛附子汤，温经解表。病及太阴，阳气不振，寒湿不运，"当温之，宜服四逆辈"。四逆辈可以是理中汤，也可以是四逆汤一类的方子。故此，加红参、白术，合干姜、炙甘草而成理中汤，以温中散寒燥湿。理中汤配附子就成了附子理中汤，以温补脾肾，中下焦兼顾，先后天之本并治。加黄芪以加强固表补中之力，加茯苓、佩兰以利湿醒脾。至于气郁，加柴胡、枳壳，合白芍、炙甘草而成四逆散，以调畅少阳枢机，透达郁阳。所以，李教授的处方包括了小青龙汤、麻黄细辛附子汤、附子理中汤与四逆散，开太阳、疏少阳、运太阴、温少阴四个方面兼顾。

一周后，李女士来复诊说："服了上次的处方，我感觉白带慢慢减少，阴部比以前干爽。耳鸣、口甜、烦躁都有所改善。但现在还是怕冷，失眠好了一点儿。另外，我觉得右边头部好像一直被按压住了一样，右乳房有堵塞感。仍口干，但是不知道为什么，我开始感觉口渴了，要一壶一壶地喝水。大便仍然稀烂，尿比较频，尿清。"李教授看舌切脉，其舌淡红，苔薄白偏干，脉细，右寸关脉偏滑。

病人服了上次的处方，整体症状有所改善。初诊的时候，李女士口干不欲饮，而这次就表示口干口渴，并且喝水很多，这个改变蛮突出的。为什么会这样呢？口干口渴，很容易让人联想到热证。那现在这个病人是不是因为服了初诊时开具的温药，热盛伤津而口干口渴了呢？

李教授问学生："《伤寒论》里记载，服了小青龙汤之后会有什么样的反应呀？"学生回答："就是口渴啊！第41条就提过'服汤已，渴者，此寒去欲解也'。"原来，这个口干口渴不是因为热盛伤津，而是服热药后，寒湿有所减退，津液一时不足造成的。

然而，此时病人体内的寒湿之邪退而未尽，李教授认为效不更方，遂开方如下：麻黄15 g，桂枝15 g，白芍15 g，炙甘草15 g，干姜10 g，细辛10 g（先煎半小时），五味子10 g，法半夏15 g，柴胡10 g，黄芩10 g，附片10 g（先煎半小时），红参10 g（另炖20分钟），茯苓50 g，白术30 g，白豆蔻10 g，薏苡仁30 g。共6剂。2剂同煎，煮量取250~300 ml，饭后一次温服。

这个处方同样以小青龙汤、麻黄细辛附子汤和附子理中汤为底方，加白豆蔻以宣化上焦之湿，加薏苡仁以渗利下焦之湿，取治湿热类温病的三仁汤之意。由于病人右侧躯体有不通的表现，故加柴胡、黄芩，合法半夏、桂枝、白芍、红参、炙甘草而成柴胡桂枝汤，和解少阳兼以解表。

一周后，李女士第三次来到门诊。李女士反映药后8小时内心跳快，头脑较清醒，眼屎多而浓黏，口水增多，8小时过后则有头昏、眼皮沉重感。白带的量减少、腥臭味减轻。胃纳颇佳，口干但已不口渴，口臭，大便黏，小便黄，睡觉明显好转。舌淡红，苔薄黄，脉细略滑。

病人对于自己服药后的反应观察得比较仔细。那为什么会有这些反应呢？李教授认为病人心跳快、头脑较清醒乃阳气渐复、鼓动心阳、清窍开闭的表现；眼屎多而浓黏、口水增多为驱寒胜湿、邪气外出之体现。可是，这些反应未能持续，因此，需继续服药以扶正祛邪。具体处方如下：麻黄15 g，桂枝20 g，白芍30 g，炙甘草30 g，干姜20 g，细辛10 g（先煎半小时），五味子10 g，法半夏15 g，柴胡10 g，附片10 g（先煎半小时），红参10 g（另炖20分钟），茯苓50 g，白术30 g，薏苡仁30 g，生地黄30 g，生石膏30 g（先煎半小时）。上方7剂，每日1剂，每剂水煎煮量为250~300 ml，饭后一次温服。

李教授仍然以小青龙汤、麻黄细辛附子汤和附子理中汤为底方，去掉了二诊方中的白豆蔻和黄芩，改用生地黄以养心血、滋心阴，生石膏以佐制余药温燥太过。

不知不觉时间又过了一周，这次复诊李女士的神情轻松了不少，李女士自述恶寒症状较前减轻不少，白带清稀好转，药后自我感觉良好，身体轻松了很多。对于多年来的顽疾得到有效治疗，李女士也惊叹不已！表示此后身体若出现毛病，她一定还来找李教授诊治。

疾病的发展过程是动态的，人体的正气与邪气互相角力，正邪盛衰不停地变化，使得疾病不会停留在某一个阶段。当邪气旺盛而正气虚衰时，疾病就会恶化。此病人的患病原因，乃在月经行经期间掉到冰冷的河水里去。经期血室（或称胞宫，指子宫）正开，寒湿之邪从下侵犯胞宫，寒凝胞宫，温养不及，其后病人又接受过抗生素与手术治疗，两者均有伤阳损正之疑。病人以往曾多次就诊，既服用过西药，又煎服过中药，或因失治误治，导致病情未见好转，症状反倒加重，由原来的小腹疼痛，发展至白带清稀腥臭，并进一步发展到恶寒无汗、手鼻冰冷、大便稀烂等，寒湿累及阳气，导致阳虚，病情由偏于实证发展到虚实夹杂，涉及脏腑由胞宫扩大到脾、肾、肝，逐步向坏的一面发展。此亦即《伤寒论》所说的"坏病"。因此，张仲景强调，对于坏病，医者要"观其脉证，知犯何逆，随证治之"。

疾病在不断变化，张仲景不可能把千变万化的疾病都记载到《伤寒论》内。但是，前人也谓"六经钤百病，经方起沉疴"。只要深入理解《伤寒论》六经的规律与变化，紧紧地抓好主证，抓住病机特点，哪怕病人的症状千奇百怪，伤寒方也都会有用武之地，甚至对疑难杂症有意想不到的疗效！

十三、痤疮未必皆是热妻

痤疮也称青春痘，几乎每个青年男女都会经历。然而在压力大、生活不规律的情况下，许多青年男女即使过了青春期，脸上仍然有许多痤疮，影响到美容，所以在本教授门诊上常常有慕名来治痤疮的病人，而且大部分病人都接受过许多名医的治疗。

一天一大早，门诊就来了一位姓戴的女性，30来岁，脸上长了许多痤疮，一脸愁容，讲话又急又快，而且说话也很不客气，直言："教授，我脸上的痘痘好厉害！你能不能看好这个病？我都看过了很多名医了，3年下来没有一点儿好转！一个痤疮而已，竟然这么难治！"

李教授一边安慰她，一边仔细看她之前所用的方药，发现大部分都是苦寒之药，多为清泻肝胃心火、清热解毒，或是咸寒滋阴增液之品，据病人反映，服药后一般初始有些许好转，但很快又恢复如初。

李教授让病人靠近，仔细观察她脸上的痤疮，见到痤疮主要分布在下颌尖及唇口周围，色红暗有脓头，有时可以挤出粉色的油脂样的分泌物，疹周围有红晕，病人说红晕处有灼热感。

李教授问病人："你有没有口干口苦？怕冷多还是怕热多？月经正常吗？还有别的什么不舒服吗？"病人回答："有口干，想喝水，觉得心里很烦躁，怕热也怕冷，月经规律。"

察舌诊脉：舌红，苔薄白，脉细沉弱。

"寒热兼有"，李教授自言自语道："是不是很容易出汗，消化较差，极易疲倦呀？""嗯、嗯！"病人频频点头，觉得很神奇，李教授怎么知道她这些情况的？

李教授说："这是难治性痤疮，考验的是我们辨证是否细致，诊断皮肤病需要局部辨证与整体辨证相结合，不能偏颇，否则会遗漏重要信息。这个病人局部辨证仍然是以热为主，色红、有脓性分泌物、有热痛感，这些皆是热象表现，这是我们容易知道的，但是油脂分泌物在中医辨证中属于水湿阴邪。心烦、口干、舌红是热象的表现，但是易出汗、怕冷、消化差、消瘦、易疲劳又是虚寒表征。所以此病寒热相兼，需要平调寒热。仲景用半夏泻心汤类方平调寒热，今仿其法度，另出一方。"处方：肉桂2g，炙甘草10g，附片6g（先煎半小时），牡蛎30g（先煎半小时），龙骨30g（先煎半小时），茯苓20g，炒白术30g，蒲公英15g，丹参15g，皂角刺10g，苏叶10g，淫羊藿15g，盐菟丝子15g，党参30g，酒萸肉30g，砂仁6g（后下）。上方5剂，隔日1剂，以水600ml煎煮为300ml，早晚分服。

李教授边开方边解释道："这个方子里面，有苓桂术甘汤、桂枝甘草龙骨牡蛎汤，还有清热解毒、健脾补肾之品。其中苓桂术甘汤温阳健脾利水，桂枝甘草龙骨牡蛎汤温阳潜阳、收敛浮越之阳气，蒲公英、丹参、皂角刺清热凉血解毒，党参、砂仁健脾助运，菟丝子、淫羊藿、山萸肉有补肾之功。"

在李教授解释的时候，病人很着急，连声问："我这个病到底能不能治好？"毫不客气。李教授非常温和地解释："会慢慢好的，只要病看准了，就能让痤疮慢慢地退下去，5剂吃完后，你会变漂亮许多的！不用太担心。"但戴某半信半疑。

10天后，戴某又来到了门诊。她很开心，因为脸上的痤疮好了将近一半，红晕也慢慢退去，如果不仔细观察，会觉得她的脸与正常人没什么两样。病人一坐下来就说："李教授，您实在是太厉害了！药物效果很明显，而且喝起来不像其他药那么苦，感觉肠道暖暖的，很舒服，我觉得我这个病应该有断根的可能！因为这次喝药跟我之前喝药的感觉不一样。"李教授笑着说："你自己的感觉还挺有意思的。你喝药后有咽喉痛、口腔溃疡、牙龈肿这些症状吗？""没有。很奇怪，以前我很容易牙龈肿、牙龈出血，现在很少出现！""很正常，你以前的症状都是'虚火'导致的，我把火引到里面去，自然就不会有这样的症状了。"病人似懂非懂，连声"哦、哦"，称赞李教授的医术。"桂枝汤加龙骨牡蛎、桂甘加龙骨牡蛎都是温阳潜阳的方。仲景开创了这个法度，桂枝温补阳气，用龙骨牡蛎收敛阳气，少火生气。"李教授继续问病人："你现在还有什么不舒服呢？""现在口干这些都好些了，消化也有好转。"

李教授把了把脉，说："脉沉细稍弦。改用逍遥散调和肝脾。"处方：柴胡10g，麸炒白术30g，白芍15g，当归15g，炙甘草6g，桂枝10g，炮姜10g，茯苓20g，郁金15g，皂角刺30g，橘络10g，丹参15g，香附10g，紫苏叶 15 g，淫羊藿 15 g，砂仁 6 g（后下）。上方 7 剂，隔日 1 剂，以水 600 ml 煎煮为 300 ml，早晚分服。

李教授跟学生们说："如果用逍遥散，肝郁脾虚而偏于寒者，往往易薄荷为桂枝。桂枝为枝条，辛温，木曰曲直，故桂枝温经疏肝之力强。"

此方在以逍遥散为底方调和肝脾、调和气血的基础上加用除顽痰之皂角刺、橘络，活血凉血之丹参，助柴胡畅达肝气之香附、郁金，并加入炮姜以振奋阳气、鼓动气血。

李教授讲："痤疮未必都是热毒，即使是热毒，过用寒凉药壅遏气机，反而会使毒热之邪更难清解。故治疗该类病必须在苦寒解毒活血祛痰之品中加入附子、干姜、桂枝类药物鼓动阳气，鼓动气血，这也是仲景寒热并用之法的扩展。一些热象是虚阳外露而表现出的假热，治疗时需要加入龙骨、牡蛎一类的温阳潜阳的药物，而非滋阴凉血或是苦寒清热更伤阳根的药物。辨证细，识证真，方能在纷繁复杂的症状中理清思路。"

李教授继续跟学生们说："临床上，思路要开阔，不能僵化。见到痤疮便认为是有热毒，而不再仔细、认真地体会，就会导致临床思路局限。《伤寒论》阳明病篇最末四条'伤寒发汗已，身目为黄，所以然者，以寒湿在里不解故也，以为不可下也，于寒湿中求之''伤寒七八日，身黄如橘子色，小便不利，腹微满者，茵陈蒿汤主之''伤寒身黄发热，栀子柏皮汤主之''伤寒瘀热在里，身必黄，麻黄连翘赤小豆汤主之'，所述皆是身目为黄之黄疸病，仲景给出的三个方都是苦寒清湿之品，清利湿热固然是一种治疗黄疸的常见方法，但是临床上不能见到黄疸便清利湿热，所以仲景在三个方之前另立一条文，并诫'以为不可下也'。此言犹如当头一棒！黄疸非尽是湿热为患，亦有为寒湿者，必须'寒湿中求之'！皮肤病也是如此，非尽为热毒，亦应'寒湿中求之'。"

大概一个月后，戴女士领着她的母亲来看病，一进门我们就发现戴女士脸上的痤疮已经基本消失了。戴女士说："我这个痤疮，几年时间里换了许多医生都不能治好，在李教授这里看了几次，吃了一个多月药就基本好了，所以我只相信李教授！"

"同样是治疗皮肤病，有一位大家可谓深得我心。"李教授看完诊后给学生们讲课时说道："祝味菊是一位很有名的医家，他曾经治疗过一个湿疹病人，病人大概 30 来岁，平时爱喝酒和吃肥甘厚腻之品，大便经常不通，湿浊内生，血液循环较差，出现了胸腹部湿疹，疹色鲜红，奇痒，用手抓破出血后痒才能够止住，后来湿疹慢慢蔓延到全身，使得病人辗转难以入眠。当时的皮肤病医生看了之后也是用了很多清热化湿凉血的药，像龙胆草、生地黄、赤芍等。病人服药后疹色变淡，但是瘙痒更加厉害，食欲下降，心中烦闷，后来还找了很多西医看病，也没有什么效果，当时病人很纳闷，觉得湿疹这样的小病应该很容易就能治好，为什么治了这么久都治不好呢？有人给他介绍说祝味菊很厉害，可以找祝味菊看看。当时祝味菊就给那个病人开了这样的方：黄厚附片 9 g（先煎），活磁石 30 g（先煎），漂苍术、酒军各 9 g，海风藤 15 g，白鲜皮、地肤子各 12 g，生姜皮 9 g，生薏苡仁、苦参各 12 g，荆芥 9 g，陈枳壳 12 g，谷芽 9 g。病人服药 2 剂后，湿疹化开，变硬，但是瘙痒仍不减。病人失去了信心，彷徨无计，请祝味菊再给看看，并问祝味菊'温药可以用来治疗湿疹吗？你会不会用错药了？用这么大辛大热的附子来治疗湿疹，这是普通医生都不会犯的错啊！'面对他的责难，祝味菊耐心地解释说，'你喝了太多的寒凉药物，使整个人的阳气受伤，气血凝滞运行不畅，所以我才用温法，把你的阳气鼓动起来，这样你的湿浊才能化开，湿浊能够通过大便走，病就能够好，不然就会一直很难好！'病人听了之后，回去继续喝了 4 剂药后大便通畅，湿疹就慢慢好了！祝味菊认为，湿疹等皮肤病，由胃肠道的湿浊引起的居多数，但是一般病人多服用很多寒凉药物，导致阳气受到伤害，疾病缠绵难愈，所以他用药的特点是用附子鼓舞阳气，帮助气血流通，然后用苦参等治疗湿疹热毒，使毒邪能够从大便走，这样病能够痊愈。他的这种观点跟我在临床上的观察所得和用药思路很像，所以痤疮即使是热毒，也不能恒以治热毒的方法治疗，不能过用寒凉药物，寒凉会遏人体的阳气，阻碍气血的运行，所以此类缠绵难愈的顽固性痤疮，我一般寒热同用，根据其热寒多少而斟酌用药。"

　　李教授的病案和李教授讲的这个祝味菊的医案，说明在临床上是要仔细琢磨，深刻领悟的，看看病为什么治不好，问题出在什么地方，只有这样才能够使自己在临床上更加灵活多变，心中的很多疑惑也能够得到解答！

十四、方证对应疗愈脓疱疮

李教授常说，使用经方要遵循"有是证，用是方"的原则，根据病人的脉证确定治疗方案，而不是像现在一些所谓的中医名家那样，吹嘘什么某某秘方包治各种疑难杂症，或用某条中医方子来对应治疗西医命名的病，毫无辨证论治之精神。所以，李教授在门诊看病时，对每一个病人都认真辨证，细心加减处方，以求方证对应。对病人小周的治疗便体现了这一特点。

2011 年 11 月，小周因全身长满脓疱来到李教授门诊就诊。接诊时，小周全身遍布脓疱，腹股沟、大腿内侧尤多。小周诉长脓疱处伴瘙痒感，极度难受，时时手挠，脓疱破后流黄色透明液体，溃处自行结痂愈合，更发更止。大腿正侧及腹部有皮下硬结，不高出皮面，无所苦。进一步询问一般情况后我们得知，小周双侧胁肋部及胃脘部时有疼痛，睡眠不佳则觉耳鸣，平素纳呆厌油腻，睡眠一般，大便质稀不成形，日行 1 次，舌淡苔白厚有裂纹，脉细滑。李教授的学生心想，纳呆厌油腻、大便稀显属脾胃功能不佳，苔厚脉细滑乃痰饮水湿之象，而全身之顽固皮损非普通祛湿清热之法所能治，双胁肋时痛又觉与气郁有关，该病人之疾症状惑人，病情复杂，不知从何下手。踌躇之际，李教授已成方如下：柴胡 10 g，桂枝 10 g，干姜 10 g，牡蛎 30 g，天花粉 15 g，炙甘草 6 g，党参 30 g，白头翁 15 g，黄柏 10 g，黄连 6 g，秦皮 10 g，土茯苓 20 g，薏苡仁 30 g。上方 5 剂，隔日 1 剂，以水 600 ml 煎煮为 300 ml，早晚分服。

看了李教授的处方，跟诊的学生既觉灵光一闪思路大开，又疑虑丛生难解其义。门诊结束后，学生向李教授请教其用方思路。李教授说："此方是柴胡桂枝干姜汤加白头翁汤。病人胃脘部及双胁肋时觉疼痛，睡眠不佳则觉耳鸣，睡眠一般，首先考虑少阳的问题。少阳经络，营头目、下耳后、循胸胁，少阳经有邪气则所经之处常有反应，如耳鸣耳聋、头晕目赤、胸胁满痛等。《伤寒论》第 263 条云：'少阳之为病，口苦，咽干，目眩也。'柯韵伯《伤寒来苏集》解此条云：'少阳居半表半里之位，仲景特揭口苦、咽干、目眩为提纲，奇而至当也。盖口、咽、目三者，不可谓之表，又不可谓之里，是表之入里、里之出表处，所谓半表半里也。三者能开能阖，开之可见，阖之不见，恰合枢机之

象，故两目为少阳经络出入之地。而不与焉。苦、干、眩者，皆相火上走空窍
而为病也。此病自内之外，人所不知，惟病人独知之，诊家所以不可无问法。'
从三阴三阳气化来说，少阳为阳枢，主相火，在半表半里，阳枢因各种原因郁
结则产生少阳病。故少阳病之症状多为足少阳胆火游行于手少阳三焦不畅所
致，如胆火郁于胸胁部则胸胁苦满，郁于中焦则喜呕不欲食，胆热上犯则口干
口苦，胆热扰心则心烦等，大多为病人自觉症状。例如此病人之睡眠不佳则耳
鸣、双胁肋部及胃脘部疼痛。综合审之，不难辨为少阳病。"

　　"既然定位在少阳，则以小柴胡汤为主。"李教授饶有兴致地说道，"小柴
胡汤为和解少阳之方，'寒热往来，胸胁苦满，嘿嘿不欲饮食，心烦喜呕'为
小柴胡汤四大证。而我之所以选择柴胡桂枝干姜汤，是因为病人纳呆厌油腻，
大便不成形，这些都是脾寒之证。《伤寒论》第147条云：'伤寒五六日，已发
汗而复下之，胸胁满微结，小便不利，渴而不呕，但头汗出，往来寒热，心烦
者，此为未解也，柴胡桂枝干姜汤主之。'柴胡桂枝干姜汤由柴胡、桂枝、干
姜、黄芩、牡蛎、天花粉、炙甘草组成。从条文及组方来看，此方由小柴胡汤
加减而来：心烦不呕而渴，故去人参、半夏加天花粉，滋液胜热；胸胁满而微
结，为痞硬之证，故去大枣加牡蛎；虽小便不利，但无心下悸心烦且，故不去
黄芩不加茯苓；虽然渴，但表未解，故不用人参而加桂枝；以干姜易生姜，并
加桂枝取其辛温散结，补助中阳，鼓舞气化。刘渡舟老认为此方与大柴胡汤遥
相呼应，一兼治脾寒，一兼治胃实，凡少阳而有太阴寒湿趋势者皆可用之。小
周平素纳呆厌油腻，大便质稀不成形，舌淡苔白厚脉细滑，显为太阴脾虚水饮
湿浊蕴结之证，故用柴胡桂枝干姜汤，加党参补虚。"

　　听完李教授的讲解，跟诊的学生兴奋地说："这么说，柴胡桂枝干姜汤所
治的多为寒热错杂证。即便临床症状复杂多端，但只要符合刘渡舟老所说的
胆热脾寒病机，即可大胆加减用之。""对！"李教授为学生能如此思考感到高
兴。至于合用白头翁汤，李教授认为脓疱集中于病人腹股沟及大腿内侧，此为
厥阴肝经循行之处，且厥阴与少阳相表里，厥阴湿热发于外而为脓疱，湿热不
除，病则缠绵，故以白头翁汤清厥阴湿热。白头翁汤原为厥阴病篇治疗热痢之
方，李教授用于此属变通用之。

　　2012年夏日，小周再次来到李教授门诊，依旧是为他的皮肤问题而来。

据小周述，服完上次的药后，他全身的脓疱消退了许多。一方面是俗务缠身，一方面是自己想着问题好转了许多，不须再诊，故许久未曾复诊。我们想，这大概是许多病人的心态吧。小周说，20多天前，他的老问题又犯了，这次脓疱分布以腹部和胭窝处为主，少许瘙痒，伴发口腔溃疡，舌尖疼痛，上唇亦有溃疡点，其余无甚异常。舌红苔黄腻，脉细滑。以往只是皮肤脓疱，而今加上口腔溃疡，真是"体无完肤"。如此病况，该如何治疗呢？李教授淡定地开了甘草泻心汤，加白头翁、秦皮清湿热，地肤子、白鲜皮加强处理皮肤问题。处方：半夏10g，黄连6g，黄芩10g，干姜10g，炙甘草6g，黑枣10g，党参30g，甘草20g，白头翁30g，秦皮15g，地肤子15g，白鲜皮15g，柴胡10g，生地黄15g，牡丹皮15g，生姜10g。上方5剂，隔日1剂，以水600ml煎煮为300ml，早晚分服。

为何以甘草泻心汤为主呢？学生们满脸不解。李教授似乎看出了学生们的心思，从容地解释道："《伤寒论》第158条云：'伤寒中风，医反下之，其人下利日数十行，谷不化，腹中雷鸣，心下痞硬而满，干呕，心烦不得安。医见心下痞，谓病不尽，复下之，其痞益甚。此非热结，但以胃中虚，客气上逆，故使硬也，甘草泻心汤主之。'此乃治虚痞之方，陈修园云此证为'不应下者，医反之下，虚其肠胃，则水寒在下而不得上交，故其人下利日数十行，谷不化，腹中雷鸣；火热在上而不得下济，故其人心下痞硬而满，干呕，心烦不得安，此上下水火不交之理'。而谓此方为'交上下者调其中之法也'。另外，《金匮要略·百合狐惑阴阳毒》曰：'狐惑之为病，状如伤寒，默默欲眠，目不得闭，卧起不安，蚀于喉为惑，蚀于阴为狐，不欲饮食，恶闻食臭，其面目乍赤、乍黑、乍白。蚀于上部则声喝，甘草泻心汤主之。'徐彬认为'狐惑虫也……大抵皆湿热毒所为之病'。近代经方家们都认为此条记载的是有皮肤症状的疾病，如曹颖甫认为此条病证与梅毒表现相似（见《金匮发微》），而陆渊雷在《金匮要略今释》中记载了友人儿子发麻疹时不慎被寒凉遏抑致肛门溃烂而死，并认为'狐惑之病，由病毒不得循常轨发泄所致也'。不管条文描述的病证如何解释，甘草泻心汤能用于治疗皮肤及口腔黏膜损害的疾病是肯定的，对此病人不妨用之。"听到这里，大家恍然大悟，暗自称奇，并佩服李教授对条文的熟悉与辨证的灵活。跟诊的学生说："甘草泻心汤是一条治疗寒热错杂证的方子，甘草益中，佐以人参、大枣，半夏辛降和胃，芩、连清客热，干姜温中，寒热并用，苦降辛开，处方精妙而应用广泛。跟李教授门诊久了我发现，对一些症状复杂难定寒热，但存在胃脘部痞硬不适、雷鸣下利或干呕心烦的病人，李教授很喜欢以泻心汤治疗，但没想到李教授治疗皮损也使用甘草泻心汤，真是大开眼界。"哦，你还挺会观察总结！"李教授正欲往下说，另一跟诊的同学开口补充道："这个病人临床表现的突出点是皮肤与口腔黏膜的损伤。经方大家胡希恕也有使用甘草泻心汤治疗类似疾病的医案，不少医籍也记载了甘草泻心汤治疗皮肤疾病的功效。"日人医书《橘窗书影》记载："一妇人年二十五六，产后数月，下利不止，心下痞硬，饮食不进，口糜烂，两眼赤肿，脉虚数，羸瘦甚，乃与甘草泻心汤。服数十日，下利止，诸证痊愈。是《张氏医通》所谓口糜泻也。余每用甘草泻心汤，屡奏奇效。盖本于《金匮》狐惑条与《伤寒论》下利条也。世医用他方，多误治者。"由此可见，甘草泻心汤治皮肤病的作用是古今中外都有验证的。

几天后，小周又来复诊。这次小周是又惊又喜，喜的是服药后脓疮消退了许多，只遗留了少许口腔溃疡；惊的是，服药后自己泻下数次，之前的耳鸣症状加重了，且感觉到背部疼痛，小腿和前臂怕冷。更奇怪的是，小周平素口中无异味，但自从喝了药，这几天只要冷饮下肚，口中就会有异味。这个变化让小周措手不及，担心是不是出问题了，或是自己的病情严重了。面对忧心的小周，李教授笑着说："不用担心，这是在排毒，把身体里边的邪气通过大便排出来，身体就轻松了。只有这样，病才能好。来，让我看看舌头摸摸脉。"小周的舌象从几天前的舌红苔黄腻变成了舌淡苔白。而细寻之下，发现其左手脉弦细，右手脉细滑，都重按无力。"你的寒象显出来了。这次要用附子汤加减。"在李教授的细心辨证及精心加减下，方拟出来了。处方：附片15 g（先煎半小时），红参12 g（另炖20分钟），牡蛎30 g（先煎半小时），龙骨30 g（先煎半小时），牛膝10 g，菟丝子15 g，肉桂2 g，淫羊藿15 g，茯苓20 g，炒白术30 g，补骨脂15 g，陈皮10 g，砂仁6 g（后下），山茱萸30 g，炙甘草10 g，细辛6 g。上方5剂，隔日1剂，以水600 ml煎煮为300 ml，早晚分服。

"上次的方子有效，为什么这次要换方子呢？"学生问。"因为证变了。"李教授问跟诊的同学道："记不记得附子汤的条文啊？"同学们充满信心地答道："《伤寒论》第304条：'少阴病，得之一二日，口中和，其背恶寒者，当灸之，附子汤主之。'第305条：'少阴病，身体痛，手足寒，骨节痛，脉沉者，附子汤主之。'""对的！"李教授接着说："附子汤是主少阴阳虚、寒邪浸渍的方子。小周服前方后邪气从大便走，继而四末怕冷、背部疼痛，与条文描述多有相似之处，应为少阴寒象，故选用附子汤为底方。""但是这个病人口腔溃疡和皮损又该如何解释呢？用附片、红参、淫羊藿等热药就不怕症状加重吗？"跟诊的同学问道。"口腔溃疡等当为浮阳上越所致。"李教授说。"难道病人就不会因阳明郁热在里，阻绝阳气，不得畅达四末，'阴阳气不相顺接'而现前臂及小腿怕冷吗？"面对学生的问题，李教授循循诱导，点明问题症结："你说的情况也是存在的，但小周平时没有烦渴、口腔异味等特殊表现，只是在喝了冷饮后有异味。'口中和'表示口腔无甚异常，与常人无异，为何仲景要在条文中特别点明呢？这个问题古人早有论述。《医宗金鉴》曰：'背恶寒，为阴阳俱有之证。如阳明病，无大热，口燥渴，心烦，背微恶寒者，乃白虎加人参汤证也。今少阴病，但欲寐，得之二三日，口中不燥而和。其背恶寒者，乃少阴阳虚之背恶寒，而非阳明热蒸之背恶寒也，故当灸之，更主以附子汤也。''口中和'便点明了无阳明郁热。结合舌脉，不难辨证。附子汤由附子、白术、茯苓、人参、芍药组成，附子补阳气以胜阴寒，人参、白术补气以助脾，茯苓甘淡利水，再加芍药调和阴阳，自无偏颇。对于小周，因其便溏数次，故去酸苦寒之芍药，加龙骨、牡蛎、牛膝潜阳，加肉桂、淫羊藿、补骨脂补阳，陈皮运脾，细辛通阳，更用山茱萸调和阴阳、阴阳兼顾。"听了李教授的讲解，学生们受益匪浅。

自这次门诊后，再也没见小周复诊，后来电话随访中，他说服上方后舒服了很多，已经基本上没什么不适了。从这个病人身上，学生们见识了李教授随证用方的灵活，体会了经方的泛应无穷，更加坚定了学习的信心。

十五、爆炸样的头痛

谁没有经历过头痛？感冒发烧、休息不好、情绪抑郁、女性月经失调，都可能引起头痛。很多时候头痛了，人们也不会进行什么处理，心里面觉得忍忍就能过去，再不就是去按摩一下，或者拔个罐，有时睡一觉头痛也能好。

门诊来了一位姓王的先生，他是因为头痛来就诊的，他说他的头痛得像要爆炸了一样，开始他也以为忍忍就能过去，可是这爆炸样的头痛却像极了顽皮的小孩，当头痛好不容易停了，你好不容易缓过来了，身心舒爽了，它就又过来折腾你一下，好像要把你弄得身心疲累，它才安心似的。

　　王先生说："最近半年来，我经常突然性地剧烈头痛，每次痛起来都感觉整个头就像要爆炸了一样，那种难受无法用言语描述。头痛也就算了，每次头一痛，我的胃就跟着痛，胃痛了，我就呕吐，不停地吐，直到把胆汁都吐出来，头痛才会缓解一下。"李教授问："你之前头痛是怎么忍受过来的呀？没试过吃什么药缓解一下吗？"王先生说："没有，我听人家说吃止痛药不好，所以我就没吃。我试过自己按摩、拔罐、艾灸，一点儿效果都没有，反正就是要不停地吐，吐完了头痛就会缓解。"李教授问："你觉得头的哪个部位疼得更明显一点儿？是头顶，后脑勺，还是头的两侧？"王先生说："我觉得整个头都痛，就像要爆炸了、裂开了一样的痛，我也分不清哪里更明显，好像头顶更胀一点儿。每次痛的时候，我的后脑勺、脖子和背部都会感觉发凉，特别怕风，很紧很硬的感觉。"李教授问："那您每次头痛都是因为着凉、感冒吗？"王先生说："我也说不上来，好像不是，不过我平时特别怕冷，夏天我都不太敢吹空调，也不太敢吹风扇，我的手脚也比别人的凉。可是夏天不吹空调吧，我又会出很多汗。"李教授问："除了头痛时会呕吐外，平时你的胃好不好？"王先生说："我的胃不好，我以前做过胃镜，医生说我有胃溃疡，还说我的贲门处有糜烂。我平时一吃完饭就会胃胀胃痛，一点儿凉水都不能喝，感觉胃里面很冷。"李教授问："吃饭、睡觉，以及大小便还好吗？"王先生答："这些都还好，挺正常的。"

　　察舌诊脉：舌质淡，苔白腻，脉沉细。

　　李教授分析道："听了王先生的描述，很自然就能想起《伤寒论》里面的两个条文。第一个是吴茱萸汤，《伤寒论》第378条：'干呕，吐涎沫，头痛者，吴茱萸汤主之。'第二个是桂枝加葛根汤，《伤寒论》第14条：'太阳病，项背强几几，反汗出恶风者，桂枝加葛根汤主之。'王先生头痛，呕吐，项背凉，很紧很硬，正符合这两个条文的描述。同时，王先生还说觉得胃中冷，不能喝凉饮，这是典型的太阴证，《伤寒论》第277条：'自利不渴者，属太阴，以其脏有寒故也，当温之，宜服四逆辈。'虽然王先生没有腹泻，但他脾胃有寒的症状明显，所以我还想到了附子理中汤。"处方：桂枝 15 g，葛根 60 g，白术 10 g，白芍 15 g，吴茱萸 10 g，附片 10 g（先煎半小时），生姜 30 g，大枣 15 g，红参 10 g（另炖 20 分钟），干姜 10 g，炙甘草 10 g，茯苓 20 g，生地黄 20 g。上方 3 剂，每日 1 剂，以水 600 ml 煎煮为 300 ml，早晚分服。

过了一周，王先生来复诊了。王先生说："我上次忘记告诉您一个重要的症状了，我这人虽然胃很怕冷，但是稍微吃点儿热的就上火。是不是上次的药开得太温了？我吃了之后感觉上火。牙龈肿痛，舌头也痛，还长了口腔溃疡，小便也比较黄，这两天大便好像也有点难解了，睡觉也不怎么好，梦很多。"李教授说："您怕冷，却又不耐热药，证明体内湿气还是比较重，而且还有点气滞，一食温补之药，就容易化热。上次的药运化之力稍显不足。补充的阳气不能被很好地运化吸收，所以就出现一些上火的症状了。谢谢您补充这么一个重要的症状。怕冷的症状有没有好一点？"王先生说："虽然感觉上火，但是我还是觉得喝这个方子蛮舒服的。我现在还是比较怕冷，主要以后脑勺和项背部为主，后面脖子这里稍微吹点儿风就难受，出汗还是比较多。"

察舌诊脉：舌质淡，苔白腻，脉沉细。

李教授说："虽然您说了很多上火的症状，但是您还怕冷，舌脉也都提示有寒。所以还是得给您温阳固表敛汗，同时清热利湿，帮您把火清掉，还要疏肝健脾。我们要温阳，也要通阳。温阳敛汗，考虑《伤寒论》中的桂枝加附子汤，还要加上煅龙骨、煅牡蛎，以增强止汗效果。《伤寒论》第 20 条：'太阳病，发汗，遂漏不止，其人恶风，小便难，四肢微急，难以屈伸者，桂枝加附子汤主之。'桂枝加附子汤用以治疗太阳病发汗太过，导致阳气受损，卫外不固而汗漏不止的病证。王先生汗多，即是由阳气不足、卫外不固所引起的，所以可以选用桂枝加附子汤。疏肝健脾，选用四逆散加四君子汤，防气滞湿滞，也助药直达病所。另外，加连翘、茵陈清热解毒利湿，加淫羊藿、砂仁补肾固本。"处方如下：桂枝 10 g，白芍 10 g，黑枣 10 g，炙甘草 6 g，附片 10 g（先煎半小时），葛根 60 g，白术 30 g，煅龙骨 30 g（先煎半小时），煅牡蛎 30 g（先煎半小时），柴胡 10 g，枳壳 10 g，连翘 30 g，淫羊藿 15 g，砂仁 6 g（后下），茵陈 30 g，茯苓 30 g，生姜 10 g。上方 7 剂，每日 1 剂，以水 600 ml 煎煮为

300 ml，早晚分服。

吃完这 7 剂药后，王先生再次来复诊了。王先生说："吃完上次的药之后，我觉得舒服很多，上火的症状好像减轻了一些，口腔溃疡好了，小便也不黄了，就是大便不知道怎么的，解得不顺畅，觉得肚子胀。睡觉也好了，但还是梦比较多。"李教授说："王先生的这则病例告诉我们，不但要温阳，还要注意通阳，这样才不会气滞，所补的阳气才不会化火生热。您怕冷、出汗的症状好点儿了吗？脖子还紧吗？"王先生说："怕冷、出汗都好了很多，但还是会有。脖子还是不舒服，整个肩背都发紧，有一天下雨，我出门淋了一点儿雨，回来就觉得肩背特别不舒服。另外，总感觉胃不是很舒服，有点儿胀胀的，肚子也胀。"

察舌诊脉：舌淡红，苔薄黄，脉沉细。

李教授分析道："王先生的这些问题与淋雨有关，淋雨之后湿邪困滞在肌表，所以肩背、脖子特别不舒服。而表气不通会导致里气不畅，所以出现腹胀、大便不通、胃胀。当然，这与他原本就脾胃阳虚气弱也有一定的关系。所以我们用药既要开表，又要通里。同时，王先生整个人还是阳气不足的，祛邪的同时要注意固本，附子、干姜这些温阳药还是要用。我们继续开桂枝加葛根汤、桂枝加附子汤，再加上附子理中汤，用羌活、独活祛风胜湿，用虎杖通腑。需要注意的是，葛根这次要用到 90 g。其实葛根是升津舒筋的要药，《伤寒论》说到麻黄汤、桂枝汤时，都只是说头痛、身痛，唯独说到葛根汤的时候，提出了'项背强几几'，《伤寒论》第 31 条：'太阳病，项背强几几，无汗恶风，葛根汤主之。'也就是说，不仅头痛，而且整个项背部都拘紧疼痛，就一定得用葛根。葛根就是专门为这个'项背强几几'而设的。王先生淋了雨，整个阳气都被湿邪困住了，所以一定要用葛根来舒筋通阳。为什么要重用到 90 g 呢？葛根有两个品种，一种是柴葛，一种是粉葛，真正能较好地起到舒筋通络作用的是柴葛，而我们平时煮汤用的是粉葛。粉葛舒筋通络的作用很弱，但无奈的是现在药房普遍只有粉葛而没有柴葛，所以为了更好地达到治疗效果，就得重用葛根。"处方：桂枝 10 g，白芍 30 g，黑枣 10 g，炙甘草 15 g，附片 10 g（先煎半小时），粉葛 90 g，茯苓 20 g，白术 30 g，虎杖 20 g，连翘 15 g，独活 15 g，羌活 15 g，干姜 10 g，淫羊藿 15 g，砂仁 6 g（后下），佛手

10 g。上方 7 剂，每日 1 剂，以水 600 ml 煎煮为 300 ml，早晚分服。

　　又过了一周多的时间，王先生再次来到门诊复诊。王先生说："我上周突然间头痛又发作了一次，发作的时候感觉整个头像要爆炸了一样，后脑勺则是一种压榨性疼痛，感觉冒冷风，整个颈部冰凉冰凉的，呕吐得很厉害，吐的时候感觉额头发紧。我立马就煮了中药吃，还加上了艾灸，感觉喝了中药头痛就能缓解不少，呕吐也能缓解不少，胃也舒服了很多，不会像以前一样非要把胆汁都吐出来，吐个几天才能好。"李教授问："您吐的都是些什么东西啊？"王先生说："一开始吐的是食物，接着吐的就是一些痰涎一样的东西，比较稀。"李教授问："那你现在感觉后脑勺、项背部还难受吗？现在还想吐吗？胃还疼吗？睡觉、吃饭、大小便如何？"王先生说："吃了上次的药后感觉脖子、后脑勺这块儿松了很多。前几周一直都是紧紧的，现在后脑勺这块儿已经好很多了，就是还觉得有点凉凉的，手摸上去也感觉这一块儿的皮肤冰凉冰凉的。还是比较容易出汗，但不会像以前那样大汗淋漓了。吃了上次的中药后感觉胃好了很多，不怎么疼了，也不会吐得那么厉害了。其他一切正常。"李教授说："前几周，王先生吃了药后效果好像都不是特别明显，而上周针对项背部疼痛这个问题，重用葛根到 90 g，效果就出来了。所以有时候不是中药没效果，也不是中药起效慢，而是我们没有找到一个合适的量。王先生，我这次打算药量重一些，按仲景的原方原量，煎煮方法呢，也按仲景的来，详细的煎煮法，我待会儿再告诉您。"王先生说："好呀，没问题，就用您认为最好的办法。"李教授说："我们可以从几方面来考虑，后脑勺拘紧、发凉，这是病在太阳，可以考虑桂枝加葛根汤；汗出，这是卫阳不足，考虑桂枝加附子汤；头痛、呕吐，这是厥阴病的胃寒饮停，浊阴上逆，考虑吴茱萸汤。针对头痛、呕吐，还可以考虑《金匮要略》中的泽泻汤，'心下有支饮，其人苦冒眩，泽泻汤主之'。泽泻汤由泽泻、白术两味药组成，其中泽泻重用至 5 两，相当于现在的 75 g，具有很强的消饮利水作用。虽然王先生不头晕，但是他每次头痛发作都吐清水痰涎，证明胃中饮邪非常重。另外，为了温化胃中寒饮，还要从太阴考虑，用附子理中汤。后世医家说头痛不离川芎，所以我们方中也加点儿川芎。王先生还说呕吐的时候会额头发紧，额头属于阳明，所以再加上白芷以作引经药。"处方：桂枝 45 g，白芍 45 g，黑枣 30 g，炙甘草 30 g，附片 10 g（先煎半小时），粉葛 90 g，茯苓 50 g，白术 30 g，干姜 15 g，淫羊藿 15 g，砂仁6 g（后下），吴茱萸 10 g，红参 10 g（另炖 20 分钟），泽泻 50 g，川芎 15 g，白芷 30 g，生姜 45 g。上方 5 剂，以水 1400 ml 煎煮为 600 ml，早、中、晚饭后温服。

李教授接着说："王先生，这次药量比较大，都是按仲景的原方原量开的，原文'桂枝三两，去皮，芍药三两，甘草二两，炙生姜三两，切，大枣十二枚，擘。'汉代的一两，大约相当于现在的 15 g，那么换算成现代的剂量就是桂枝 45 g，白芍 45 g，炙甘草 30 g，生姜 45 g，大枣大约是 30 g。原方葛根用四两，不过现在的葛根药效不行，所以我们用 90 g，相当于六两，茯苓、泽泻也各用 50 g，加强利水的效果。怎么煮呢？您得先去买个大点儿的药罐，然后多放点儿水，仲景说放七升水，煮成三升，换算成现代的剂量，大约是放 1400 ml 的水，煮剩下 600 ml 左右，倒出来，然后一天喝三次，每次大约喝 200 ml。您最好先一天喝 1 剂，如果感觉上火，就改成隔天喝 1 剂。这次效果肯定更明显。"王先生说："好的，就听李教授您的。"

王先生服完这 5 剂药之后，再次来到门诊。他的面色越来越好了，第一次来的时候还比较晦暗，现在却泛着光，感觉气色好了许多。李教授说："上次给您开的方，药量比较大，吃完感觉怎么样啊？"王先生说："我喝下去后，就会出很多汗，然后就觉得寒气往外冒，出汗后觉得特别舒服。现在感觉整个头都清爽多了。这段时间我的精神状态真的是越来越好了。"李教授说："是的，就得让您的寒气一波波地往外散，等散得差不多了，头痛自然就不会再犯了。既然效果不错，那就原方再抓 7 剂吧，这次就不用天天吃了，两三天吃 1 剂就行。如果感觉没什么不舒服，吃完就不用再来了。"

王先生很长一段时间都没有再来门诊，随访得知，王先生感觉自己状态挺好。

都说中医不传之秘在于药量，其实仲景在书中已经明确告诉我们药物的最佳剂量了，不过因为时代变迁，再加上我们自己对病证的把握不准确，或者是没信心，处方中药物的用量都比较小，结果导致疗效不明显。其实很多时候药物没有疗效，并不是用方用药不准确，而是用量不准确，用的不是最佳药量。这则病案告诉我们，在辨证准确的前提下，药量当重则重，千万别因拘泥于

"谨慎"而失却了疗效。

十六、年轻化的失眠

随着现代化社会的不断发展，年轻人逐渐成为社会的主角。他们活跃在社会各行各业，成为推动社会进步的生力军。然而，各种疾病也逐渐朝年轻化的方向发展，二十多岁就患失眠、高血压、高血脂的病例屡见不鲜。我们笑称年轻人逐渐成为医院的主角，然而，这样的笑却是无奈、苦涩的。年轻人面临着房价高、竞争大、节奏快的巨大压力，即使是尚未进入社会的大学生，也要考虑考研、找工作等事，思虑担忧一过度，失眠就来了。

失眠为各种原因引起的入睡困难、睡眠深度或频度过短、早醒及睡眠时间不足或质量差等，又称入睡障碍或维持睡眠障碍，是现代社会的一种常见病。从中医来讲，失眠是由于情志、饮食内伤，或病后及年迈所致的禀赋不足、心虚胆怯等，引起心神失养或心神不安，从而导致经常不能获得正常睡眠的一类病证，也称"不寐"。失眠虽然不属于危重疾病，但会妨碍人们正常生活、工作、学习，并能加重或诱发心悸、胸痹、眩晕、头痛、中风病等病证。顽固性的失眠，会给病人带来长期的痛苦，甚至引发病人对安眠药物的依赖，而长期服用安眠药物又可引起医源性疾病。

本案例的主角小王是一名医科大学的学生，平素身体健康。但是，随着年级的增长，学业压力逐渐增加。在本科毕业时，关于考研还是就业，她纠结了好久。当然，最终的选择是很明确的，考研！学医嘛，上大学就意味着踏上了"不归路"！因为决定考研的时间偏晚，复习的时间不太够，考完试后等成绩的一个月的时间里，小王一直提心吊胆，总想着万一考不上那可怎么办！于是，在那一个月，小王开始失眠了。

担心归担心，但终究是考上了，小王回归了正常睡眠。然而，研究生的日子也不好过，早出晚归地做实验，一耗就是一天。有时候甚至因为实验进程而日夜颠倒，生活不规律；没有做出预期的实验结果，更是令人沮丧。再加上一次重感冒，小王的失眠又犯了。小王终于决定要好好医治一下，经打听来到李教授诊室。

2012 年春节过后，小王来就诊，她说近一个月睡眠都很差，总是睡睡醒醒，而两天前，她不小心感冒了，吃了些日夜百服宁，吃完之后，感冒症状基本缓解了，然而失眠的情况日益严重，几乎彻夜不眠，导致白天做实验的时候没精打采，疲惫不堪。她说平时很怕冷，总是觉得膝盖冷，现口干不苦，不多饮，有些咳嗽，有点儿出汗，纳差，二便调，月经正常，经期腰痛。舌尖红，苔薄白，脉右弦左细。

望闻问切后，李教授认为小王虽失眠日久，然而近日感冒，目前外感尚未痊愈，病情的特点是表里同病，太阳少阳两感，治疗上要表里同治，故以和解泄热、镇静安神的柴胡加龙骨牡蛎汤，和解表里的柴胡桂枝汤，健脾益气的四君子汤加减，并添了几味祛风药。处方：柴胡 15 g，黄芩 10 g，法半夏 10 g，熟党参 30 g，黑枣 10 g，炙甘草 6 g，龙骨 30 g（先煎半小时），牡蛎 30 g（先煎半小时），紫苏叶 15 g，防风 15 g，大浮萍 15 g，茯苓 20 g，白术 15 g，桂枝 10 g，白芍 10 g，生姜 10 g。上方 5 剂，每日 1 剂，水煎煮为 250~300 ml，饭后一次温服。

柴胡加龙骨牡蛎汤见于《伤寒论》第 107 条："伤寒八九日，下之，胸满烦惊，小便不利，谵语，一身尽重，不可转侧者，柴胡加龙骨牡蛎汤主之。"此方以小柴胡汤为底，和解少阳，运转枢机，畅达三焦，益气扶正，以桂枝与柴胡相配，疏通解表；大黄和黄芩相配，内清少阳阳明之热；茯苓渗利水道、宁心安神；龙骨、牡蛎、铅丹重镇安神、定惊。古今历代医案，多以烦惊、谵语等为主证，结合少阳病脉证，将该方广泛应用于癫狂、心悸、失眠、梦游等疾病的治疗。

柴胡桂枝汤则见于《伤寒论》第 146 条："伤寒六七日，发热，微恶寒，支节烦疼，微呕，心下支结，外证未去者，柴胡桂枝汤主之。"柴胡桂枝汤是小柴胡汤和桂枝汤各二分之一合方而成的，是太阳少阳双解之轻剂。而四君子汤由人参、白术、茯苓、炙甘草组成，是《太平惠民和剂局方》中的经典名方，属于方剂里的补益剂、补气类方。

一个星期后，小王又来了，说吃了上周的药后感冒基本好了，现在稍有些咳痰症状；失眠也改善了些，没有天天睡不着了，但是还是容易醒。最近这周，实验强度增加，她天天早出晚归，没能好好吃饭，胃口也差，身体没能很好地调养，希望继续治疗。察舌诊脉：舌淡苔薄白，脉左滑右弱。

根据小王现在的情况，李教授开了益气温中的理中丸，再合柴芍六君子汤来治疗脾虚肝旺、风痰盛，再添补肾固元的肾四味，及炒酸枣仁、首乌藤这对安神药。处方如下：红参 10 g（另炖 20 分钟），茯苓 20 g，白术 10 g，炙甘草 10 g，陈皮 10 g，柴胡 10 g，白芍 10 g，干姜 10 g，补骨脂 15 g，盐菟丝子 15 g，淫羊藿 15 g，枸杞子 15 g，炒酸枣仁 20 g，首乌藤 30 g。上方 5 剂，每日 1 剂，水煎煮为 250~300 ml，饭后一次温服。

一周后，小王并没有来复诊。待小王再来的时候，已经是半个多月后了。小王跟我们说道，上次吃了中药后咳嗽、咳痰没有了，睡不着的情况也改善了很多，差不多和没患病前一样了。不过好景不长，最近有些不顺心的事，又有紧张和失眠了。看着她急切的神情，李教授问她："你觉得自己心烦、烦躁吗？""烦啊！实验室的师姐好烦人，每天早早就来盯我们，她办公室在走廊口，谁来了谁走了她看得一清二楚；隔三岔五又会进来看我们有没有认真做实验……我们都知道要好好做的啦！而且我这个实验与他们以往的不同，要重新设计实验路线，我是刚来的，又没什么基础，经常出错，有一段时间的实验就白做了！"小王话匣子打开就停不下来了，把学校、实验室、师兄师姐抱怨了半天……李教授微笑着听她说完，说这就是典型的肝郁脾虚证的失眠。察舌诊脉：舌淡苔薄白，脉弦细。开出处方：柴胡 10 g，白术 15 g，白芍 15 g，当归 10 g，炙甘草 6 g，薄荷 6 g，炮姜 10 g，茯苓 15 g，珍珠母 30 g（先煎半小时），龙骨 30 g（先煎半小时），牡蛎 30 g（先煎半小时），炒酸枣仁 20 g，首乌藤 30 g，合欢皮 15 g。共 7 剂，每日 1 剂，水煎取 250~300 ml，饭后一次温服。

"我给你开了个开心方！"李教授笑着说："你吃了之后就不会这么烦躁郁闷啦！"原来，经过半个月的调养，小王的病机趋于单纯，故小教授开了疏肝解郁的名方——逍遥散。在逍遥散基础上加龙骨、牡蛎、珍珠母、炒酸枣仁以镇静安神，加首乌藤和合欢皮这个药对来益肾养血、解郁安神。另外，李教授还开了中成药杞菊地黄丸一瓶、逍遥丸两瓶，嘱她喝完中药后继续吃成药巩固一段时间。

逍遥散虽然是《太平惠民和剂局方》中的方，但它也源于《伤寒杂病论》。《伤寒论》里用于治疗气郁而致厥逆的四逆散，由炙甘草、炙枳实、柴胡、芍药四味药组成，有疏肝解郁、调理气机之效；《金匮要略》中主治妇人妊娠腹中痛及妇人腹中诸疾痛的当归芍药散，由当归、芍药、茯苓、白术、泽泻、川芎六味组成，有疏肝养血、健脾祛湿之效。两方均为和解剂，皆有疏肝解郁之功。四逆散去枳实，合当归芍药散去泽泻、川芎，加薄荷、生姜后，即成现在的逍遥散，可用于肝郁脾弱血虚证所致的两胁作痛，头痛目眩，口燥咽干，神疲食少，或月经不调，乳房胀痛，脉弦而虚者。

之后很长一段时间小王都没有来，有一次从她朋友口中得知，小王的失眠早就好了。

十七、"纠结"的腰痛

人上了年纪后，往往会"腰酸背痛腿抽筋，上楼也没有劲了"。然而，很多人还没上年纪就出现了这些情况。身心健康是相关联的，有些人即使年龄增长，心态却很年轻，在工作和生活的方方面面依旧活跃，对人生满怀希望，其身体也奇迹般地如年轻人般筋骨灵活强壮；反之，有些人年纪轻轻，就一副看破红尘的样子，认为社会糟透了，人生不过如此，得过且过，于是，少龄老态。

一位64岁的阿姨一瘸一拐地来到了李教授的诊室。一开始我们还以为她是骨折了或是扭伤了，想着这应该去骨科呀，怎么来内科了呢？"阿姨，您是看腿部不舒服的吗？是不是挂错号了？""不是！我主要是腰疼！只是连带着腿也不舒服。"阿姨觉得我们问得莫名其妙，还有些不太高兴。看她确认无疑的样子，我们就请她坐下来慢慢说。原来阿姨腰背疼痛三个多月了，尤其是腰疼，即使躺着也感觉不舒服。尤其是最近，大腿外侧有了牵扯痹痛感，走起路来更加难受，"就像腰腿连接处的哪根筋纠结住了一样"！

"纠结"这个词用在这个场合还真是有趣。接下来，我们又了解了一些她的其他情况：阿姨之前感冒过一次，又加上这个腰腿痛，最近睡觉一直不太好，现在已经没什么感冒症状了，偶尔有些口干口苦。胃口一般，消化一般。大便偏烂，小便黄。察舌诊脉：舌暗，边有齿痕，苔黄腻，脉浮滑。

知道了阿姨的情况，接下来开什么方呢？阿姨的主诉是腰背疼痛加重伴下肢痹痛，差不多全身都痛。《伤寒论》中，治疗疼痛症状的方药其实是不少的，如"身疼腰痛，骨节疼痛"之麻黄汤证，又如"身体痛，手足寒，骨节痛，脉沉者"之附子汤证，还有"风湿相搏，身体烦痛，不能自转侧"之桂枝附子汤证、去桂加白术汤证，以及"风湿相搏，骨节疼烦，掣痛不可屈伸，近之则痛剧"之甘草附子汤证等。

这次阿姨说的最关键的一句就是"哪根筋纠结住了"。因为我们问出她没有扭伤或外伤病史，那她的腰背疼痛可能就是体内经脉瘀阻所致的。腰背部为足太阳膀胱经与督脉循行部位，若寒邪郁阻经脉，阳气无从发越，内生郁热，闭郁日久，导致经枢不利，气滞血瘀，则会腰背疼痛；同时，"腰者，肾之府"，病人年纪渐衰，肾气不足也会使得腰枢不利加重。

经过这样一分析，治法就出来了，当以透达气机为主，并温通腰背部血脉，补益肾气，宣利腰背部郁结之经气，经气通则疼痛可除。《伤寒论》第38条："太阳中风，脉浮紧，发热恶寒，身疼痛，不汗出而烦躁者，大青龙汤主之。"第31条："太阳病，项背强几几，无汗恶风，葛根汤主之。"故用葛根汤、大青龙汤、四逆散合方并活血补肾药物治疗。处方：麻黄10 g，桂枝30 g，杏仁10 g，炙甘草30 g，生石膏30 g（先煎半小时），大枣15 g，粉葛60 g，柴胡10 g，枳壳10 g，黄芪60 g，白芍60 g，淫羊藿15 g，砂仁6 g（后下），补骨脂30 g，当归15 g，川芎10 g。共5剂，每日1剂，水煎取250~300 ml，饭后一次温服。

一个星期后，阿姨又来了，这次她来的时候没有引起我们任何人的关注。轮到她时，她爽利地从椅子上站起来走了过来，我们开玩笑地问她："阿姨你不纠结啦？"她高兴地说不了，原来她服完药后，身上出了汗，有发凉的感觉，赶紧加了衣服，然后就感到腰痛和身痛明显好转了，就像"解开了绳结"一样，全身都很舒畅！而且，腿也不难受了，走路也变得正常了。只是现在有些拉肚子，一天拉三次，便前还肚子疼，拉的也都稀的。我们分析，服用上次的方药后，阳气得以宣发，经气通利，故腰腿疼痛明显好转。阳郁的症状缓解了，虚的症状就明显了，病人平素脾胃阳虚，水湿停滞，所以出现了大便溏等太阴脾虚之证，故在原方基础上减白芍，并合附子理中汤、五苓散以温阳化气利水。处方：麻黄10 g，桂枝10 g，白芍30 g，炙甘草15 g，干姜15 g，细辛10 g（先煎半小时），附片10 g（先煎半小时），生石膏30 g（先煎半小时），当归15 g，川芎15 g，熟地黄20 g，黄芪60 g，茯苓20 g，泽泻30 g，猪苓 20 g，白术 20 g。上方 7 剂，每日 1 剂，水煎取 250~300 ml，饭后一次温服。

一周后阿姨没有再来复诊，后来阿姨因为其他疾病就诊时，才知道她早就不"纠结"了！

十八、年轻人也会长骨刺

上一位是 64 岁的阿姨，现在再来说一位 32 岁的小伙子。他是与妻子一起来的。小伙子看上去威武而有力，虽不算高大，但是年轻健壮。与之相比，他的妻子显得娇小而瘦弱，以至于我们都以为他是陪妻子来看病的。当这壮实的小伙子坐到诊桌旁边时，一跟诊的同学忍不住说了一句："是您看病呀？还以为是您妻子看病呢。"小伙子回答道："就是我看呀，你不知道，我的脚痛了一年多了。刚才一路上都是我妻子扶着我走的。"李教授问道："您的脚具体哪里疼呀？"小伙子说道："您看，这是医院给我拍的片子。"

我们拿着他在外院拍的 X 线片，端详了一会。李教授问："您怎么年纪轻轻就长骨刺了？您这是双侧跟骨骨刺。"小伙子无奈地说："我也想知道。骨刺不是老年人才会长的吗？我这足跟疼痛有一年多了，最要命的是，我还是当老师的，每次上课一站就是一个多小时，痛苦不堪。"李教授说道："我们是同行，我非常理解您的痛苦。站着的时候人的重心都在脚后跟，我上课站久了也会觉得脚后跟累。您这一年多来，都做过什么治疗呢？现在足跟部位主要是什么样的感觉？"小伙子说："谢谢您的理解。这一年来，我做过的治疗可真不少，中西医都看过。先去的西医院，给我打封闭针，确实能立刻缓解疼痛，但是过了两三周，就又开始疼了，我想着总打封闭针不好，就去找中医，做过针灸治疗，也煮过一些中药泡脚，贴过膏药，还买了专门针对足跟痛的鞋垫，只能说疼痛貌似减轻了一些。现在我脚后跟还是很疼，并且疼痛会向脚掌放射，感觉整个脚底板都非常疼，还有麻麻胀胀的感觉。再加上我体重也不轻，总感觉全身的重量都沉沉地压在了脚后跟上，觉得两只脚非常沉重。上课的时候站着，会越站越疼，特别害怕走路，走起路来像个老人，需要慢慢地走。"

李教授一边听一边把小伙子的脉。这小伙子的脉非常沉而且非常细，再看他的舌头，舌质淡暗，齿痕很多，苔白腻，与他健壮的体型一点儿都不相称。

李教授问道:"您平时会不会很累,总想睡觉? 消化好不好? 大便正常吗?"小伙子说:"您怎么知道? 一般人看我,都以为我精神得很。可说实话,我平时总是很困,老想睡觉,感觉很累。而且我还总是腹泻,一天大便好几次。"李教授分析道:"为什么我会知道您很困呢? 因为在 1800 多年前有一个伟大的医学家,叫张仲景,他就说过:'少阴之为病,脉微细,但欲寐也。'您的脉沉而细,所以我就知道您很困。您的舌的颜色比平常人要淡,而且齿痕还很多,这表示您脾虚,所以我就想您大便肯定不好。"小伙子惊叹道:"中医太神奇了。"

　　李教授接着分析道:"这应当是太阴与少阴合病。太阴脾阳不足,处以附子理中汤;少阴肾阳不足,处以麻黄附子细辛汤,振奋阳气,让精神好起来;肾主骨,长骨刺和肾精不足有莫大关系,所以再加上肾四味以补肾精。在经络里面,足跟部为足太阳膀胱经所过,所以可以用葛根汤来疏解太阳经气。《伤寒论》太阳病篇说葛根汤可以治疗'项背强几几',它有很好的舒经通络的作用,这里虽然是足跟痛,但依然可以用它。"处方:葛根 60 g,白芍 20 g,黑枣 10 g,炙甘草 10 g,桂枝 10 g,补骨脂 15 g,菟丝子 15 g,淫羊藿 15 g,枸杞子 15 g,牛膝 10 g,麻黄 10 g,细辛 10 g(先煎半小时),附片 10 g(先煎半小时),干姜 10 g,炒白术 15 g,红参 10 g(另炖 20 分钟),生姜 10 g。上方 7 剂,每天 1 剂,以水 600 ml 煎取 200 ml,倒出药液,再加水 600 ml,复煎取 200 ml,将头煎与第二煎药汁混合,分温日二服。并嘱病人以药渣煮水每晚睡前泡脚。

　　过了两周,这个小伙子又来了,这次他是一个人来的。他开心地说:"李教授您太厉害了! 折磨了我一年多的脚痛,仅仅吃了 7 服药就已经好了七八成了。现在我脚后跟已经不怎么疼了,平时都不感觉疼了,走路步子也大了。您看,我这次就是一个人来的。不过上课的时候站久了还是会疼。以前是站十分钟就疼得不行了,现在是站半个多小时以后才开始觉得疼,而且这个疼痛是可以忍受的。我的精神也好了,连大便也正常了。"

　　小伙子的喜悦感染了整个诊室,连正在候诊的病人都跟着笑了。李教授打趣道:"您是不是说得太夸张了? 怎么像医托呀?"小伙子笑着说:"我是说真的,真的太谢谢您了。"李教授说:"不要谢我,谢谢张仲景吧。"

效不更方，继续守原方治疗。

在后来的随访中，小伙子说他间断服用这个方子一月余，足跟已经完全不痛了。

十九、原来您也学"伤寒"

门诊是人生大舞台的缩影，每天都有形形色色的病人，上演不同的片段。

2012年5月上午，一位特别的阿伯，紧紧攥着一张纸来就诊。阿伯刚坐下便将那张纸递给李教授，说："李教授，人老了，记性不好，怕说漏，所以我把我的情况都写在了纸上，你要认真些看。"那张纸写得满满的，上面记载了一整页的不适："头痛，以巅顶为主；咽喉痛，胸痛，腹满胀痛，下肢肌肉痛，下肢经常坐骨神经痛；形寒，手足发冷拘急，下肢发麻；心烦，心动悸，心律失常；面青，视物模糊，少气逆咳，干呕，欲寐；下利，大便溏薄，小便清长白，频数。"同时附注了自己的分析："辨证为'少阴寒邪，包含其火，阳气被寒气闭郁而不宣'，因阴盛格阳之证有或然之变，不断地转来转去，各种疾证都有，引起全身病的寒化证。"

李教授看完笑着说："阿伯，您对中医有自己的心得啊！"阿伯叹息一声，回答道："都说久病成良医，我这个病反反复复六年，不断发作，在我家那边四次住院都没查出问题，曾经五次到外地看医生，算是走遍祖国大江南北求医，但仍然没效果。有人说中医管用，《伤寒论》管用，我就自学，但是书都翻烂了，现在还是这样子。听说教授您用《伤寒论》挺出名，我就慕名来看了。""原来是遇上了自学的行家，难怪您懂'少阴''寒化证'这些专有名词！老人家，那您后来是不是还给自己开药治疗了？"阿伯害羞地说："我拿着书，一条条对照症状，比来比去，觉得白通加猪胆汁汤最合适。这个方子里有人尿这味药，为此我还去附近的幼儿园收集童子尿。吃了几十服，可惜没有用。书上面说脉微欲绝，我觉得说的就是我的脉，我觉得自己没有关脉，不信您摸摸看。"

李教授细心察舌诊象，并诊察老伯两手脉象，问道："阿伯，我看到您写了满满一张纸的症状，那现在最想解决的不舒服是什么？""我下肢发麻、发冷，尤其是膝盖。全身痛，一下子这里痛一下子那里痛，位置会变，还特别怕冷。心慌，心悸，心烦，短气咳嗽，干呕，想睡觉……"李教授试图打断他的话，说道："刚刚您说的症状，概括来说主要是痛和冷，部位以下肢为主，但全身蔓延。您这个脉属于沉细而无力，'细'和'微'是不同的，'细'提示血虚为主，'微'是阳气虚为主。"阿伯点头赞同，期待李教授继续讲解。

"《伤寒论》说：'少阴病，下利，脉微者，与白通汤。利不止，厥逆无脉，干呕烦者，白通加猪胆汁汤主之。'像您附注的那样，白通加猪胆汁汤用于阴盛格阳，少阴阴盛阳虚证。而综合您的情况，您病情的关键在于血虚久寒，凝滞经络，更对应《伤寒论》第351、352条：'手足厥寒，脉细欲绝者，当归四逆汤主之。若其人内有久寒者，宜当归四逆加吴茱萸生姜汤。'所以给您开当归四逆加吴茱萸生姜汤，养血通脉，温散久寒止痛。"处方：桂枝 15 g，白芍 15 g，黑枣 10 g，细辛 10 g，炙甘草 10 g，鸡血藤 30 g，当归 15 g，吴茱萸 10 g，茯苓 20 g，白术 10 g，红参 10 g（另炖 20 分钟），附片 15 g（先煎半小时），山萸肉 30 g，肉桂 3 g（焗服），生姜 10 g。上方 7 剂，每日 1 剂，水煎取 250~300 ml，饭后一次温服。

"对了，我还总是拉肚子，是叫'大便溏薄'吧？怎么解决？一直怕冷还是有阳虚吧？"李教授笑答："上面的方子已经将这些考虑进去了，有四君子健脾，有红参、附片温阳扶阳。还加了山萸肉、肉桂引火归原，就是为了把您的阳气沉到该到的地方去。您煲药的时候记得放三片生姜进去，这样子效果才好，先吃 7 剂，再回来复诊。您也可以对照着《伤寒论》的内容，下次来的时候我们再交流。"阿伯终于有了一点点信心，应声道："好，我边吃边看，观察效果。"

10 天后，这位阿伯笑嘻嘻地进了诊室。"李教授，吃了那七服药后全部的症状都好了很多，您上次总结的两个关键——痛和冷都减轻了不少，大便也成形了。回去看书，书上说当归四逆汤是治疗血虚寒厥的，经常用于手脚冷痛，果然是比较符合我的情况。我后来分析脉细的原因，脉本来是充满血的，血一少就细了，是不是？现在有个奇怪的现象，头没以前痛，但顶上不断冒汗，其他地方又没有汗，以前不会这样子。"李教授摸脉说道："这个脉细的解释很简洁！您现在脉比之前有力了一些，症状也缓解了很多，说明开的方药有效果。但是您的病发病时间比较长了，完全解决估计没那么快，需要慢慢调理。还是继续吃上次的方，因为头顶冒汗，我把药物剂量调整一下，吴茱萸 15 g，肉桂 6 g，帮助您把阳气潜下去，汗也就消了。再继续吃 7 剂，吃完您再过来看。"

过了一周，阿伯前来复诊。"阿伯，这次感觉怎么样啊？""没怎么出汗了，比上次好一点儿，但是希望能再好一点儿。膝盖疼不明显了，但发凉发麻。又有点儿拉肚子，一天大便三次，烂的。感觉还是有阳虚。"李教授微笑道："阴阳本就是一体，不分家的。血属阴，血虚久了，阴损及阳，就会导致阳虚。加上本身寒凝较久，损耗阳气，而阳虚又容易被寒侵，等于寒郁和阳虚形成了恶性循环。所以用当归四逆汤的同时，一直都在健脾扶阳，阴阳一起治疗。现在症状减轻不少，集中在膝关节。在原有方上，改白术为炒白术 15 g 加强健脾；盐咸入肾，加盐牛膝 10 g 作为引药，把药物力量集中向下引，配合补骨脂 15 g 补肾强筋骨。"处方：桂枝 15 g，白芍 15 g，黑枣 10 g，细辛 10 g，炙甘草 10 g，鸡血藤 30 g，当归 15 g，吴茱萸 10 g，茯苓 20 g，炒白术 15 g，红参 10 g（另炖 20 分钟），附片 15 g（先煎半小时），山萸肉 30 g，肉桂 3 g（焗服），盐牛膝 10 g，补骨脂 15 g，生姜 10 g。上方 7 剂，每日 1 剂，水煎取 250~300 ml，饭后一次温服。

阿伯若有所思，说："李教授，刚刚听您说的阴阳之间的关系，有些被绕晕了，但意思是我的主要问题在于血虚吗？""是的，我们要分清楚主要矛盾和次要矛盾，然后各个击破。刚刚说的阴阳关系在术语上叫'阴阳互根互用'，就像兄妹俩，虽然性别个性有所不同，却荣辱与共，任何一个好对两个都有好处，任何一个不好对两个都有损害。您感兴趣的话，可以去翻翻我们的中医基础理论，或许能看得更明白。""兄妹关系的阴阳？我得好好想想，回去看看书。下周我再来。"

一周后阿伯果然准时出现。一来便说："李教授，上次的药每回喝完就拉肚子，不喝就大便正常。现在两个膝盖好了很多，但大腿肌肉酸疼，自己做做运动就舒服一些。""脾主四肢肌肉，应该先健脾固中焦，然后再考虑补肾才对。"李教授一听就立刻进行思考并反省，察舌诊脉，舌淡苔薄白，脉弦细，说："不用担心，吃完药拉肚子有时候是排除体内寒湿的方式，可以耐受就没关系。肌肉酸痛跟脾有关，跟寒凝经络不通有关，所以要健脾胃。可以把上次方中的炒白术加到 30 g，换补骨脂为淫羊藿 15 g。淫羊藿又叫仙灵脾，可以补脾补肾。您再坚持吃 7 剂看看。"处方：桂枝 15 g，白芍 15 g，黑枣 10 g，细辛 10 g，炙甘草 10 g，鸡血藤 30 g，当归 15 g，吴茱萸 10 g，茯苓 20 g，炒白术 30 g，红参 10 g（另炖 20 分钟），附片 15 g（先煎半小时），山萸肉 30 g，肉桂 3 g（焗服），盐牛膝 10 g，淫羊藿 15 g，生姜 10 g。上方 7 剂，每日 1 剂，水煎取 250~300 ml，饭后一次温服。

10 天后，阿伯再次就诊。李教授亲切地问道："上次病人太多，时间很紧，没来得及跟您交流学习心得。最近好一些了吗？""一次比一次好，现在不头痛，也不拉肚子了，不过'痛'是一波刚平一波又起啊！坐骨痛，左边比较厉害，膝盖还是怕冷。我看《伤寒论》里面讲了很多疼痛，像'骨节疼痛''支节烦痛''四肢疼'等，也有很多方子，像麻黄汤、柴胡桂枝汤、附子汤等，但不知道到底哪个适合我。"李教授笑道："我们的学生都应该向您学习，这么认真读《伤寒论》，不仅记下来，还总结归纳。不过您列举的条文确实不合适。您的疾病从开始治疗到现在 1 个多月了，病情好转很多，症状有所变化，但疾病的根本并没有改变，还是血虚寒凝，所以主方还是当归四逆汤。但是头痛这些都基本缓解，就不用取吴茱萸汤之意了。您所说的一波未平一波又起的游走性的疼痛，跟'气'有关系，需要调畅气机，所以要加四逆散进去。""四逆散我知道，跟四逆汤不一样，治的不是虚的痛、虚的冷。""是的。四逆散针对的是阳气郁滞，四逆汤针对的是阳气虚衰。一实一虚，需要鉴别使用。当然，您的情况是虚实夹杂，所以都用上了。先吃 7 剂观察疗效。"处方：桂枝 15 g，白芍 15 g，黑枣 10 g，细辛 6 g，炙甘草 6 g，鸡血藤 30 g，当归 15 g，茯苓 20 g，炒白术 30 g，红参 10 g（另炖 20 分钟），附片 10 g（先煎半小时），山萸肉 30 g，盐牛膝 10 g，淫羊藿 15 g，柴胡 10 g，枳壳 10 g。上方 7 剂，每日 1 剂，水煎取 250~300 ml，饭后一次温服。

之后，阿伯未再次复诊。曾电话回访，回应诸症皆大减，疼痛仅在天气变化时偶有反复，但仍怕冷。回顾阿伯的治疗过程，当归四逆汤一方贯穿始终，"有是证用是方"，效守原方，对症加减，进而治疗取效。这个案例也提示我们，治疗慢性病需要一定的信心、耐心和时间，重在坚持。

二十、原来这是少阳病

有一天门诊，一位阿姨拿着一面红色的锦旗走进了诊室，说："李教授，这是送给您的。您看我的手，我能戴戒指了，您看，多美，太谢谢您了。"

这位阿姨身上发生了什么事呢？

阿姨姓刘，今年 75 岁。刘阿姨回忆说："2009 年，我的左上臂就开始出现肿痛，并且慢慢地连左前臂及左手都开始肿了，肿胀部位的皮肤发红，而且里面很烫。因为这病，我跑了两年的医院，不夸张地说，广东省的所有医院我都跑过了，找了很多的专家、教授，做了无数的检查，他们有的说是类风湿关节炎、过敏性皮肤炎，也有说是左上肢淋巴管炎、血管神经性水肿，还曾被怀疑是丝虫病，不过做了四次血液微丝蚴检查，都说未见微丝蚴。我也吃过无数的药，比如抗生素、抗风湿药、抗过敏药什么的，也喝过中药，扎过针，但病就是没好过，把我折磨得生不如死。2011 年的时候，有人介绍我来找李教授看，我本来不想来，家人硬拉着我来了。来了之后，李教授看了我以前所有的就诊资料，又问了一下当时的情况，把了脉，说这叫'少阳病'。我当时觉得这个病名很新奇，是我两年来第一次听说，于是就决定在李教授这里治疗一段时间看看。我给你们看看我的病历。"

我们翻看着刘阿姨的老病历，2011 年 5 月 17 日初诊。上面记录如下。

主诉：左上臂至手指处反复肿胀，疼痛不适 2 年余。现病史：左上臂至手指肿胀，疼痛，五心烦热，畏风寒，纳可，眠差，需服用艾司唑仑维持，大便难，舌淡苔黄腻，脉弦紧。既往史：高血压病史 6 年，冠心病病史 20 年，类风湿关节炎病史 5 年，慢性胃炎并糜烂病史 10 年。处方：柴胡 20 g，黄芩 15 g，法半夏 10 g，黑枣 10 g，炙甘草 6 g，桂枝 10 g，白芍 10 g，白术 15 g，猪苓 20 g，泽泻 30 g，茯苓 20 g，茵陈 30 g，党参 30 g，生姜 10 g。共 5 剂，每天 1 剂，以水 600 ml 煎取 200 ml，倒出药液，再加水 600 ml，复煎取 200 ml，将头煎与第二煎药汁混合，分温日二服。

虽然刘阿姨的病程较长，但是我们结合脉证分析，刘阿姨得的确实是一个比较典型的少阳病。这个方子由柴胡桂枝汤合茵陈五苓散组成。《伤寒论》第146 条："伤寒六七日，发热，微恶寒，支节烦疼，微呕，心下支结，外证未去者，柴胡桂枝汤主之。"刘阿姨说的左上臂疼痛不正是支节烦疼吗？邪在少阳，少阳失枢，三焦不利，水湿内郁，致左上肢经络壅滞，所以肿胀疼痛，应当和解少阳，疏利三焦，调达气机，宣通内外，予柴胡桂枝汤治疗。同时由于病情日久，水湿内郁化热，所以配合《金匮要略》中的茵陈五苓散以清热利湿。

我们继续翻看着刘阿姨的病历，二诊日期：2011 年 5 月 21 日。刘阿姨如期而至，看来是有效果了。病历上记载如下。

服上方后症状明显好转。左臂仍水肿，但疼痛感较前明显减轻，胃中嘈杂，反酸，口苦口干，纳可，眠差，二便调，舌淡暗苔黄腻，脉弦紧。处方：柴胡 20 g，黄芩 15 g，法半夏 10 g，黑枣 10 g，炙甘草 6 g，桂枝 10 g，白芍 10 g，白术 15 g，猪苓 20 g，泽泻 30 g，茯苓 20 g，茵陈 30 g，党参 30 g，生姜 10 g，吴茱萸 6 g，黄连 6 g。共 7 剂。每天 1 剂，以水 600 ml 煎取 200 ml，倒出药液，再加水 600 ml，复煎取 200 ml，将头煎与第二煎药汁混合，分温日二服。

效不更方，是中医治病的原则，继续守柴胡桂枝汤合茵陈五苓散加减治疗，考虑病人既往有慢性胃炎病史，现胃中嘈杂、反酸，故合左金丸以和胃。左金丸由黄连和吴茱萸组成，出自《丹溪心法》，对口苦、胃中嘈杂、吞酸等症有很好的治疗效果。

三诊日期：2011 年 6 月 4 日。服上药后左臂肿胀已基本消退，已无疼痛感。现胃胀，胃中灼热感，反酸，微恶风，眠转佳，口苦不干，舌淡苔黄腻，脉弦。处方：柴胡 20 g，黄芩 15 g，法半夏 15 g，黑枣 10 g，炙甘草 6 g，桂枝 10 g，白芍 10 g，党参 30 g，吴茱萸 6 g，瓜蒌皮 15 g，黄连 6 g，生姜 10 g。共 7 剂，每天 1 剂，以水 600 ml，煎取 200 ml，倒出药液，再加水 600 ml，复煎取 200 ml，将头煎与第二煎药汁混合，分温日二服。

考虑到刘阿姨左臂肿胀已基本消退，水湿内郁之象已不明显，所以处方中去掉了清热利湿的茵陈五苓散，但因为刘阿姨既往有慢性胃炎病史，而现在邪在少阳，胆热犯胃，痰热互结于心下，表现为胃脘部疼痛不舒，故处方除了守柴胡桂枝汤，还要合上小陷胸汤、左金丸以清热化痰和胃。小陷胸汤出自《伤寒论》第 138 条，它的主证是"正在心下，按之则痛"。

刘阿姨继续回忆道，"我吃完这 7 剂药以后，感觉手越来越好了，似乎每天都比前一天好一些，整个人的精神状态也越来越好，我当时可兴奋了。后来我搬到珠海去住了，就不方便来广州看病了，曾经打电话问李教授，李教授说如果觉得好，可以再抓几剂药吃。我就按着上面的方，又抓了起码有10剂吧，感觉吃了药后人非常舒服，整个左手臂都不肿了，就剩下手腕那里有点儿疼，我的胃也好了，睡觉也好了，总之，不单单是手好了，各方面都好了。吃药吃多了，人也累，也想歇歇。因为手腕那里有点儿疼，我就买了点药酒揉了揉，我以为慢慢就会好了。"

以为故事就这样结束了，谁知道峰回路转。

刘阿姨接着说："谁知道，等到8月份的时候，我的手又开始肿了，整个左手都肿了，一直肿到手腕，只是肿，不疼，手臂没有肿，肿的地方皮肤全部是红色的，皮肤很痒，摸上去有点烫，整个人又开始觉得很烦，全身都不舒服了。我想完了，好不容易好了，怎么又来了呀？！我就急忙让我家人陪我到广州来再找李教授看看。你们看病历。"

就诊日期：2011年8月16日。病人诉服上方后，已无明显不适，但从8月13日起，左手掌背再次肿胀，不疼，肿处过腕部，手掌皮肤泛红，瘙痒感，五心烦热，纳可，眠差，舌淡苔白厚，脉双关弦数稍浮。处方：柴胡10 g，黄芩10 g，法半夏10 g，党参30 g，黑枣10 g，炙甘草6 g，桂枝10 g，白术15 g，猪苓20 g，泽泻30 g，茯苓20 g，鸡血藤30 g，海风藤30 g，地肤子15 g，白鲜皮15 g，生姜10 g。共7剂。每天1剂，以水600 ml，煎取200 ml，倒出药液，再加水600 ml，复煎取200 ml，将头煎与第二煎药汁混合，分温日二服。

本来肿胀已消退，现再次复发，考虑是因为原来郁积在少阳经的湿热之邪未完全去尽，清代名医叶天士曾经比喻此种情况说："炉烟虽熄，灰中有火。"加之8月属于长夏，暑湿之气非常重，内外合邪，导致再次发病。所以予小柴胡汤合五苓散，枢利少阳经气，兼行气化湿，更加鸡血藤等祛风通络，止痹痛。

刘阿姨说："吃了这次药以后，肿就马上消退了，不过我这次可不敢自己停药了。因为我在珠海，不方便来，所以我就自己继续抓那个方子吃，前后吃了20多服，我感觉完全好了，这次过来，我一来是要谢谢李教授，二来是看看能否不吃药了。我好开心，我的家人也非常开心，给你们看我的左手，我可以戴戒指了，这是我老伴儿送给我的，很美吧。我也不知道该怎么感谢李教授，就做了面锦旗，真的太谢谢李教授了。"

李教授看了一下刘阿姨的手，问了一下刘阿姨的基本情况，说："我觉得可以不吃药了。"刘阿姨再次感慨："折磨了我两年多的病，搞了半天，原来是'少阳病'呀。"

二十一、难得一见的蛔厥证

在十几年前，蛔虫病是比较常见的，很多四十岁以上的人都有吃"宝塔糖"的经验。"宝塔糖"造型奇异诱人，颜色鲜艳，口感香甜，使得许多不谙世事的孩童视吃驱虫药为一种美好的体验。然而，随着生活条件的提高，卫生情况的改善，加之西药驱虫药的使用，近年来蛔虫病已经甚少见到了，特别是在大城市，蛔虫病几乎已经绝迹。

然而在 2013 年 6 月，一位 8 岁的小病人被带到了李教授的诊室。这个小女孩瘦骨嶙峋，四肢细弱，面色青黄，还一脸愁容，时常皱眉，一点儿没有这个年龄的孩子该有的天真烂漫。她来看什么呢？来看蛔虫病。我们心想，蛔虫病不是很容易治吗？吃几粒驱虫药不就行了。可是她妈妈说为了治这个蛔虫病已经先后在多家三甲医院住过院了，可是到现在都没好。折腾太久，孩子变得骨瘦如柴，我们还可以清晰地在小女孩的眼球上见到蛔虫斑。

母亲说："我家孩子已经在很多医院住院治疗过了，可是到现在还时不时地腹痛，没事的时候很正常，肚子一痛就在地上打滚，吃了很久西药都没有效果。听别人说教授这里能看很多疑难杂病，我真心觉得我家孩子这个病很疑难，所以求教授给我们看看！"

母亲递过来厚厚一沓住院门诊病历，其中今年 5 月的一份出院小结上写道："以'反复腹痛 1 周'收住入院，入院后完善相关检查。寄生虫抗体：弓形虫抗体阳性。粪便寄生虫检查：发现蛔虫卵。腹腔 B 超：腹腔有少量积液，肠胀气。胃镜：十二指肠球炎，慢性浅表性胃炎。出院诊断为：①蛔虫病；②慢性浅表性胃炎；③十二指肠球炎；④支气管炎。治疗上给予阿苯达唑广谱杀虫，静脉滴注西咪替丁、洛赛克促进胃肠蠕动、抑制胃酸分泌等对症处理，出院时仍有剑突下及左下腹疼痛。没有复查大便有无蛔虫卵。"

很难想象这么小的孩子，因为这个已经几乎绝迹的蛔虫病，在广州市的多家大医院做过那么多的治疗，做过那么大堆的检查。按道理，服用阿苯达唑这类杀虫药就能很快解决问题，何以反复一两个月没有任何改善？母亲诉："已经吃了很多西药，调了很多静脉滴注药了，越调面色越青，症状又不见缓解。孩子一到晚上吃饭后就开始痛。看到她痛到在地上打滚，我都快疯了！教授，现在我最期望的就是把她的虫给杀掉，她吃了肠虫清（阿苯达唑），还有很多杀虫药，都没有效果，她痛得在地上打滚，别人还以为她是装的。教授看看能不能用中药把虫子杀掉啊！"

李教授对跟诊的同学说了一句："腹痛一阵一阵发作，食后发生，就是乌梅丸证里'令病者静，而复时烦者，此为脏寒。蛔上入膈，故烦，须臾复止，得食而呕，又烦者，蛔闻食臭出'的典型表现。昨天我在上课时候还与学生讲过，在杀蛔虫药的普及下现在已经很难见到蛔厥表现，恰巧今天我们就碰见了，今天你们也可以开开眼界。两千多年前仲景就已经观察过这样的病，而且把症状的典型特征都非常精要地描述出来了。"

李教授让患儿躺下来为其做检查，腹部切诊是很重要的，教授一边细细地检查，一边跟我们说："腹诊很重要，可惜我们研究得少，反而不及日本对腹诊研究那么仔细、深入，我们要好好反省！腹部软，稍有抵触感，可见非实证，也非纯虚证，寒热多有间杂，瘦，腹壁少肌肉，病已日久，损伤脾胃。疼痛主要见于左侧肝区。"

李教授再追问母亲："痛起来的时候伴有呕吐吗？""呕！一痛就呕吐得厉害，特别是在吃饭的时候最常发作。如果肚子不痛就不呕吐。"李教授继续追问："有大便不成形吗？""嗯，大便都是稀烂。"李教授笑了笑："嗯，乌梅丸证具，阵发性腹痛、呕吐，虽然没有吐蛔，但粪便中有蛔虫卵，舌红苔黄，见下利。《伤寒论》第338条条文：'伤寒脉微而厥，至七八日肤冷，其人躁无暂安时者，此为脏厥，非蛔厥也。蛔厥者，其人当吐蛔。令病者静，而复时烦者，此为脏寒。蛔上入其膈，故烦，须臾复止，得食而呕，又烦者，蛔闻食臭出，其人常自吐蛔。蛔厥者，乌梅丸主之。又主久利。'我们就用乌梅丸加阿胶吧。"处方：乌梅 8 g，细辛 3 g，桂枝 6 g，黄连 3 g，黄柏 3 g，当归 5 g，熟党参15 g，阿胶4 g（烊化），附片6 g（先煎半小时），干姜6 g，川椒3 g。
上方3剂，每日1剂，水煎取250~300 ml，饭后一次温服。

开完方后，李教授说："除了上面这些药之外，仲景书中的乌梅丸还有一些药，是什么呢？我们读仲景书要认真细致啊。我们来看看乌梅丸方后的调服法。'右十味，异捣筛，合治之，以苦酒渍乌梅一宿，去核，蒸之五斗米下，饭熟捣成泥，和药令相得，内臼中，与蜜杵二千下，丸如梧桐子大。先食饮服十丸，日三服，稍加至二十丸。禁生冷、滑物、臭食等。'乌梅是炼蜜为丸，而且要合米饭捣成泥，以苦酒渍乌梅一宿。所以这样的方还少了蜜、米饭、醋，蜜与米饭和中健胃，醋能加大乌梅之酸性！"

李教授对小女孩的母亲说："先开3剂如何？回家后用醋泡乌梅一晚，煮的时候加两把米进去一起煮，煮好后放蜜一勺，搅匀服用。"

李教授的学生们私下觉得平时读书还是太肤浅，没有仔细去体会仲景用每一味药的深意！同时期待小朋友服药后的效果，看看仲景有无诬我！

大约5天后，小女孩和她的母亲再次来到门诊。小女孩的母亲说："教授，我孩子服了上次的方后现在肚子痛缓解了很多，不会痛到在地上打滚了，所有情况都好了很多，真的很神奇！"李教授看看小孩子后说："小孩子没有之前那么'压抑'了，躺下来再查一查。"李教授一边压小女孩左侧腹部一边问："小朋友，痛吗？""不痛。""腹软无压痛，证明前方有效果。仲景之方诚不欺我！所以我们更要好好继承仲圣留给我们的宝贵经验！"

"现在小孩还有什么不舒服呢？""之前是拉肚子的，现在大便很难拉，有时候硬得很厉害，擦完屁股后有血；还有，她整天说口干，喝很多水，有时候说头晕。"李教授转问小女孩："小朋友，你有没有觉得口里面有什么味道啊？头晕是怎么晕啊？""口有点苦，在耳朵边有点晕。"母亲在一旁补充说："她经常揉眼睛，说眼睛很涩。""现在小孩子吃了乌梅丸后变成了大便干结，口苦，咽干，目涩，时有头晕。"李教授会心一笑："此是少阳证的典型表现。阴往阳走，厥阴是少阳之里，少阳为厥阴之表，服药后厥阴之邪气往少阳走，可见仲景六经辨证非只为一种特定邪气而定，应该是人的一种生理病理潜在的规律！让人不得不折服啊！这些是疾病渐愈的表现。变方小柴胡汤加乌梅。用小柴胡汤进一步和解枢机。"处方：柴胡6 g，黄芩6 g，法半夏6 g，熟党参

15 g，黑枣 6 g，炙甘草 3 g，白芍 8 g，乌梅 5 g，使君子 10 g，莱菔子 10 g，鸡内金 10 g，石斛 6 g，紫苏叶 6 g，防风 5 g。上方 3 剂，每日 1 剂，水煎取 250~300 ml，饭后一次温服。

另外，李教授还嘱咐孩子的妈妈到药店买乌梅丸中成药，每两天一丸。

一周后，小朋友嘻嘻哈哈地跑进诊室，开始愿意跟我们讲话了，皱眉也少了，见到的多是她欢快的笑颜。她母亲说："服药 3 剂后，她已经无腹痛症状了，稍微有些腹胀，饥饿时有胃脘绞痛，餐后即可缓解，现在胃口好了很多，吃饭都多些了，大便有明显改善，不干，也不烂，很正常了。"

察舌诊脉：舌稍红，苔厚较前减轻，舌苔偏干。继续守上方加减处方如下：柴胡 6 g，黄芩 6 g，法半夏 6 g，熟党参 15 g，黑枣 6 g，炙甘草 3 g，白芍 8 g，乌梅 5 g，使君子 10 g，莱菔子 10 g，榧子 10 g，鸡内金 10 g，石斛 6 g，薏苡仁 15 g，车前草 10 g。上方 7 剂，每日 1 剂，水煎取 250~300 ml，饭后一次温服。

一周之后，小女孩一路欢声笑语地来到诊室，她妈妈说："她已经不再肚子痛了，磨牙也消失了，胃口也好了，吃饭慢慢多了，就是还比较瘦，想用中药调理，让她胖起来。我也要找李教授您开方调理一下，我已经被孩子的蛔虫病折腾了一年了，身体状态差了很多。"

这个小女孩的蛔虫病经过一个月的治疗终于告愈！李教授的学生们也从中体会到了经方的魅力，更是体会到了李教授用药辨证的细腻、针对病机变化用方的灵活。此则医案亦将蛔厥证的具体表现真实地还原。早在两千多年前，仲景就已经深入、细致地观察到了蛔厥的表现，并给我们指明了用药！所以我们更应该重新回过头来仔仔细细、认认真真地读好每一条条文，将条文、仲景的真意还原到临床，在临床上细细体会仲景是如何识证、辨证、用药、用方的！

二十二、传说中的奔豚病

某日，诊室外一如既往地喧闹。在熙熙攘攘的病人中，有一位年轻的男性病人以其奇特的动作吸引着大家的目光。他一手按着脖子，一手按着肚子，表情痛苦。他得了什么病呢？肚子痛？喉咙痛？

正在大家百思不得其解之际，这位病人走进了诊室。经询问后得知，一年来，这位病人总感觉自己的肚子里面有个东西在不停地跳动，而且还时不时有气会从脐部上冲到头顶，每当发作的时候，他都会觉得手脚冰冷，还心慌气促，呼吸困难，有濒死感，而且这股气上冲的时候有点像海豚在水面上一涌一涌那样，每次平躺一会儿这股气就会消失，只有腹部留有跳动感。以前是每几天发作一次，但最近每天发作几次，而且肚子的跳动感越来越强烈，就连不发作的时候也会隐隐觉得脖子很不舒服，好像有个东西在一顶一顶的。所以他就用手按着脖子和头，希望这样可以减轻这种不适。他的亲戚、朋友甚至家人，都认为他在胡思乱想，怀疑他是不是精神有问题，可是他真的很不舒服，这个病已经影响到了他的工作和生活。

听到这样的描述，李教授介绍说，这正是一千八百多年前仲景在《伤寒杂病论》一书中记录的奔豚病。《伤寒杂病论》中是这么描述的："奔豚病，从少腹起，上冲咽喉，发作欲死，复还止。"教材中对奔豚病作了注解：奔豚气是指病人自觉有气从少腹急冲胸咽，发作时憋闷欲死，痛苦异常，发作后又渐渐缓解平复，时发时止的证候。

为何要起奔豚这个名呢？历代医家有两种解释：一种认为奔豚是指江豚，古代医家借其平时潜伏不见、伺机奔突而出的性质说明本病是发作性疾病，借其在水中游动起伏之状来描述本病发作时气始上冲继而复降的情形，故以奔豚命名；另一种认为豚指小猪，奔豚是形容因惊恐而奔跑的小猪。

而这位病人和我们说的不正是有气"从少腹起，上冲咽喉，发作欲死，复还止"吗？他描述的症状和书上的描述惊人地相似，实在令我们惊叹；更令人惊叹的是，他自己形容此气如海豚上涌，在无意中给"奔豚"一词做了一个注解。

而奔豚病怎么治疗呢？《伤寒杂病论》里是这么记载的："奔豚，气上冲胸，腹痛，往来寒热，奔豚汤主之。""发汗后，烧针令其汗，针处被寒，核起而赤者，必发奔豚，气从少腹上至心，灸其核上各一壮，与桂枝加桂汤。""发汗后，脐下悸者，欲作奔豚，茯苓桂枝甘草大枣汤主之。"

既然病人描述的症状和书中如此相似，李教授就很有信心地使用了张仲景书中治疗奔豚的方子。

在开方之前，李教授又进一步追问了病人的其他情况，原来病人在得奔豚病之前，由于感冒咳嗽，一直吃西药治疗，可是怎么吃都不好，突然间就发作此病了。曾经找过西医治疗，都被诊为神经官能症，开了一些抗抑郁的药，但越吃就越严重。目前除了奔豚的症状外，还手脚冰冷，心悸气短，夜里难以入睡，但吃饭和大小便都正常。望其舌，舌质淡胖，苔白滑。诊其脉沉细。

从病人的症状及舌脉来看，李赛美教授认为病人素体阳虚，下焦素有寒水痰浊之气，因前医误治，伤及心阳，心阳被伤，不能下达以温暖肾水，下焦有形之水饮乘虚上冲，上逆凌心发为奔豚。故遵仲景意，予桂枝加桂汤治疗。病人手脚冰冷、脉沉细、心悸，此乃少阴心肾阳虚所致，故又加上麻黄附子细辛汤以助温经散寒。处方如下：桂枝 75 g，白芍 45 g，黑枣 45 g，炙甘草 30 g，麻黄 30 g，细辛 30 g（先煎 1 小时），附片 30 g（先煎 1 小时），茯苓 30 g，白术 30 g。上方 2 剂，每日 1 剂，以水 1400 ml，煎煮为 600 ml，三餐饭后服用，每次服 200 ml。

或许很多读者会疑问，为何药量如此之大？其实李赛美教授一般很少用如此大剂量之药。只因此病人描述的症状和《伤寒论》原文高度一致，故李教授在处方用量上亦遵照《伤寒论》原方。原文桂枝加桂汤的剂量是：桂枝五两，芍药三两，生姜三两，甘草二两，大枣十二枚；而麻黄附子细辛汤中，麻黄二两，细辛二两，附子一枚。汉代一两，约相当于现在 15 g，换算后即有了桂枝 75 g，白芍 45 g，黑枣 45 g，炙甘草 30 g，麻黄 30 g，附片 30 g，细辛 30 g，茯苓 30 g，白术 30 g 的剂量。

既然药量同仲景原方，那煎煮法亦按仲景原文，"以水七升，煮取三升，去滓，温服一升"。汉代一升，相当于现在 200 ml，所以嘱咐病人的煎煮方法也与汉代一样，以水 1400 ml，煮成 600 ml，分成三次服，每次服 200 ml。

两天后，病人回来复诊，说吃药后症状有很大的改善，以前发作的时候，是气上冲到咽喉，或者冲到头部后还想往上冲却没有力了，所以堵在那里，就有濒死的感觉，而吃药后，感觉浑身充满了能量，气上冲的力量强大了很多，每次都能直接、迅速上冲到头部，然后沿着足太阳膀胱经，到内眼角的位置，接着就会感觉有气从内眼角喷出来，气喷出来得越多，人就越舒服。而且出现了感冒的症状，流鼻涕，打喷嚏，咳嗽，并感觉背部足太阳经膀胱经上有蚂蚁在爬。

察舌诊脉：舌质暗，苔白厚腻，脉浮紧。

李赛美教授认为，原本病人是寒气伏于少阴肾经，而服药后，少阴寒气已去，阴病出阳，故表现出太阳病的症状，此乃邪有出路。继续守上方加减治疗，加葛根、干姜、红参以助药力。因其舌苔厚腻，故加二陈汤以燥湿化痰。处方：桂枝 30 g，白芍 15 g，黑枣 15 g，炙甘草 6 g，麻黄 10 g，附片 10 g（先煎半小时），细辛 10 g，茯苓 20 g，陈皮 10 g，法半夏 10 g，苍术 15 g，佩兰 10 g，红参 10 g，葛根 60 g，干姜 10 g，生姜 15 g。上方 5 剂，每日 1 剂，以水 600 ml，煎取 200 ml，倒出药液，再加水 600 ml，复煎取 200 ml，将头煎与第二煎药汁混合，分温日二服。

原以为病人吃了这几服药疾病肯定痊愈，谁知事与愿违。

5 天后，病人再来门诊就诊，说吃了上次的药后，感觉感冒症状消失了，奔豚的发作次数也减少了，但却经常感觉到心烦意乱，口舌生疮，晨起眼屎多，并感觉全身沉重无力。

察舌诊脉：舌淡红，有齿印，苔黄腻，脉弦滑。

李赛美教授思索，病人体内原有寒湿之邪，然前后服用了 7 服温热之药后，湿与热合，化为湿热，湿热之邪随气上冲，弥漫三焦，导致心胆不宁，故出现了心烦意乱、口舌生疮、眼屎多、全身沉重无力等症状。此正合《伤寒论》第 107 条："伤寒八九日，下之，胸满，烦惊，小便不利，谵语，一身尽重，不可转侧，柴胡加龙骨牡蛎汤主之。"所以治疗上当改温补心阳为和少阳、畅三焦。方用柴胡加龙骨牡蛎汤加减。处方：柴胡 10 g，黄芩 10 g，法半夏 10 g，党参 30 g，黑枣 10 g，炙甘草 6 g，桂枝 10 g，茯苓 20 g，龙骨 30 g（先煎半小时），牡蛎 30 g（先煎半小时），胆南星 10 g，远志 10 g，珍珠母 30 g（先煎半小时），生姜 10 g。上方 5 剂，每日 1 剂，以水 600 ml，煎取 200 ml，倒出药液，再加水 600 ml，复煎取 200 ml，将头煎与第二煎药汁混合，分温日二服。

一周后，病人前来复诊，诉服了上次的药后，心烦意乱等症状已经得到了改善，奔豚的发作次数虽然没有减少，但每次发作的时候，没有以前那么难受了。

效不更方，又以此方加减，吃了 20 余剂药后，症状基本消失，病人已恢复正常生活及工作。

前前后后，病人一共吃了 30 余剂药，终于将奔豚这个怪病治好了！

让我们惊叹的是，假如我们没有读过《伤寒论》，没学过这种病的治疗方法，可能就要多走很多弯路，甚至会感觉无从下手。感谢仲景先师在书中详细地描述了此病证，并给出了治疗方案，使我们面对这样的怪病时如此有信心！

二十三、合用经方治顽疾

很多中医院校的学子学习中医五年却没有入门，最终放弃中医改学西医或干脆改行，一方面原因是受当前医疗环境为西医主导的影响，另一方面原因是自己没有沉心入门，未能领略到中医的博大精深和神奇之处。有的人甚至以为跟老师学几个祖传妙方就能包治百病。这种思想是不可行的。从医之路是一个漫长的过程，尤其是中医，所以一定要潜心研究，博采众长，像仲景一样对病证核心与要领进行反复提炼、概括，在错综复杂的病证中找到要点。年轻时我们可能没有耐心，无法沉心研习，所以古代的中医传承教学时，小孩子学中医往往先进行背诵，像《医学三字经》《汤头歌诀》《药性赋》等，不需要理解多深，死记硬背即可。等背得滚瓜烂熟，年龄也稍大了，跟师抄方时进行思考融会贯通，既能加深理解又学到临床经验；在合适之时，师傅进行开方思路和疗效的点评，疑难之处的释问解惑，其中医学识就会大幅提升。等到跟师完成，自己独立诊病开方时，就能结合过往知识，总结临证经验，或能发现新的理论和感悟，而中医便在此过程中得以传承。

在中医药大学里，有一批成人教学班的中医学子，他们的年龄从三四十岁到七八十岁不等，抱着书本穿梭在教室或实习医院，其认真态度和钻研精神，令很多在校大学生惭愧。他们大多已经工作或结婚，再次回到校园里学习中医，是出于对中医真心的热爱。这一讲的主角，就是这样的一名中医学子。

病人聂某，男，41 岁，2012 年 10 月 20 日就诊。聂某之前是学法律的，在广州工作。广州一年中一半的时间都是夏天，潮湿闷热。在室内，没空调是不行的。聂某大部分时间在室内工作，如果有外出活动，回来必然是大汗淋漓；这个时候，他就会跑到空调机旁吹冷气，清凉舒爽一阵，同时吹干身体，也吹干衣服。其实不只是他，我们周围这样的人少吗？现在学校的环境和设施逐渐好了，教室里也有空调；夏天的时候，经常能看到从宿舍匆匆赶来的满身大汗的男生们一进教室，先到空调前吹几分钟再坐到座位上准备上课。年轻人身体好，阳气足，往往将空调的功率调到最大，一节课下来，教室就冷多了。女生们比较细心，往往会拿出个披巾或薄外套披上保暖，男生们则大大咧咧、不以为然。聂某最初也是这样的，但后来不知从何时起，他发现自己走路时出汗较以往多，也比别人多；单位体检还发现了心律不齐。最吓人的是，偶尔还有心脏突然剧烈跳动，而致大汗淋漓，得赶紧躺下休息好一阵子才能慢慢恢复。但即便如此，他仗着年轻力壮，仍不以为然。

2010 年，聂某无意中看到了一篇关于空调病的文章，结合自己的情况，顿时察觉了空调冷气的厉害，注意了空调下的避风和保暖，并开始关注中医针灸养生保健方面的知识。其实在这个时候，他已发现自己体质有所下降，夏天开空调的时候已经有寒冷不适感，不得不加衣御寒了。

2012 年初，聂某再次骤发心脏狂跳、呼吸困难的症状，根据业余学得的中医知识，他急按心经阿是穴，症状得以缓解，这次经历让他有了求诊中医的想法。不过，中医是很讲究辨证的，如果辨证不准确，可能服完中药后症状非但不会缓解，反而会更加严重。3 月的时候，聂某听说某某秘方专治心脏病，于是通过朋友的关系，求得此秘方，抓了 6 剂药，想着喝完这 6 剂药诸症就会消失。谁知道喝完后不久就出现了胸闷的现象，要每天拍胸、打嗝才能缓解。幸运的是，这个时候聂某已经考上了广州中医药大学专升本业余班，并且开始了学习。通过学习他才知道，中医没有什么秘方，处方用药皆要"观其脉证，知犯何逆，随证治之"。于是在 4 月上旬，聂某又请广州中医药大学的教授开得一方，连服 8 剂，胸闷之感大减，但是仍时时发作，间或左胸部刺痛，痛引后背。这个时候他的中医知识已经有了一定的积累，他自己思忖：心为君主之官，不敢随意攻伐，虚汗太多可能是脾气虚之故，因他平素喜欢喝茶，水分过量有可能蕴湿，故而自服怀山药、芡实、薏苡仁健脾祛湿。而心律不齐、脉结代的原因，很可能和长期吹空调，空调之寒气直入心包有关，故又另加复方阿胶浆补充气血，顾护心脉。就这样过了小半年时间，虽然病况没有恶化，却是也没有多大改善。

2012 年 10 月份，聂某在学习《伤寒论》课程时，聆听李教授授课，得知李教授临床经验丰富，觉得自己的"顽疾"有希望治愈了，于是求医心切，也不顾什么礼仪了，急匆匆在下课时向李教授求治。当时症见：胸闷不舒，脉结代。在空调环境下上班需要自行加衣，常温下动辄汗多。大便成形偏软，渴时喜凉饮。舌红无苔，脉结代兼细。李教授四诊合参，处方如下：熟附片10g（先煎半小时），茯苓20g，炙甘草15g，全瓜蒌10g，干姜10g，丹参15g，生地黄30g，白术30g，党参30g，薤白15g，黄酒500ml。共3剂，每日1剂，水煎取250~300ml，饭后一次温服。

聂某遵医嘱服用，第一服未见动静，第二服后开始咳嗽，痰中带新鲜血丝，因咳吐后自觉胸闷之感有减，故续服第三服。服后又咳吐有瘀血之痰，胸闷之感遂除。找李教授复诊，李教授诊其脉象，认为尚有余邪，嘱其原方再开3剂涤荡余邪以收尾。

李教授所开的这个方，其实是瓜蒌薤白白酒汤、茯苓四逆汤、附子理中丸合方加减而成的，属于经方和经方、经方和时方合用的典型例子。

聂某的病因病史原本比较简单，但经过这么多年迁延不治，以及近期的多方治疗，在找李教授就诊时，病情已然趋于复杂。在最初常吹空调时已有寒邪入里，现在又有痰饮在胸，且久病阳虚，动辄汗出，病入少阴；阳损及阴，阴虚火旺，故见舌红渴喜冷饮。总体来说，为寒热错杂，心、脾、肾皆有虚证。

聂某有心悸胸闷之"胸痹"的病史，首先想到可用瓜蒌薤白白酒汤通阳散结；结合他长期空调病后阴阳俱虚，行为稍有急躁，可想到太阳病变证肾阳虚证里治疗阴阳两虚烦躁证的茯苓四逆汤。添以附子理中丸补虚回阳，温中散寒，并加生地黄滋阴养血，丹参活血祛瘀止痛。聂某服用后阳气得生，经脉通利，振邪外出，所以吐出痰瘀；阴阳得益，气血通畅，所以胸闷之感大减。再服3剂巩固疗效，彻底解决困扰其多年的"顽疾"。

瓜蒌薤白白酒汤出自《金匮要略》"胸痹之病，喘息咳唾，胸背痛，短气，寸口脉沉而迟，关上小紧数，瓜蒌薤白白酒汤主之"，具有通阳散结、豁痰下气之功。其中薤白滑利通阳，瓜蒌润下通阴，佐以白酒熟谷之气，上行药性，助其通经活络，而痹自开。

《伤寒论》第69条描述茯苓四逆汤："发汗，若下之，病仍不解，烦躁者，茯苓四逆汤主之。"本方为四逆汤加人参、茯苓而成。其中人参（这里以党参代替）益气生津，安神；姜、附与人参相配，回阳之中有益阴的效果，可使阴阳互补互助，常用于阳虚阴伤者。茯苓宁心安神，健脾利水。茯苓四逆汤临床应用非常广泛，尤其是对心脏疾病有良好效果，常加丹参、郁金增其活血祛瘀之效，比如本例就加了丹参。

附子理中汤是在理中汤温中散寒、健脾燥湿的基础上加附子以增强补火助阳散寒的功效。

可以看出，经方合用后，不仅能发挥出原本每个方的作用，而且集合起来，还有放大功效的作用。聂某诸症顿减，一举治疗好了多年"顽疾"。聂某回顾自己患病和诊疗过程时曾说："终得良方而除心病，愈坚求学之志。"叹服于经方的功效以及李教授用方之精到，进一步加强了他学习中医、学习《伤寒论》的信念。

二十四、中医的铁杆粉丝

2013 年 3 月的一个下午，一位老阿姨捂着心口推开了李教授诊室的门。这位老阿姨姓沈，是一位老病号了，也是一位铁杆的中医支持者。

沈阿姨有高血压和糖尿病好多年了，在 2000 年初，因为肾脏功能不好，在西医院住院治疗，治疗效果不好，而且查来查去也没查出到底是什么病因引起的肾脏功能损害，最后还发展成了肾功能衰竭，只好做肾移植手术。手术之后，医生开了大量的西药给沈阿姨吃。虽然天天大把大把地吃着西药，可是沈阿姨的精神状况却未有多大改善，医生解释这是肾移植后的排异反应。沈阿姨问主管医生："能不能配合中药治疗啊？吃点儿中药会不会好得快点儿啊？"主管医生就对沈阿姨说："中药成分复杂，不确定是否会有影响肾脏的成分在内，不推荐吃中药。"沈阿姨心里面犯嘀咕了，心想："也不知道西医这是怎么治的，天天就吃些五颜六色、形状各异的药片，这药有什么用呢？吃了那么久，还不是这儿不舒服那儿不舒服，也不知道还要吃多久。我偷偷地跑去看中医算了，加上中药慢慢调，我就不信没用。"

于是，沈阿姨在出院后，第一时间就跑去找中医。中医看完了，中药也拿了，在沈阿姨带着中药回家的路上，她又犯嘀咕了："我还有那么多西医开的药，如果我现在吃中药，再吃那么多西药，会不会有什么影响啊？要不，我就把那些西药扔了，只吃中药？"于是沈阿姨偷偷地把医生开给她的那些用于肾移植术后的抗排异的西药全扔了，铁心光吃中药调理。对于沈阿姨这一大胆的举动，我们听了都感到震惊。不过据沈阿姨说，在吃中药调理的过程中，身体状况越来越好，没有任何的不适，定期抽血复查各项指标，也都基本正常。

10年后，也就是2010年，沈阿姨在一年一度的体检中查出有"甲状腺结节"，她听人说甲状腺结节的发病率很高，一般情况下问题不大，也就不予理会了。一直到了2011年的某个夏日，沈阿姨不慎感冒了，咽喉疼痛就罢了，她还发现自己左侧的脖子上出现了个肿块，大约就是在甲状腺的位置，而且感觉到了强烈的压迫感，沈阿姨有点儿担心，于是找到了李赛美教授。李赛美教授看后，建议沈阿姨去做个甲状腺B超，并且查一下甲状腺功能。她对沈阿姨说："西药可以不吃，但是相关的检查还是要做的。"结果出来了，甲状腺功能正常，而B超提示"甲状腺左叶囊腺瘤待排"。

看到这样的结果，沈阿姨很担心会不会又要做手术。幸好的是，李教授认为可以暂且不考虑手术，先吃中药看看。李教授分析道："脖子两侧，为足少阳胆经所过，故可以考虑小柴胡汤；甲状腺肿大，多责之于气滞痰凝，故加消瘤丸软坚散结，并另加化痰祛风之药行气消痰。"处方：柴胡10 g，僵蚕15 g，黄芩10 g，法半夏10 g，党参30 g，黑枣10 g，炙甘草6 g，玄参15 g，牡蛎30 g（先煎半小时），浙贝15 g，茯苓15 g，紫苏叶15 g，防风15 g，夏枯草15 g，生地黄30 g，生姜10 g。上方5剂，每日1剂，以水600 ml煎煮为300 ml，早晚分服。

另外，李教授还让沈阿姨服用院内的中成药甲肿消片配合治疗。

这5剂药，再次坚定了沈阿姨对中医的信心。据沈阿姨说，当时她吃完这5剂药后，喉咙一点儿都不痛了，自己感觉左侧脖子的肿块也明显小了，压迫感明显减轻。随后，沈阿姨又来李教授门诊调理了两三个月，通体舒泰。一年后，到了2012年的夏日，沈阿姨再次体检，竟然发现甲状腺囊肿明显缩小了。

而到了2013年的3月，沈阿姨又来门诊了。沈阿姨坐下后说："李教授，我觉得心好慌，老是在那里乱跳。"李教授说："别急，慢慢说这是怎么回事。"沈阿姨说："我这个心慌啊，最早是在过年前发生的。我那时觉得没啥，忍一忍就过去了，但后来越来越严重。过年前心慌心悸很快就过去了，过了年后心慌的发作次数越来越多，而且时间越来越长，一周起码会发作两次，而每一次发作都要一两个小时才能好。我实在是受不了了，就找您看病来了。"说着，沈阿姨从包里掏出了甲状腺的 B 超检查报告单和甲状腺功能的检验结果，"听人说甲亢会引起心慌，我会不会突然间得了甲亢呢？于是就先在西医院做了检查才过来。李教授您看一下。"李教授说："您的甲状腺功能是完全正常的，而 B 超呢，还是提示有一个左叶甲状腺囊性瘤，大小和您去年查的结果也差不多，没大没小。我估计您的心慌和这个关系不大。您除了心慌心悸还有什么不舒服啊？"沈阿姨说："没了，都挺好的，吃饭睡觉都好，大小便也都正常。李教授，您说我的心慌心悸是什么原因呢？以前给我做肾移植手术的医生说这是肾移植后的排异反应，又要我吃西药，我才不吃西药呢。"李教授说："沈阿姨，先别急，我给您看看舌脉。"

察舌诊脉：舌淡红，苔薄白，舌尖红，脉弦。

李教授分析道："沈阿姨，我给您开个 1800 多年前的古方，保证您吃了之后会好很多。《伤寒论》第 177 条：'伤寒脉结代，心动悸，炙甘草汤主之。'虽然沈阿姨没有脉结代，但是心动悸的症状是很明显的，这是因为心阴阳气血不足，不能很好地滋养心脉，所以我们以炙甘草汤补阴阳，调气血。"处方：炙甘草 15 g，红参 10 g（另炖 20 分钟），桂枝 15 g，阿胶 9 g（烊化），生地黄 50 g，麦冬 30 g，火麻仁 30 g，黑枣 30 g，补骨脂 15 g，盐菟丝子 15 g，淫羊藿 15 g，枸杞子 15 g，丹参 15 g。上方 7 剂，三日 1 剂，以水 300 ml，黄酒 200 ml，煎煮为 300 ml，早晚分服。

李教授说："沈阿姨，您这个药比较特别，要加黄酒一起煮，《伤寒论》炙甘草汤方后的煎服法中说，'上九味，以清酒七升，水八升，先煮八味，取三升，去滓，内胶烊消尽'，在这里，黄酒可以起到振奋阳气、温通血脉的作用。另外，我觉得您不用吃那么多药，三天喝 1 剂就好了。"沈阿姨问："那么多的酒啊，会不会醉啊？"李教授说："您先喝喝看，如果您觉得放黄酒喝完不舒服，那么第二剂就不放黄酒。"

一个月后，沈阿姨过来复诊，说："吃完上次的药感觉心慌心悸的发作次数减少了很多，这个月就发作了一次，而且持续时间也比较短，大约半个小时吧，但是不知道是不是上次的药有点儿上火，我感觉有一点点烦，早上起来会有点儿口苦，其他就没什么了，胃口、大小便都挺好的。"李教授说："来，先看看舌脉。"

察舌诊脉：舌质淡，舌尖红有芒刺，苔薄白，脉沉细弦。

李教授说："看您的舌头似是有点儿心火，所以您会有心烦的感觉，不过您那个火其实是假火，因为您的脉很沉。其实我觉得您还是心阳不足，心神有点儿不敛，阳气有点儿上浮，所以我不但不给您清火，还要给您补心阳。"处方：桂枝20g，炙甘草20g，龙骨30g（先煎半小时），牡蛎30g（先煎半小时），柴胡10g，枳壳10g，赤芍15g，补骨脂15g，盐菟丝子15g，淫羊藿15g，枸杞子15g，生地黄30g，陈皮5g，三七5g。上方7剂，三日1剂，以水600ml，煎煮为300ml，早晚分服。

李教授说："这个方子里面，除了有桂枝甘草龙骨牡蛎汤，还有四逆散，以及肾四味。桂枝甘草龙骨牡蛎汤出自《伤寒论》第118条：'火逆。下之，因烧针烦躁者，桂枝甘草龙骨牡蛎汤主之。'本来这个方是治疗因为误用火疗法取汗，导致心阳虚、心神不敛的病证的，当然，沈阿姨并没有被误治，但是在这里，心阳虚的这个病机是相同的。沈阿姨整个舌质是淡的，脉也沉，但又好像有点儿热，舌尖是红的，这是什么原因呢？这与沈阿姨本身气机的不调畅有莫大的关系，炙甘草汤补了阴，补了阳，可是阳气没有很好地流通，郁遏在里面了，所以就会有一点儿上火的表现，这时候就要用四逆散了。《伤寒论》第318条：'少阴病，四逆，其人或咳，或悸，或小便不利，或腹中痛，或泄利下重者，四逆散主之。'这里提到的悸，是阳气郁遏、气机不畅而导致的。另外，我们还要注意补肾固本！这里我重用生地黄30g，是效仿炙甘草汤之意。在炙甘草汤里面，仲景的生地黄重用至一斤，相当于现在的250g，生地黄有很好的养心阴作用，所以我们现在用30g，一点儿都不多。"

李教授接着对沈阿姨说："您这个药，还是两三天吃1剂就行了，我觉得您还是不要吃太多药的好。"

一个月后，沈阿姨愉快地来到门诊，说："我现在好多了，胸闷心慌没有了，人也不烦躁了，就是有点儿口干，感觉嘴巴有点黏，可能是因为最近天气太热了，感觉湿。其他都很好了，李教授，我觉得吃上次的方很舒服，要不我就再抓几剂，时不时吃一下吧，好吗？"

察舌诊脉：舌淡红苔白腻，脉弦细。

李教授说："行，就间断吃吃就好了。其实我觉得您完全可以不吃药的。最近天气确实比较热，也很湿，你的舌苔也有点儿厚，我要在原方基础上给你加点藿香、茯苓去去湿。"处方：桂枝20 g，炙甘草20 g，龙骨30 g（先煎半小时），牡蛎30 g（先煎半小时），柴胡10 g，枳壳10 g，赤芍15 g，补骨脂15 g，盐菟丝子15 g，淫羊藿15 g，枸杞子15 g，生地黄20 g，广藿香10 g，三七5 g，茯苓20 g。上方7剂，三日1剂，以水600 ml，煎煮为300 ml，早晚分服。

李教授说："吃完这7剂，没什么问题就可以不来了。"沈阿姨说："那不行，我还是间断要过来吃点儿药调理一下身体的，中药太好了，吃了整个人都特别舒服，精神也好，我要保持。反正以后我有什么事都铁定是要找中医的，一想起以前西医给我开的那些五颜六色的药丸子我就头疼。"

二十五、寒温融合，共退心包积液

在中医界，存在着两大学派：伤寒学派与温病学派。两者之间的学术争鸣一直存在，虽然倡导寒温统一，寒温融合已经多年，不过仍有不少人对仲景之方推崇备至，而对温病学说多加反对。在李教授门诊中，经常会看见一些对《伤寒论》有所研究的病人，他们会以医生所开之方是否为《伤寒论》之方来评价这个医生的水平高低，并认为他们的病只有仲景之方才能治好。

李教授虽然善于用经方，但也倡导寒温融合。李教授认为温病学是在《伤寒论》的基础上发展起来的，是在《伤寒论》基础上的创新。就拿《温病条辨》来说吧，《温病条辨》在体例上效仿《伤寒论》但又不拘泥，辨证体系上撷六经而开辟三焦辨证，用药上循经方而又多有发挥，阐明医理上遵循经旨而补其未备，所以，《温病条辨》是根源于《伤寒论》，但又超越《伤寒论》的。

由于现代生活环境条件变化、现代人生活习惯改变及体质因素的影响，疾病单纯属寒或属热者偏少，而以寒热错杂证者居多。因而我们在治疗现代疾病的时候，应继承、发展四大经典，应注重"活"与"变"，不囿寒温，将经方与时方叠加，灵活变通，以扩大临床使用范围，提高临床疗效。

李教授曾经治疗过这么一位病人，该病人是一个29岁的女孩子，也是一名临床医生，对《伤寒论》颇有研究。某日，她突然间感觉到胁肋很痛，并且还伴随着一点儿胸闷，以为是最近心情抑郁导致的"胸胁苦满"，《伤寒论》第96条不是说"伤寒五六日，中风，往来寒热，胸胁苦满，嘿嘿不欲饮食，心烦喜呕，或胸中烦而不呕，或渴，或腹中痛，或胁下痞硬，或心下悸，小便不利，或不渴，身有微热，或咳者，小柴胡汤主之"吗？于是她处以小柴胡汤，结果吃了药后，大汗淋漓，汗出不断。紧接着，她又想到了《伤寒论》第20条："太阳病，发汗，遂漏不止，其人恶风，小便难，四肢微急，难以屈伸者，桂枝加附子汤主之。"于是处以桂枝加附子汤，结果仍未见好转。她又根据自己的症状，先后开过柴胡桂枝干姜汤、大柴胡汤等，不幸的是，病情越来越严重了。都说"医者不能自医"，看来此言不虚啊！某天夜里，她感觉胸闷胸痛越发严重，并且还气促、高热，她的同事赶紧把她送到医院急诊，做了相关的检查，其中心脏B超提示中等量的心包积液。因为她所在的医院是广州市郊区的一个小医院，对于这样的病没有把握处理，就连夜用急救车把她送到了广州市里一家比较大的西医院。到了西医院之后，按常规处理，给她用青霉素抗感染，同时还用了激素，以及一些营养心肌的药。虽然不发热了，可是她胸痛的症状却越发加重，再复查心脏B超的时候，已经提示大量心包积液了。本来心包积液的量那么大，是可以抽出的，结果她心包积液的位置比较特别，不好抽取，只能作罢。

这位年轻的医生笃信中医，非常希望能够配合吃中药治疗，于是找李教授治疗。李教授去看她的时候，她精神状态不是很好，胸闷，喘促，两胁胀满，不能平卧，腹胀，小便量不多，而且非常黄，大便量少，舌质淡暗，舌苔白厚腻，双脉弦细。

李教授说："你对《伤寒论》很有研究，不过我现在得给你开个温病的方子，你现在湿热蕴阻得很厉害，气机不畅，湿热弥漫三焦，所以现在利湿化浊是关键，务必要让气机畅利起来才行，给你开个甘露消毒丹吧。"

甘露消毒丹出自哪里呢？这个方首载于《医效秘传》，是叶天士创制的，方由藿香、射干、川贝母、连翘、薄荷、黄芩、茵陈、石菖蒲、白蔻仁、木通、滑石组成，是治疗湿温时疫的一张名方。

为什么要开这个方呢？《黄帝内经》说："上焦如雾，中焦如沤，下焦如渍。"《沈氏尊生书》则进一步指出："上焦如雾，雾不散则为喘满……中焦如沤，沤不利则留饮不散，久为中满……下焦如渎，渎不利则为肿满……"而这位医生，饮停心包，胸闷喘促，腹胀，二便不畅，不正是湿热弥漫三焦的表现吗？

那怎么治疗呢？在上焦的湿热宜宣，在中焦的湿热宜畅达，在下焦的湿热则宜渗下。这个方子里面，藿香、射干、川贝母、连翘、薄荷轻清可以宣上焦，黄芩、茵陈、石菖蒲、白蔻仁苦燥可以畅中焦，木通、滑石利湿可以使湿邪从下焦渗利出去。所以，有人评价甘露消毒丹说："全方宣上、清中、渗下相结合，三焦并调，清热于湿中，渗湿于热下，俾湿化热清，气机畅利。"

李教授接着说："除了用甘露消毒丹给你清热利湿外，我还用了《金匮要略》中的葶苈大枣泻肺汤。"《金匮要略》原文是怎么说葶苈大枣泻肺汤的呢？"支饮不得息，葶苈大枣泻肺汤主之。"支饮，意思就是饮停胸膈，心包积液不就是支饮的表现吗？"先吃 3 剂看看，希望你吃了药以后大小便都多起来，看看会不会吐痰，希望舌苔变得没那么厚，这样积液才能慢慢被排掉。"处方：白蔻仁 10 g，石菖蒲 15 g，射干 15 g，藿香 10 g，浙贝 15 g，甘草 6 g，黄芩 15 g，薄荷 10 g，绵茵陈 15 g，连翘 15 g，大枣 15 g，柴胡 20 g，葶苈子 30 g（布包），滑石 30 g（布包），玉米须 30 g。上方 3 剂，每日 1 剂，以水 600 ml 煎煮为 300 ml，早晚分服。

过了三天，李教授就过来看她了。问："感觉你精神好多了！你吃了药之后小便的量有没有多一点啊？"看到李教授，她感到非常开心，说："吃了药之后，我的小便量很多，颜色明显没那么黄了，大便量也多，每天两次，今天早上我还咳出了两口浓浓的黄痰，咳完之后，感觉好像气一下子顺了，整个人很舒服。说话也有力气了，现在睡觉也能平躺了，胃口也好了，不过不敢下床活动，因为稍微走多点儿路就会气促。"李教授接着问："那你现在感觉哪里比较不舒服啊？还胸闷吗？""还是会胸闷、胸痛，左胁肋有点儿痛，但是已经变得很轻微了，走路稍多就觉得气促、脚软，还感觉腰很酸累。""会口干、口苦吗？""会的，想喝水，想喝温水。"

接着，李教授察舌诊脉，舌苔虽然还是挺腻，但已经不很厚了，比原来明显好多了，脉还是滑细。

李教授分析道："前几天，我们用了可以畅利三焦的甘露消毒丹，所以在上则咳痰，在下则大小便通利，中焦畅达了，胃口也就好了。说起三焦，《伤寒论》其实有一个条文也说到了三焦，第 230 条：'阳明病，胁下硬满，不大便而呕，舌上白胎者，可与小柴胡汤，上焦得通，津液得下，胃气因和，身濈然汗出而解。'这句条文，就提醒我们小柴胡汤也有畅利三焦的作用。从现在的症状看来，病人的湿热之象已经不是很明显了，所以，我们可以改用小柴胡汤，再配合白蔻仁、薏苡仁、杏仁来清利湿邪。"

白蔻仁、薏苡仁、杏仁，常被一起使用。治疗温病的名方里面有一张叫三仁汤，出自《温病条辨》。所谓的三仁，就是杏仁、白蔻仁、薏苡仁，分别宣上、畅中、渗下，再配合小柴胡汤，不但可以使湿邪从三焦分消，而且可以使三焦气机调畅。处方：柴胡 10 g，党参 30 g，赤芍 15 g，黄芩 10 g，大枣 15 g，葶苈子 30 g，生姜 10 g，炙甘草 6 g，莱菔子 30 g，法半夏 10 g，枳壳 10 g，独活 30 g，白蔻仁 15 g，薏苡仁 30 g，杏仁 15 g。上方 3 剂，以水 600 ml 煎煮为 300 ml，早晚分服。

又过了三天，这位年轻的医生去复查 B 超，提示心包积液明显减少，心包腔内可见沉积物。她已经可以自己走到李教授的门诊看病了。她说："李教授，我已经准备要出院了，想出院之前再来找您看看，希望开个方继续调理。我今天去做 B 超，医生说我的心包积液基本没有了，还有一些沉积物，病房的医生都在说，'治疗方案一直没变过，怎么一上中药，效果突然间就好了那么多？'"李教授说："上了中药效果肯定会更好一些。你想，西医也没给你上利尿药是不是？怎么吃了中药后突然间小便多了那么多？就是中药通过利小便的方法，把你体内的湿邪排掉了。"她说："是的，我感觉我上、中、下都跟在通气一样，上面咳痰，下面则大小便很多，还经常放屁，感觉整个人上下都通了，很舒服。"李教授说："你自己应该亲身感觉到了吧？温病的方子还是很好用的。有没有考虑再学点儿温病啊？我们做医生的，可是什么都要学的，每天临床上的病人形形色色，我们要全方位地去考虑，才能把握得准。温病与伤寒，两者并重，互为补充。""以前我总觉得只有经方才是好的，不想学温病，经过这次，我打算把温病的课本重新拿起来好好学习学习。"

李教授接着问："那你现在整体感觉怎么样啊？"她说："我现在精神好了，

气也足了，胸也不痛了。不过，深吸气的时候，会觉得左胁部有扯痛感。其他就没有什么了。吃饭、睡觉都好，大小便量也还是非常多的。对了，我觉得身上很沉重，有点疲倦。"李教授接着问："你小便黄不黄啊？口干吗？"她说："我口干，有点儿想喝温水，但我小便却比较黄，本来想喝温水应该是脾胃有寒吧？可是我的小便偏黄，又像体内有热，真复杂。"

察舌诊脉：舌质淡红，苔白微腻，脉细弦。

李教授说："你的舌苔越来越干净了，说明湿邪越来越少了。湿邪只要没有去干净，就不能轻易地去补。叶天士说过一句很著名的话：'……不可便云虚寒而投补剂，恐炉烟虽熄，灰中有火也。须细察精详，方少少与之，慎不可漫然而进也'，所以现在还不可以补，还是要继续清解，以防死灰复燃。在处方上还是不离小柴胡汤、三仁汤、葶苈大枣泻肺汤。因为气机郁遏，所以要加上四逆散以疏达郁滞。你说得没错，想喝温水确实代表脾胃有寒，所以要加上草果、槟榔以温化寒湿；小便偏黄，所以要加上六一散、茵陈以清利下焦湿热。"处方：柴胡 10 g，黄芩 10 g，法半夏 10 g，党参 30 g，大枣 15 g，炙甘草 6 g，生姜 10 g，薏苡仁 30 g，杏仁 10 g，莱菔子 30 g，枳壳 10 g，葶苈子 30 g，槟榔 10 g，赤芍 15 g，草果 10 g，滑石 30 g，茵陈 30 g，生姜 10 g。上方 7 剂，每日 1 剂，以水 600 ml 煎煮为 300 ml，早晚分服。

处方开完后，李教授说："吃完这 7 包药后，你看看效果怎么样，如果有什么不舒服，可以打电话跟我说。""好的，太谢谢李教授了！对了，医生还叫我出院后继续吃激素，您说我是不是一定要吃啊？"李教授说："直接停掉吧，我觉得可以停，靠中药没问题。"

拿完这 7 包药，这位年轻的医生就回当地了。一个月后，她又来到了李教授的门诊，满心喜悦地说："李教授，我来之前在自己医院复查了心脏彩超，说心包积液已经完全没有了。另外，我还抽血做了其他相关的检查，也全部正常。我同事问我是怎么做到吃激素还不出现满月脸的，我都不敢告诉他们，其实我没吃激素。"听到这样的结果，李教授也非常开心，问："指标是都正常了，那你现在还有没有哪里不舒服？""我现在还是会感觉左胁肋部有些隐隐的不舒服，胃好像有点儿不好，一饿胃就不舒服，还老打嗝，小便量一直都比较多。"

察舌诊脉：舌质淡红偏暗，舌苔白微腻，脉细濡。

李教授分析道："从症状上来看，很明显就是肝脾不和的问题，肝气郁滞，所以左胁不舒，肝木克土，再加上病了那么久，脾胃气虚，所以会胃脘不舒，一饿胃就不舒服，为虚象，所以要疏肝理气，还要健脾补虚。用什么方呢？就用四逆散及六君子汤，并加怀山药以养胃阴。针对打嗝的问题，我们可以用《伤寒论》里的旋覆代赭汤。《伤寒论》第 161 条：'伤寒发汗，若吐，若下，解后，心下痞硬，噫气不除者，旋覆代赭汤主之。'打嗝是肝气犯胃，胃气上逆所造成的。我们这里不用旋覆代赭汤全方，主要取旋覆花、代赭石和胃降气。左胁的隐痛除了与气滞有关，还可能与血瘀有关，所以处方里面还要加上延胡索活血行气。"处方：怀山药 30 g，柴胡 10 g，枳壳 10 g，赤芍 15 g，白芍 15 g，炙甘草 6 g，党参 30 g，茯苓 20 g，炒白术 30 g，陈皮 10 g，法半夏 10 g，延胡索 30 g，苏叶 15 g，旋覆花 10 g，代赭石 5 g。上方 7 剂，每日 1 剂，以水 600 ml 煎煮为 300 ml，早晚分服。

又过了 1 个月，这位女医生又过来复诊，说："现在就是感觉肩背酸痛，腰酸，汗多，还有点儿怕风，汗出多了，就有点儿心悸。其他已经没有什么不舒服了。"

察舌诊脉：舌质暗红，舌苔白微腻，脉象细濡。

听完女医生的描述，李教授念了念《伤寒论》的原文："太阳病，项背强几几，反汗出恶风者，桂枝加葛根汤主之。"说，"我们就用桂枝加葛根汤吧。另外，汗出多了容易伤阴，所以用山萸肉来敛阴止汗，用生地黄来养心阴。舌苔还有点儿腻，加上现在又是夏天，暑湿之气比较重，三仁汤还是要继续用，再加上党参、茯苓健脾利湿。舌质暗红，说明体内还是有瘀，就用丹参活血行血，以防气血瘀滞心脉。"处方：桂枝 10 g，炙甘草 6 g，杏仁 10 g，白芍 10 g，葛根 60 g，白蔻仁 10 g，生姜 10 g，生地黄 20 g，薏苡仁 30 g，大枣 10 g，山萸肉 20 g，茯苓 20 g，党参 30 g，丹参 10 g。上方 7 剂，每日 1 剂，以水 600 ml 煎煮为 300 ml，早晚分服。

之后，这位女医生就没有来复诊了。随访得知，她的状态一直都挺好。

这则病案的用药，乃从温病之方到伤寒之方，并将伤寒之方与温病之方合并使用，寒温融合。这提示我们，在临床中，不要执着于这个方究竟是时方还是经方，而应该动态观察，无论是经方还是时方，都应该为我所用，审证求因，将两者有机地融汇在一起，以取得积极的疗效。

二十六、中医能逆转颈动脉硬化

很多人认为中医药对人体功能病变的调整非常有效，而对于器质性的改变束手无策。这里分享一个颈动脉硬化逆转的案例，与大家一起体会中医的神奇！

梁某，44岁，是李教授女儿的高中物理老师，本是抱着试一试的态度就诊。2011年4月，他在中山大学第一附属医院做全身体检，双侧颈、椎动脉彩超提示双颈动脉、椎动脉硬化性变（内壁不光滑，颈动脉内膜中层厚度最厚1.1 mm，管腔内径正常，可见散在的大小不等、形态各异的强回声光点或结点）；右侧颈总动脉分叉处扁平斑（厚度约1.7 mm），颈动脉狭窄<50%。看到这个检查结果，梁老师不禁紧张起来，觉得自己体型不胖，年龄也不大，怎么好好地就出现动脉硬化了呢？

"您最近觉得哪里不舒服吗？""我一直有颈椎病，经常两侧头晕头痛，头项背这一块紧绷着，可能跟我的职业有关。其他都挺健康，吃饭、睡觉、大小便都正常，根本没想到颈动脉、椎动脉会有问题。"

李教授仔细询问并察舌诊脉，舌淡苔黄厚，脉细数，说："您头晕头痛跟颈动脉、椎动脉有关系，不过也别太紧张，让中医来想想办法。两侧头晕头痛，头两侧是少阳经循行的部位；头项背紧绷，头项背是太阳经路过的位置，所以是太少同病，给您开个方子——柴胡桂枝汤，也就是小柴胡汤合桂枝汤，前者重在少阳，后者重在太阳，合在一起就可以太少同治，调畅三焦气血。头项背紧绷，就是'项背强几几'，要加葛根，变成桂枝加葛根汤。西医检查出动脉硬化、扁平斑、血脂异常，而中医认为那是有湿、有痰、有瘀，所以要祛湿化痰，行气活血。"处方：柴胡10 g，黄芩10 g，法半夏15 g，党参30 g，黑枣10 g，桂枝10 g，炙甘草15 g，白芍30 g，粉葛60 g，赤芍15 g，合欢花15 g，川芎10 g，僵蚕10 g，茯苓20 g，威灵仙30 g，白术15 g，生姜10 g。上方7剂，每日1剂，以水600 ml煎煮为300 ml，早晚分服。

"教授，我知道自己有这个病后，4个多月来一直在吃阿托伐他汀钙，据说能降血脂，还需要继续吃吗？还有我怕坚持不了每天吃中药，能不能再开点中成药？""西药可以继续吃，不过要注意监测肝功能。中成药吃两种，益脑胶囊补气养阴、滋肾健脑，银杏叶胶囊活血化瘀，两个搭配一补一行，坚持一段时间。方便的时候您在我们医院复查一下双侧颈动脉彩超和颅内多普勒血流图，对比一下结果，也为后面的治疗提供参考。"

因于工作繁忙，梁老师下一次来就诊已经是半年后了。自诉两个月来坚持李教授的方案治疗，服中药后拉稀，大便臭，小便黄。两侧头晕头痛、颈项紧绷较前改善，但出现手足麻木，以右足明显；睡眠不太好，不够安稳。2011年8月11日查颅内多普勒血流图提示：①部分颅内动脉弹性稍减弱；②双侧大脑中动脉流速增快（伴涡流），考虑轻至中度狭窄。

"您的检查结果说脑动脉有轻微问题，跟之前颈动脉情况性质类似。拉稀臭大便是排泄湿热痰瘀的表现，现在舌淡苔白偏水滑，脉沉迟涩细，气虚湿盛痰阻，需要在原来的基础上温运脾胃，用附子理中丸，党参改成红参效果更好。睡眠不安稳是吧？加上龙骨、牡蛎重镇安神，让您睡得好一些。中成药、西药依照原方案。下次记得带颈动脉彩超结果过来复诊。"处方：柴胡10 g，黄芩10 g，法半夏10 g，红参10 g（另炖20分钟），黑枣10 g，桂枝10 g，炙甘草6 g，白芍10 g，粉葛60 g，附片6 g（先煎半小时），淫羊藿15 g，干姜6 g，木瓜30 g，威灵仙30 g，龙骨30 g（先煎半小时），牡蛎30 g（先煎半小时），生姜10 g。上方7剂，每日1剂，以水600 ml煎煮为300 ml，早晚分服。

又过了三个多月，已经到了2012年，过年前，门诊上再次出现梁老师的身影。他刚坐下便递给李教授检查结果：2011年10月27日于我院查双侧颈动脉彩超示双侧颈动脉硬化（左侧颈动脉中内膜厚为0.8~1.1 mm，右侧颈动脉中内膜厚为0.8~1.1 mm，内膜回声不光滑，局部回声稍强，见散在强回声光点，右颈动脉膨大处局部内膜增厚约1.5 mm，连续性好，血管走向未见异常，未见明显狭窄、扩张。）"这个是去年的结果了？"梁老师不好意思地答道："之前做了这个检查，一直没来得及复诊给您看。"李教授忽然变得严肃起来，说："有新的检查结果应该及时复诊，要重视病情，不能以忙为借口不爱惜自己的身体！对比去年4月份的结果，那半年病情没有太多变化。最近有没有吃药？""虽然没有过来复诊，但我一直遵守您的方案坚持每天吃中成药和西药。现在不头晕头痛，头项脖子不紧，也没有别的不舒服，主要还是这个检查提示有问题。"李教授稍微舒展了眉头："坚持吃药就不错，这点儿要鼓励。这次没什么特别症状，检查颈动脉还是有问题。舌尖红，苔黄，脉细涩沉，还是要给您做预防，关注心脏这一块。平常有没有胸闷心痛？"梁老师点点头，说："有时候会有，工作忙起来的时候会觉得胸口有块大石头压着一样，没出现过心痛。""需要宽胸化痰理气，用瓜蒌薤白半夏汤。再用降香、丹参加强行气活血。中成药方面，不头晕头痛的话就暂停益脑胶囊，这次加服温胆片理气化痰，金匮肾气片温肾行气。梁老师，您要多关注自己的身体！一定要规律吃药，定期过来调整。"处方：柴胡 10 g，黄芩 10 g，法半夏 10 g，红参 10 g，桂枝 10 g，粉葛 60 g，炙甘草 10 g，牡蛎 30 g（先煎半小时），附片 6 g（先煎半小时），干姜 6 g，淫羊藿 15 g，龙骨 30 g（先煎半小时），薤白 10 g，降香 10 g，瓜蒌皮 10 g，丹参 15 g，生姜 10 g。上方 7 剂，每日 1 剂，以水 600 ml 煎煮为 300 ml，早晚分服。

又过了三个月，梁老师再次来复诊。"李教授，我准时过来了。"李教授微微一笑，道："梁老师，好久不见！最近身体有哪里不舒服？"梁老师摸摸脖子，说："最近工作比较忙，很少运动锻炼，现在脖子、腰部痛，酸酸紧紧的。""还会胸闷吗？""吃了上次的药，基本没有出现。""那就好，心脏问题是大问题，需要高度重视。这次是颈项腰不适，是太阳病。平常出汗吗？""貌似没怎么出过汗。""汗与不汗是桂枝加葛根汤和葛根汤应用的一个关键鉴别点，现在无汗，我们用葛根汤，葛根用量大一些，再加独活通络止痛。丹参活血化瘀效果很好，要继续用。脉沉而无力，要健脾补肾，用肾四味。做教师的长期站着上课，保持同一姿势的话很容易产生局部疼痛不适，所以还是需要适当锻炼身体。"处方：桂枝 15 g，白芍 20 g，黑枣 15 g，炙甘草 10 g，粉葛 90 g，蜜麻黄 6 g，补骨脂 15 g，盐菟丝子 15 g，丹参 15 g，淫羊藿 15 g，枸杞子 15 g，独活 15 g，砂仁 6 g（后下），熟党参 30 g。上方 7 剂，每日 1 剂，以水 600 ml 煎煮为 300 ml，早晚分服。

国庆节过后的一天，梁老师捂着肚子过来就诊。李教授亲切地询问："梁老师，您肚子不舒服？"梁老师答道："过节真是受罪！中秋节挨着国庆节，月饼多，应酬多，吃了乱七八糟的，吃完就解大便，大便烂，很臭，肛门火辣辣的。现在肚子还胀满不舒服。"李教授说："梁老师，要总结教训，平常饮食要有节度，小心'病从口入'！目前食积在里化热，需要清利湿热，行气消食，用葛根芩连汤，加山楂、槟榔、莱菔子。葛根芩连汤是治疗湿热腹泻的好方子，既清泻里热，又解肌散邪。山楂能开胃消食，对肉食积滞作用特别好。脖子、腰还痛吗？"梁老师点点头，说："经常脖子酸痛，比较容易累，有时候自己买膏药贴上去就好一些。还有，最近睡眠又变差了，难入睡，睡着后多梦，有一点点动静就醒，第二天精神很不好。""睡眠跟最近肠胃不好也有关系，'胃不和则卧不安'，吃药后会有改善。脖子酸痛是老问题，少不了桂枝加葛根汤。梁老师，您在这边治疗有一年多了吧？吃完这次的药，方便的时候复查一下双侧颈动脉彩超，对比一下，了解病情。"处方：粉葛 60 g，白芍 10 g，黑枣 10 g，炙甘草 10 g，桂枝 10 g，黄芩 10 g，黄连 6 g，山楂 10 g，槟榔 15 g，砂仁 6 g（后下），赤芍 15 g，淫羊藿 15 g，龙骨 30 g（先煎半小时），牡蛎 30 g（先煎半小时），莱菔子 15 g。上方 7 剂，每日 1 剂，以水 600 ml 煎煮为 300 ml，早晚分服。

2012 年 11 月，李教授在医院走廊巧遇春光满面的梁老师。梁老师乐呵呵地说："李教授，见到您太好啦！正想去门诊找您，我的颈动脉好了！您看这结果。"打开检查报告，双侧颈动脉彩超提示双侧颈动脉未见明显异常（双侧颈动脉形态结构清晰，管壁不厚，内膜回声尚光滑，连续性好，血管走向未见异常，未见明显狭窄、扩张及异常回声。）"李教授，中医真是太厉害了！""这个结果真是相当好！前前后后给您开的几个药方中，并没有使用颈动脉情况的针对药或特效药，而是综合调理，结果取得了满意的效果。这就是中医整体观和辨证论治的神奇之处。"

二十七、逐渐消失的盆腔包块

很多人都特别害怕到医院做检查，怕突然间被告知自己体内有个肿块，更怕被告知要做手术，把那个肿块切掉。或许，很多人都在想，能不能不做手术？能不能保守治疗，让那个肿块消失啊？我们认为这是可能的。

邓女士因为突然间的持续性腹部剧烈疼痛到急诊就医，做 B 超时被告知右侧附件区有一个性质不明的包块，大小约 91 mm × 69 mm × 58 mm，医生建议她赶快手术治疗，不过邓女士坚决不同意，她更希望能用中医药保守治疗。因此，医生也只能按常规给邓女士进行简单的抗感染治疗，待腹部疼痛基本消失以后，邓女士就毅然出院了。

8 月 30 日，也就是出院一周之后，邓女士拿着她厚厚的检查资料来到了李教授的门诊。邓女士说她现在已经没有腹部疼痛了，但是肛门有坠胀感，右胁部有疼痛感，除此之外，就没有什么不舒服了，吃饭睡觉都好，大小便也正常。

察舌诊脉：舌暗而有瘀斑，苔白厚，脉弦数紧。

李教授认真翻看了邓女士过去的资料，从资料中了解到，邓女士平素月经都正常，然而在 8 月 2 日月经来潮后，就开始出现右下腹部的剧烈疼痛，并伴有强烈的肛门坠胀感。因为疼痛持续不减，在忍耐了 4 天之后，邓女士到急诊治疗。到医院后做了很多检查，得出了十大项诊断内容，除了盆腔包块外，还有心脏疾患、结节性甲状腺肿、脂肪肝等。

李教授并没有同时关注每一个诊断，而是把关注的焦点放在了盆腔包块上。包块的性质不明，且包块还挺大，91 mm × 69 mm × 58 mm。邓女士说："李教授，我是真的不打算去做手术，您能不能帮我想办法把包块消掉？"李教授说："既然您那么笃信中医，我想我们可以试试看。您之前腹部疼痛具体在哪个位置？"邓女士指了一下右少腹的部位，"在这里。"李教授对跟诊的学生说："我们治病，首先要定病位。现在邓女士右胁疼痛，而之前的腹痛在右少腹，胁和少腹都是足少阳胆经循行的部位，而肛门的坠胀与肝气郁结有关，肝胆互为表里，所以我们可以从少阳去考虑邓女士的疾患，以小柴胡汤为主方。紧接着，我们要定病性，结合邓女士的症状及舌脉分析，盆腔包块的形成，与寒湿之邪阻遏气机，致气滞血瘀有莫大的关系。我们可以考虑用《金匮要略》中的薏苡附子败酱散来治疗。"

薏苡附子败酱散出自《金匮要略》肠痈篇，用于治疗由于素体阳虚，寒湿瘀血互结，腐败成脓所致肠痈，处方重用薏苡仁利湿排脓，轻用附子扶助阳气以散寒湿，佐以败酱草破瘀排脓。配合成方，共奏利湿排脓、破血消肿之功。而现在，邓女士这个病案的病因病机亦为湿滞瘀阻，虽病不同而病机相同，故也可以用薏苡附子败酱散。处方：柴胡 10 g，黄芩 10 g，法半夏 10 g，党参 30 g，黑枣 10 g，炙甘草 6 g，薏苡仁 30 g，附片 6 g（先煎半小时），败酱草 30 g，牡蛎 30 g（先煎半小时），浙贝母 10 g，莪术 15 g，白芥子 10 g。上方 5 剂，每日 1 剂，水煎取 250~300 ml，饭后一次温服。

这个方子中，除了小柴胡汤和薏苡附子败酱散，还有浙贝母、莪术、白芥子三味药，它们能豁痰祛瘀消肿，以增强疗效。

9 月 3 日，邓女士前来复诊，说："吃了这 5 剂药后，肛门重坠感明显好转，右胁痛也明显改善了。现在正是月经的第三天，这次月经来潮的时候并没有出现腹部疼痛，月经量挺多，颜色红，有血块，除此外，没有什么不舒服。"舌淡暗，脉弦数。

邓女士的症状有改善，证明治疗方向对了。效不更方，故继续以小柴胡汤合薏苡附子败酱散治疗，考虑现正值经期，在原方的基础上合四物汤以养血和血。处方：柴胡 10 g，黄芩 10 g，法半夏 10 g，党参 30 g，炙甘草 6 g，薏苡仁 30 g，附片 6 g（先煎半小时），败酱草 30 g，牡蛎 30 g（先煎半小时），浙贝母 10 g，莪术 15 g，当归 15 g，白芥子 10 g，三棱 10 g，川芎 10 g，熟地黄 20 g，生姜 10 g。上方 10 剂，每日 1 剂，水煎取 250~300 ml，饭后一次温服。

邓女士一直都没有什么很特别的不适，于是在接下来的几个星期，李教授都是以小柴胡汤合薏苡附子败酱散为主方为其治疗，只不过根据邓女士每次吃药后的反应而对方药略微加减。

10 月 8 日，邓女士前来复诊，说："李教授，我感觉最近状态不好，我 10 月 1 日来的月经，痛经明显，并且在右下腹的部位出现了刺痛及抽扯样的疼痛，我现在感觉怕冷，别人都说我的嘴唇发暗，我好担心啊。"李教授说："复查一下 B 超，看看那包块的情况吧。"过了一会儿后，邓女士拿着 B 超结果过来，上面显示：右附件见一囊性包块，大小约 88 mm × 50 mm × 44 mm。看到这个结果，李教授说："不用担心，你看，那个包块比原来小了一些，看来我们的治疗是很有效的啊。你最近的状态不是很好，我们可以用中药治疗。"

察舌诊脉：舌淡齿痕苔白，脉沉细涩。

李教授分析道："小柴胡汤合薏苡附子败酱散是一个偏于攻邪的方，攻邪太过，就容易损伤正气，再加上邓女士的体质本来就偏于阳虚，而且气血不足，所以接下来的治疗，我们要考虑攻补兼施了。在原方的基础上，加上麻黄附子细辛汤以助阳，加黄芪当归以补益气血。"处方：柴胡 10 g，黄芩 10 g，法半夏 10 g，党参 30 g，炙甘草 6 g，薏苡仁 30 g，附片 10 g（先煎半小时），败酱草 30 g，牡蛎 30 g（先煎半小时），浙贝母 10 g，莪术 10 g，三棱 10 g，细辛 6 g，麻黄 10 g，当归 15 g，黄芪 30 g。上方 14 剂，每日 1 剂，水煎取 250~300 ml，饭后一次温服。

吃了 14 剂药之后，邓女士觉得症状明显得到了改善，精神状态也越来越好，也没有什么不舒服，于是断断续续服用 10 月 8 日开的这个方。

到了 11 月 24 日，邓女士又去做了个 B 超，上面显示：右附件见一囊性包块，大小约 73 mm×35 mm×30 mm，较前又有所缩小了。看到邓女士体内这一囊性包块逐渐缩小，大家都很开心。邓女士说："我其实也没觉得有什么不舒服，就是大便量偏少一些，可不可以多开些药，让我慢慢吃，我就不来得那么频繁了，我感觉这个包块会慢慢变小的。"李教授说："没问题，我给你开个方，你这次可以先抓 15 剂回去。如果你觉得吃着还好，就可以继续吃，没有什么不舒服可以不来看。"处方：法半夏 10 g，黄芩 10 g，党参 30 g，柴胡 10 g，薏苡仁 30 g，附片 10 g（先煎半小时），败酱草 30 g，牡蛎 30 g（先煎半小时），浙贝母 10 g，莪术 15 g，细辛 6 g，麻黄 6 g，当归 15 g，黄芪 45 g，槟榔 15 g，白芥子 15 g。上方 15 剂，每日 1 剂，水煎取 250~300 ml，饭后一次温服。

因为邓女士说大便量偏少，所以上方中加入槟榔降气行滞，其他方药基本不变。

到了年尾，一方面工作繁忙，另一方面也要准备着过春节，邓女士就一直没来。到了第二年的 2 月 9 日，春节假期结束后，邓女士又去做了个 B 超，B 超示：右附件见一囊性包块，大小约 57 mm×30 mm。不出所料，包块徐徐变小中，直径较前又小了将近 2 厘米。邓女士说："之前我状态一直都很好，感觉什么症状都没了，大便也很正常，吃饭睡觉也好，不过最近也不知道是不是过春节时生活作息不正常，睡觉就有点不好了，而且会有心慌、恐惧感。"

察舌诊脉：舌淡胖，苔薄白，脉弦涩。

李教授分析道："现在病位已经不在少阳了，需要换方了，心慌、恐惧、睡眠不佳等主证，是心阳虚、心神浮越所致，可以考虑用太阳病篇桂枝甘草龙骨牡蛎汤治疗。"处方：薏苡仁 30 g，附片 10 g（先煎半小时），败酱草 30 g，浙贝母 10 g，莪术 15 g，麻黄 6 g，当归 15 g，黄芪 60 g，白芥子 15 g，三棱 10 g，桂枝 10 g，白芍 10 g，炙甘草 10 g，龙骨 30 g（先煎半小时），牡蛎 30 g（先煎半小时），黑枣 10 g，生姜 10 g。上方 15 剂，每日 1 剂，水煎取 250~300 ml，饭后一次温服。

接着很长时间都没见到邓女士。转眼间就到了 5 月 3 日。那天，邓女士又带了一份新的 B 超报告来：右附件见一囊性包块，大小约 48 mm×43 mm。包块继续逐渐变小。邓女士说："最近几个月，每次月经都会提前差不多 7 天来潮，月经总提前来不好吧？我上次月经时间是 4 月 16 日，有血块，色偏黑暗，且精神疲倦，眠差，多梦，口黏，欲饮热水，而且我一旦不吃中药，就会大便不通畅，腹胀。李教授，这是什么原因导致的啊？"

察舌诊脉：舌红紫，苔黄腻，脉沉。

李教授说："月经提前，与体内有热相关，你的舌质比较红，苔黄腻，说明体内湿热较重，湿热之气郁滞在肠道，大便就会比较不好。但是呢，体内包块的形成又和寒湿瘀滞有莫大关系；你精神不好，喜欢喝热水，这些又说明你体内还是有寒。现在病情变成寒热错杂了，我们从太阴去论治吧。湿气的形成与脾胃有莫大的关系，处以附子理中汤温运脾阳，合上葛根芩连汤清利大肠湿热。"处方：粉葛 15 g，黄芩 10 g，黄连 5 g，薏苡仁 30 g，附片 10 g（先煎半小时），熟党参 30 g，干姜 10 g，白术 10 g，茯苓 15 g，炙甘草 10 g，败酱草 20 g，木香 6 g，龙骨 30 g（先煎半小时），牡蛎 30 g（先煎半小时），白芥子 15 g，莪术 15 g。上方 7 剂，每日 1 剂，水煎取 250~300 ml，饭后一次温服。

5 月 17 日，邓女士又来到门诊，说："李教授，我吃完上个方后，5 月 10 日就来月经了，还是提前了不少，月经来得还挺正常的，不过来完月经后，我的状态就不怎么好，我现在两天没有大便了，而且睡觉不好，很难入睡，梦多，口苦，小便黄。"

察舌诊脉：舌淡暗胖，苔略黄，右寸浮，左寸浮，尺脉有力。

李教授分析道："这是阳明瘀热在里，当用桃核承气汤泄热逐瘀。"处方：炙甘草 6 g，大黄 10 g，桃仁 15 g，桂枝 15 g，白芍 10 g，黑枣 10 g，龙骨

30 g（先煎半小时），牡蛎 30 g（先煎半小时），莪术 15 g，茯苓 20 g，薏苡仁 30 g，附片 10 g（先煎半小时），败酱草 30 g，生姜 10 g。上方 7 剂，每日 1 剂，水煎取 250~300 ml，饭后一次温服，共 7 剂。

7 月 5 日，邓女士再次来复诊，说："我吃完上个方子后，感觉各方面状态都挺好的，睡眠也好了，大便也好了，6 月份的时候，月经还是提前了蛮多天，而这次 7 月份就正常了，7 月 2 日来的月经。现在觉得腰很酸，月经量还可以，颜色是红色的，没血块，也没痛经，觉得口干口苦，其他就没什么不舒服了。"

察舌诊脉：舌暗，苔白滑，脉沉细。

李教授说："上个方子是以攻邪为主，然而攻邪容易伤正，再加上病人本来就气血不足，肾气不足，所以出现了腰酸。现在又正值经期，故处方柴胡四物汤再加上肾四味，疏利少阳，和血养血，补益肾精，重在扶正固本。"处方：柴胡 10 g，黄芩 10 g，生地黄 15 g，白芍 10 g，川芎 10 g，当归 15 g，炙甘草 6 g，法半夏 10 g，党参 30 g，黑枣 10 g，桂枝 10 g，女贞子 15 g，墨旱莲 15 g，枸杞子 15 g，淫羊藿 15 g，砂仁 6 g（后下）。上方 7 剂，每日 1 剂，水煎取 250~300 ml，饭后一次温服。

8 月 18 日，邓女士开心地来到门诊，说："李教授，我那盆腔包块好像不见了，做 B 超时医生查了好久，都说没看见。"李教授接过 B 超单，上面确实写着"双附件区无异常回声区"。"这个结果太让人欣喜了，我也没想到会有这么好的效果。从你第一次来门诊到现在接近一年了，每次做 B 超，这个包块都在慢慢地缩小，每次缩小 1~2 厘米左右，治疗效果非常好。你这个案例我们要好好总结总结！看来长包块并不一定要做手术，用中医药治疗也有很好的效果。好久没有见你来了，你最近有没有什么不舒服啊？"邓女士说："我最近好像有点感冒，汗比较多，又怕冷又怕热，咳嗽，有痰，痰是白色的，头晕，耳鸣，腰酸。我最后一次月经是 8 月 2 日，来了 6 天，基本正常，不过来完之后会有豆腐渣样的白带，好像这几个月都会这样，我都在想身体是不是通过白带把包块排掉呢？"

察舌诊脉：舌红暗，苔黄腻，脉浮滑。

李教授分析道："你现在确实是有点儿感冒，考虑太阳少阳合病，方用柴胡桂枝汤治疗。虽然 B 超显示没见到包块了，但仍有豆腐渣样的白带，证明还有寒湿之气瘀滞在带脉，所以薏苡附子败酱散还是少不了。再加淫羊藿来补益肾精，巩固疗效。"处方：柴胡 15 g，黄芩 10 g，法半夏 10 g，熟党参 30 g，黑枣 10 g，炙甘草 10 g，桂枝 10 g，赤芍 15 g，紫苏叶 15 g，薏苡仁 30 g，附片 10 g（先煎半小时），败酱草 30 g，莪术 10 g，白芥子 5 g，淫羊藿 10 g，生姜 10 g，茯苓 20 g。上方 7 剂，每日 1 剂，水煎煮为 250~300 ml，饭后一次温服。

李教授继续说："吃完这 7 剂药之后，如果感觉没什么不舒服，就可以不来了。不过我还是建议你 2~3 个月后去复查一个 B 超看看，以确认疗效巩固。"

11 月 1 日，邓女士又去做了一个 B 超，报告单上显示：右下腹阑尾区及右侧髂窝扫查，未见明显包块、积液。

这个病案有很多值得我们思考的地方，值得我们好好总结。中医讲究整体观，讲究辨证论治。是否见到肿块就必须切掉？从此案来看，未必。我们要知道，身体内绝对不会贸然地自己长出一个包块来，绝对是因为体内的阴阳不协调了，导致寒湿、气滞、血瘀出现，最后瘀滞而成包块。如果只是单纯地用手术的方式把包块切掉，而不注意调整身体的内环境，就相当于让包块成长的温床还在，那么很可能还会再次长出包块。而如果我们调整了体内的环境，不给包块生存的土壤，它自然就会干枯、消亡。

另外，从此案中我们也看到，不能把关注点只放在包块上，如果只是一味地祛瘀攻邪，一方到底，显然是不行的。就如此案，在整个治疗过程中病位涉及少阳、太阳、太阴、阳明、少阴，处方既有少阳的小柴胡汤，也有太阳的桂枝汤、阳明的桃核承气汤、少阴的麻黄附子细辛汤、太阴的附子理中汤。这启示我们只有根据病人的症状，四诊合参，辨证论治，调整方药，才能百战百胜。

二十八、中药妙治甲亢突眼

"长坂坡头杀气生，横枪立马眼圆睁。一声好似轰雷震，独退曹家百万兵。"不用多说，许多读者就已经猜到这首诗描写的是三国名将——张飞。想到张飞，他那双炯炯有神的环眼就会立刻浮现于读者脑海，尤其是他睁眼睡觉几乎吓退刺客的故事更是令很多读者朋友啧啧称奇。殊不知，现实生活中也有一群人拥有这样一双"张飞眼"，他们的眼睛常常因睡觉时无法完全闭合而干涩不适，甚者失明。他们突出的双眼虽不致"吓退曹家百万兵"，但也常因"露凶光"而招致陌生人的误解。没错，他们就是甲亢突眼的病人。那中医药是否能在甲亢突眼的治疗上有所作为呢？各位读者且看下面的案例。

病人是 68 岁的陈姓老大爷。2009 年 5 月，陈大爷发现自己右眼稍微比左眼突出一些，看东西也开始出现两个影子（也就是我们通常所说的复视）。陈大爷二话没说，立马去了眼科。眼科大夫仔细检查陈大爷的眼睛后，建议陈大爷查查甲状腺功能，这一查可不得了，原来陈大爷得了甲亢。他的眼突和复视正是由甲亢造成的。眼科大夫马上按照诊疗常规给陈大爷开上了抗甲亢药——赛治（甲巯咪唑片），还用了治甲亢突眼常用的口服激素。但是陈大爷吃上药后症状并没有好转，反而觉得浑身不舒服。陈大爷没办法，又去抽血化验，抽血结果让陈大爷大为吃惊：TSH36.148 mU/L（偏高），$FT_3$3.68 pmol/L（偏低），$FT_4$6.25 pmol/L（偏低）。短短几个月，陈大爷的甲亢又转化成了甲减（甲状腺功能减退）。这下陈大爷可郁闷了，决心找一位内分泌专科医生看看。几经辗转，陈大爷找到了李教授。李教授一看陈大爷的情况，便建议他逐步撤出激素，除用优甲乐对抗甲减外，加中药调理。李教授耐心向陈大爷解释病情，特别要陈大爷做好打持久战的准备。最后陈大爷在李教授处治疗了将近三年，现在陈大爷的甲状腺功能已经连续十多次检查都在正常值范围，右眼的水肿也已消失，转动度较前也有很大好转。我们一起来欣赏几条李教授给陈大爷开的方子。

某诊，陈大爷诉右眼眼肿，稍突出，转动起来欠灵活，充血水肿。陈大爷还反复强调他平时手脚冷，尤其是脚部，特别冷，平时睡眠质量也很差，胃口还可以，二便正常。李教授详细诊察陈大爷的舌苔脉象，发现病人舌淡，苔微黄腻，脉弦滑数。李教授思索片刻，缓缓吐出几个字——麻黄升麻汤。说起来，这麻黄升麻汤在《伤寒论》中还真算个另类。首先，含有十四味药就足以让它坐上"《伤寒论》113 方中药味数量最多"的宝座，这和仲景经方用药精练的风格着实不太相符。其次，综观整本《伤寒论》，唯独这个方中出现了天冬和葳蕤这两味药。所以后世不少伤寒大家，比如郑钦安、柯琴等，均认为这个方是后世人加进去的。但是李教授还是决定使用这条方。究其原因，还得从该方的方证说起。麻黄升麻汤的病机说穿了就八个字：寒热错杂，上实下虚。而咱们看看陈大爷的症状：上有眼睛红肿疼痛，充血水肿，为实证、热证；下有形寒肢冷，尤其是双脚怕冷，是虚证、寒证。正好符合麻黄升麻汤方证。因此，李教授毫不犹豫拟了麻黄升麻汤，在此基础上加上了紫草、牡丹皮等凉血之品，具体处方如下：炙麻黄10 g，升麻15 g，炙甘草6 g，干姜10 g，黄芩10 g，生石膏30 g，茯苓15 g，玉竹10 g，天冬10 g，知母10 g，桂枝10 g，天花粉15 g，当归10 g，紫草15 g，牡丹皮10 g。上方7剂，每日1剂，水煎取250~300 ml，饭后一次温服。

服药后陈大爷右眼症状有了明显减轻，脚冷的情况也有好转。

许久后的一天，陈大爷来复诊，自诉右眼突和转动难的症状已经有了明显好转，但是还有视物重影，并且这段时间双侧腋下胸胁部也出现疼痛，失眠的老毛病也犯了，晚上睡觉总是做梦，除此之外没什么不舒服。李教授察看陈大爷舌脉，发现陈大爷舌嫩红，苔白厚偏干，脉细滑。李教授由此判断陈大爷少阳有热，兼夹有痰邪，便拟了柴胡温胆汤与理中汤合方以健脾化湿、清热化痰，加用牡蛎镇静安神、延胡索通络止痛等，具体方药如下：法半夏10 g，陈皮6 g，甘草6 g，枳实15 g，茯苓15 g，苏叶15 g，防风15 g，柴胡10 g，赤芍15 g，郁金15 g，牡蛎30 g（先煎半小时），延胡索30 g，干姜6 g，白术10 g，枸杞子15 g，党参30 g。上方7剂，每日1剂，水煎取250~300 ml，饭后一次温服。

服药后陈大爷胸胁疼痛消失了，睡眠也有很大好转。

陈大爷陆陆续续在李教授处就诊三年，这里就不一一罗列李教授的用方了。窥一斑而知全豹，从上述实例即可看出李教授灵活的处方思路，以及中医药治疗甲亢突眼的良好效果。

二十九、击退乙肝靠正气

在我国，患有慢性乙型肝炎（简称"乙肝"）的人为数不少，其中，有些病人会有肝炎症状，也有些病人只是体内携带着乙型肝炎病毒，而没有肝炎相关的不适。对于这些慢性乙型肝炎病人，中医是如何治疗的呢？看看李教授治疗本病的实例吧！

　　2010 年 11 月门诊，来了一位 25 岁张姓病人，他对李教授说："最近我脸上长了好多痤疮，头部怕热，出汗多，腰也酸酸软软的，是不是内分泌失调了？"李教授见他有点急躁，就问他有没有口干口苦。"有啊！最近总是觉得口里面苦，特别是早上起来的时候。而且我肠胃好像不太好，大便不成形。"李教授翻看他既往的病历资料，说："你有慢性乙肝吗？""是的！一直都没多大变化，但那些检查的指标就是比正常值高！李教授，那些指标能降下来吗？"李教授肯定地对病人说："你那么年轻，只要你有信心，坚持治疗，把正气调好，肯定能把指标降低！"李教授再观察他的舌象并诊脉，舌色淡红，苔很少，脉是细数脉。

　　李教授说："您的乙肝病毒标志物一直都是阳性，那么多年了，反反复复，肯定不是一两次药就能治好的，需要比较长的时间，我们得相互配合，而且您要定期做检查，我看您很久都没有查乙肝病毒 DNA 定量了，肝功也很久没查了，您下次来门诊前先复查一下，好让我看看您当下的情况，也好从多方面评估您的病情。我现在先开几服中药，您回去吃吃看。"处方：柴胡 10 g，黄芩 10 g，法半夏 10 g，党参 10 g，大枣 10 g，生姜 10 g，五味子 10 g，淫羊藿 10 g，炙甘草 6 g，砂仁 6 g（后下），蒲公英 15 g，皂角刺 15 g，丹参 15 g，赤芍 15 g，茵陈 30 g。上方 7 剂，隔日 1 剂，水煎取 250~300 ml，饭后一次温服。

　　李教授接着分析道："张先生这个病病程长，病情缠绵不愈，与正虚邪恋，尤其是湿热重浊黏滞有关。所以我们以仲景治阳黄之小柴胡汤为法，疏利肝胆，通畅三焦，清利湿热。《伤寒论》第 231 条言：'阳明中风，脉弦浮大而短气，腹都满，胁下及心痛，久按之气不通，鼻干，不得汗，嗜卧，一身及目悉黄，小便难，有潮热，时时哕，耳前后肿。刺之小差，外不解，病过十日，脉续浮者，与小柴胡汤。'《金匮要略·黄疸病脉证并治》载：'诸黄，腹痛而呕者，宜柴胡汤。'小柴胡汤攻补兼施，寒温并用，斡旋枢机，达邪外出，较之茵陈蒿汤、栀子柏皮汤纯苦寒之类更切张先生疾之病机。从张先生的症状来看，他体内湿热毒邪困阻较甚，故佐用清热解毒之品，以加强抗毒祛邪作用；肝为血脏，体阴而用阳，气郁必有血瘀，故佐用活血药，以提高疗效，缩短疗程；为防寒凉冰伏及凉药伤阳气，当清热与温通兼顾，故在方中适当加入淫羊藿温阳通气，这是提高疗效的关键。"

李教授给学生们分析完开方的思路，又转过头去对张先生说道："张先生您看我开的这个方子，疏肝健脾、清热化湿、活血解毒，同时温阳潜阳。各方面都替您考虑到了。"

半个月后，张先生复诊，掏出化验单，说："李教授，给您看我的检查结果。"只见化验单上写着：AST（谷草转氨酶）51 U/L，ALT（谷丙转氨酶）106 U/L，HBV-DNA 3.88×10^7 cps/ml。李教授看着化验单说："从您的检查结果来看，肝功能是有异常的，乙肝病毒DNA定量也比较高。您要积极治疗啊，不把这个治好，可能您还是会反反复复地出现各种不舒服。除了中药之外，我还得给您上点儿保护肝脏的药。"张先生说："我觉得痤疮好了很多，也没有长新的，头部没那么热了，汗减少了。但是觉得疲倦没力，两只眼睛很干，口还是干干的，但没怎么苦。"李教授见他的舌象变化不大，认为湿热之象有改善，而以肝阴不足为主，所以在小柴胡汤的基础上，加上了滋阴疏肝的药物，并酌加清热解毒之药物。处方：柴胡10 g，黄芩10 g，当归10 g，白术10 g，枳壳10 g，炙甘草6 g，赤芍15 g，茯苓15 g，枸杞子15 g，麦冬15 g，淫羊藿15 g，北沙参20 g，生地黄20 g，珍珠草20 g，白花蛇舌草20 g，夏枯草20 g，垂盆草20 g。上方7剂，隔日1剂，水煎取250~300 ml，饭后一次温服。

另外，予五酯片2片，每日2次；葡醛内酯片0.2 g，每日2次，保肝护肝。

又过了半个月，病人复诊时表示之前的症状都有好转，只是胃口不太好，不太想吃饭，而且大便稀烂。李教授再察舌诊脉："舌淡红，舌面上开始长出一层薄薄的白苔。但是脉沉细，没什么力。"于是，就在疏肝的基础上，佐以健脾和胃，兼补肾阳，酌加清热解毒之品。处方：柴胡10 g，黄芩10 g，法半夏10 g，陈皮10 g，党参20 g，白术10 g，炙甘草6 g，淫羊藿10 g，赤芍15 g，茯苓15 g，炒麦芽15 g，白花蛇舌草20 g，鸡内金10 g，夏枯草20 g，珍珠草20 g。上方7剂，隔日1剂，水煎取250~300 ml，饭后一次温服。

西药继续予五酯片2片，每日2次；葡醛内酯片0.2 g，每日2次，保肝护肝。

李教授分析道："这个方中，除了小柴胡汤之外，还有健脾的六君子汤。

为什么要健脾呢？这是因为在《金匮要略》中就有'见肝之病，知肝传脾，当先实脾''实脾则肝自愈，此治肝补脾之要妙也'的名训。张先生胃口不好，其实是肝气郁滞、横逆犯胃的表现。所以，我们在清利湿热的同时，一定要及时选用柴芍六君汤来疏肝健脾。"

病人服 7 剂中药后感觉各方面都挺舒服的，就没有再来门诊看了，只是继续吃保肝护肝的西药。停药差不多一个月。过完年后，张先生又去复查了一下肝功，想看下治疗的效果，结果乙肝病毒 DNA 定量不降反升，郁闷的张先生再次来到门诊。

2011 年 2 月，张先生拿着化验单来到李教授面前，上面显示：AST 27 U/L，ALT 54 U/L，HBV-DNA 4.31×10^7 cps/ml。张先生问："教授，我现在没有什么不舒服，但是这个指标升上去了，我还需要吃中药吗？中药会不会影响这个指标？"李教授就对他说："乙肝病毒 DNA 定量升高可以理解为你体内还有邪气，而这个邪气一直藏着没有祛除，原因就是你的正气不足。中药可以调和你身体的阴阳，调好正气，才可以把邪气赶走。如果你担心中药有问题，可以先停服中药，继续服护肝药，再看看疗效怎么样！"

于是，张先生决定暂停服用中药，之后病情一直反反复复，整体身体素质并没有改善，精神不佳，困倦乏力，怕热汗多，右胁部闷痛，腰部酸痛，胃口不好，大便还是偏烂，小便正常。张先生并不是很想吃中药，只有在非常不舒服的时候，才到门诊求诊，吃两包中药以改善症状。

就这样，又过了一年。

一直到 2012 年，某日，张先生神情惊恐地来到门诊，说："李教授你一定要帮帮我啊。"一边说着，张先生一边掏出近日的化验单。李教授看着他 3 天前的验单，显示：AST 823 U/L，ALT 1599 U/L，HBV-DNA 6.84×10^7 cps/ml。张先生说："我前段时间休息不好，一直觉得自己状态很差，我同事问我怎么脸色越来越黄，我就去做了个检查，谁知道肝功能和乙肝病毒 DNA 定量都飙到了那么高。我现在觉得疲乏无力，胸闷，右胁疼痛，口干口苦，腹胀，恶心，没有胃口，小便黄，大便烂。"李教授看他脸色发黄，边把着脉，边安抚他说："虽然现在你的指标全部上升了，面色发黄，右侧胁肋胀痛，口干口苦，病情好像加重了，但是这是好现象，是阴证在向阳证转变，有条件祛邪外出了。而且从西医角度来说，此时也是清除病毒的好时机！"

察舌诊脉：舌淡红，苔薄黄，脉弦细数。

处方小柴胡汤合茵陈蒿汤加味：柴胡 10 g，黄芩 10 g，法半夏 10 g，生姜 10 g，大黄 10 g，栀子 10 g，炙甘草 6 g，丹参 15 g，赤芍 15 g，夏枯草 15 g，泽兰 15 g，土茯苓 20 g，垂盆草 30 g，熟党参 30 g，茵陈 30 g，白花蛇舌草 30 g。上方 7 剂，每日 1 剂，水煎取 250~300 ml，饭后一次温服。

西药予静脉滴注茵栀黄注射液、银杏达莫注射液 3 天，以清热解毒利湿兼营养心肌；并口服恩替卡韦片 0.5 mg，每天 1 次，以抗病毒。

李教授说："目前虽然病情反复，从西医检查结果看乙肝病毒 DNA 定量、谷草转氨酶、谷丙转氨酶急剧升高，但是在症状上表现出一派湿热壅盛之象，此时多是正气来复，正邪交争剧烈，从中医上讲，'阴证转阳，其病向愈'，从西医上看，这是肝病从慢性迁延型到慢性活动型，是清除病毒的好时机。现代医学也认为，乙肝病毒迟迟不能清除，与免疫低下、药物耐受有关。转氨酶反弹，是机体免疫反应的结果。一般而言，转氨酶在 100 U/L 以上，干扰素才能发挥抗病毒作用。此观点与中医理论不谋而合。因而调整机体，使'阴证转阳'可能是中医治疗慢性乙肝病毒携带者的关键所在。此时当急以清热凉血解毒为法截断病势。方选小柴胡汤合茵陈蒿汤并加用清热活血药如白花蛇舌草、垂盆草、土茯苓、夏枯草、丹参、赤芍等。除了中药，我还建议吊一些清热退黄的针水，并且加上恩替卡韦来抗病毒。"

紧接着的两个月，李教授一直以清热凉血解毒为法为张先生治疗，并嘱咐张先生每月复查肝功能。

两个月后，张先生喜悦地来到门诊，对李教授说："教授你看，我最近的肝功能十三项全部正常，而且乙肝病毒 DNA 定量也全部正常。"李教授说："那太好了！你看，你既往肝功一直不正常，乙肝病毒 DNA 也一直居高不下，现在全部正常了，真是可喜可贺啊。不过还是要吃段时间中药。叶天士说'恐炉烟虽熄，灰中有火'，这次我们处方以疏肝清热健脾祛瘀为法，以小柴胡汤加味巩固疗效。"处方：柴胡 10 g，黄芩 10 g，法半夏 10 g，泽兰 10 g，黑枣 10 g，白术 10 g，炙甘草 6 g，郁金 15 g，丹参 15 g，鸡内金 15 g，党参 30 g，土茯苓 30 g。上方 7 剂，每日 1 剂，水煎取 250~300 ml，饭后一次温服。

听到慢性乙型肝炎，很多人就会立即想到是病毒感染。既然有病毒，那就要抗病毒，把病毒消灭、清除！那中医治疗此病，是不是要用大量清热解毒药以抗病毒呢？不是的！慢性乙型肝炎病程迁延愈久，正气就愈衰弱，若纯以清热解毒为法，往往容易损伤正气。正气不足，又如何战胜邪气，驱邪外出呢？如果治疗期间，病人突然出现面色发黄、胁肋胀痛等症状，你会怀疑是医生把病治坏了吗？一般人都容易有这种想法，但是中医就视之为阴证转阳，是疾病向愈的契机。虽然邪气盛，但正气也不弱！只要配合药物治疗，对医生有信心，对治疗有恒心，对击退病毒有决心，治愈疾病就不会是难事！

三十、经方退黄疗效佳

现代医学中黄疸可见于很多疾病，尤其是肝胆等器官的疾病。中医对黄疸的认识也由来已久，特别是《伤寒论》对黄疸就有非常成熟和系统的论述，提出湿热发黄和寒湿发黄两大病机，并创立了治疗黄疸的经典名方——茵陈蒿汤、麻黄连翘赤小豆汤、栀子柏皮汤、茵陈术附汤等，至今仍在临床广泛使用，其中茵陈蒿汤更被提取成茵栀黄注射液，得到大力推广，其退黄疗效得到了很多西医大夫的认可。接下来，我们就借助一个案例来看看李教授是怎么运用经方治疗黄疸的。

廖某，女，28岁，之前一直因为月经失调来就诊过。某一天她的朋友说感觉她皮肤很黄，而且她自己也感觉右侧胁肋部隐隐作痛，于是急急忙忙跑到门诊来找李教授。

初来就诊时，廖女士觉得自己腹痛腹胀，痛胀以心下为主，口干口苦，纳差，食后欲吐，大便4~5日未解，神疲乏力，眼睛黄且早上起来眼屎多，小便颜色也非常黄。李教授仔细察舌诊脉，发现病人舌红、苔白腻，脉细滑稍数。

一看到这情形，李教授嘱咐廖女士一定要去查一下肝功能，查一下肝胆部B超。同时，处以中药方以协助退黄。根据病人的症状和舌脉，李教授判定这是少阳胆火郁热，兼有痰湿之邪，为典型的湿热发黄，法当清少阳之胆火并利湿退黄，拟方茵陈蒿汤与小柴胡汤合方，方中用虎杖、郁金代替大黄，既可通腑，又可清肝胆之热，且两者皆可利湿退黄，可谓一石三鸟。此外，加赤芍、丹参等活血之品，以增强退黄之效。具体拟方如下：柴胡20g，黄芩15g，法半夏 10 g，党参 30 g，黑枣 10 g，炙甘草 15 g，赤芍 10 g，虎杖 30 g，槟榔 15 g，木贼 15 g，茵陈 30 g，栀子 10 g，郁金 15 g，丹参 15 g，鸡内金 15 g。上方 2 剂，每日 1 剂，水煎取 250~300 ml，饭后一次温服。

2 日后，廖女士带着新的检查结果来到门诊，肝功能十三项提示：AST 561 U/L，ALT 1117 U/L，GGT 191 U/L，TB 56.6 μmol/L，DB 42.9 μmol/L，A/G 1.3，TBA 346.6 μmol/L；而肝、胆、脾 B 超，肝功能四项，乙肝病毒 DNA 定量均无异常。检查表的指标让李教授不禁眉头紧锁，李教授建议廖女士去住院，不过廖女士死活不肯，原因是住院后就不是由李教授治疗了、她对其他医生都信心不足。

李教授考虑了一下，根据她多年的临床经验评估，答应廖女士在门诊治疗。不过要求她每周都必须复查肝功能，且按时到门诊，廖女士欣然答应。

刻诊时，廖女士的症状基本同前，但诉吃中药的时候大便一天四次，一停药大便就不通了。面对廖女士的检查结果和廖女士的症状，李教授认为目前当以清热利湿退黄为主法，方用小柴胡汤、茵陈蒿汤、栀子柏皮汤。调整处方如下：柴胡 10 g，黄芩 10 g，法半夏 10 g，党参 30 g，赤芍 20 g，炙甘草 15 g，大黄 10 g，茵陈 30 g，栀子 10 g，木贼 15 g，黄柏 10 g，夏枯草 15 g，土茯苓 20 g，泽兰 15 g，田基黄 30 g。上方 7 剂，每日 1 剂，水煎取 250~300 ml，饭后一次温服。

再诊时，病人诉大便已通畅，但觉得十分口干，喝很多水还不解渴，胃口还是不好，但已没有之前想呕的感觉，精神好转，没那么疲倦，小便还是偏黄。病人舌红，苔白腻，脉细滑。李教授决定在续用茵陈蒿汤的基础上，改小柴胡汤为麻黄连翘赤小豆汤。同时，还为病人开具茵栀黄注射液和香丹注射液加强退黄效力。处方：麻黄 5 g，连翘 15 g，桑白皮 10 g，杏仁 10 g，炙甘草 6 g，黑枣 10 g，茵陈 30 g，紫苏叶 15 g，防风 10 g，栀子 10 g，赤芍 15 g，丹参 15 g，泽兰 15 g，五味子 5 g。上方 5 剂，每日 1 剂，水煎取 250~300 ml，饭后一次温服。

中药的作用，加上输液的效力，廖女士的症状得到了明显的改善，一个星期后，廖女士再来复诊时说小便已经不黄，各方面都感觉舒服了很多。但是经常腹泻，水样便，每天 7~10 次，且觉得怕冷。查肝功能，各项指数下降了将近一半。具体如下：AST 272 U/L，ALT 449 U/L，GGT 113 U/L，TB 31.9 μmol/L，DB 20.2 μmol/L，TBA 33.9 μmol/L。

李教授认为，病人此时既有湿热瘀阻肝胆，又有寒湿内聚脾胃，脾阳不足，故在麻黄连翘赤小豆汤的基础上，加上茵陈术附汤。处方：麻黄5 g，连翘15 g，桑白皮10 g，杏仁10 g，炙甘草6 g，黑枣10 g，茵陈30 g，紫苏叶15 g，防风10 g，赤芍15 g，丹参15 g，泽兰15 g，五味子5 g，白术10 g，附片5 g（先煎半小时），茯苓20 g。上方7剂，每日1剂，水煎取250~300 ml，饭后一次温服。

同时，继续为病人开具茵栀黄注射液和香丹注射液以加强退黄效力。结果，廖女士在输液的时候，全身出现过敏反应，护士立刻停止输液，并且叫急诊医生到输液室观察廖女士情况，担心廖女士因输液反应而产生什么不良后果。急诊科的医生一边检查着廖女士的血压、脉搏等情况，一边翻看廖女士的病历，看见她的肝功能指标如此高，不禁也吓了一跳，还告诉廖女士说："你很可能随时有生命危险，你最好立刻住院观察。"

结果廖女士坚持不住院，说出了事情自己负责。然后拿回病历走回李教授的诊室，告诉了李教授刚才惊心动魄的一幕。李教授说："也奇怪，你之前输液都输了三日了，没有任何不适，怎么这次突然就过敏了呢？你不住院可以，但是不要立刻就离开医院，你现在身上的红疹还没褪去，输液反应这件事可大可小，急诊医生并不是恐吓你，你肝功能改变如此巨大，也就我有胆让你不住院。你最好在诊室里面坐着，坐到我下班，然后我再帮你看看，确认没事了，你再回家。"

廖女士就安静地在诊室坐着，慢慢地红疹全部褪去了。门诊结束后，李教授又查看了廖女士的症状和体征，就让她回家了。李教授说："既然输液过敏，那就不输液了，用纯中药给你继续治疗。"

7剂药服完后，病人症状明显减轻，特别是黄疸症状较前有了很大的改善，更令人欣喜的是，此次就诊时病人还带了最新的化验结果：AST 73U/L，ALT 114 U/L，GGT 69 U/L，DB 10.3 μmol/L。各指标比之前下降了一半，越来越接近正常值了。但是，最近因为感冒的缘故，病人出现了咳嗽咳痰、鼻塞流涕，此外又出现心烦心悸、欲吐等症状，舌淡红苔薄黄，脉细。李教授结合病人四诊信息，认为病人除了表邪仍在之外，还有脾寒瘀热的证候，拟了茵陈术附汤、四君子汤、柴胡桂枝干姜汤的合方，具体方药如下：柴胡 10 g，桂枝 10 g，干姜 10 g，牡蛎 30 g，黄芩 10 g，炙甘草 6 g，茯苓 15 g，桑白皮 15 g，浙贝母 10 g，白术 15 g，熟党参 10 g，炒麦芽 15 g，茵陈 20 g，附片 15 g（先煎半小时），紫苏叶 30 g。上方 7 剂，每日 1 剂，水煎取 250~300 ml，饭后一次温服。

服完这 7 剂药之后，廖女士再来复诊，此次查肝功能已经全部正常了！不过还是觉得有点口淡，没胃口，大便偏烂。舌淡红，苔薄白，脉细。李教授认为，虽然西医上的指标已经全部正常，但是"见肝之病，知肝传脾，当先实脾""实脾则肝自愈，此治肝补脾之要妙也"，现在廖女士还表现出一派脾虚症状，故应处以柴芍六君子汤疏肝健脾，巩固疗效。处方：党参 30 g，炒白术 30 g，茯苓 20 g，炙甘草 6 g，陈皮 10 g，柴胡 10 g，白芍 10 g，丹参 15 g，炒麦芽 10 g，鸡内金 10 g，浙贝母 10 g，防风 15 g，紫苏叶 15 g。上方 7 剂，每日 1 剂，水煎取 250~300 ml，饭后一次温服。

从廖女士突发黄疸到完全治愈，也就一个月左右的时间，我们从中不难感受到中医药退黄作用的强大，并且我们还可以看到，李教授对付黄疸时并不拘泥于一方，而是随着病人证候的变化，灵活遣方用药，很好地体现了仲景"方证对应"的思想。